艾贝母婴研究中心
编著

0~3岁婴幼儿护理
枕边书

四川科学技术出版社

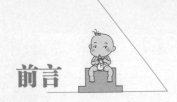

前言 PREFACE

历经 10 月怀胎的艰辛，宝宝终于来到了这个世界。那声响亮的啼哭，意味着父母身上多了一份责任——期许着给宝宝一个最美好的未来。在宝宝人生的起点，父母们无不希望给他最好的照顾，就如同一棵嫩苗，给其最需要的阳光和雨露。

都说父母的爱如天之大，但这份大爱，却要在无数个最细微处落实，才能得以体现。但照料宝宝不仅仅需要一种态度，更需要一些技能，惟其如此，才能让关怀无微不至，却又恰到好处。

做好育儿这件事，需要我们掌握很多东西：

比如喂养，0～3 宝宝的喂养是最讲究科学的，但此时的宝宝又过着衣来伸手、饭来张口的生活，一切悉听父母的安排。如果父母对宝宝饮食的安排随心所欲，遵循着"我觉得、我听说"而来的道理去喂养宝宝，就难免不会走入某些喂养误区，从而对宝宝的身体和智力造成一定影响。要知道，0～3 岁是儿童大脑发育的高峰期，也是不可逆的一个过程。开始的路走得不对，是没有返程票可买的。

再比如疾病，虽然很多疾病都是显而易见的，但更多时候，它们是潜伏着的，直到我们发现的那一天。

更多的是那些看似细微的小事，里面都是大学问。虽然宝宝还不会说话，但他的身体是不会撒谎的。但凡父母哪里有一点做得不到位，感觉不舒服了，他的哭声就来了。虽然父母总是爱意满满，可眼前的小宝宝，总不免让家长们手忙脚乱。

是的，当宝宝还不会用语言和父母交流时，他希望自己的父母无所不能：

当自己饿了、渴了时，父母能听懂他的哭声，而不是拿着玩具在眼前晃来晃去……

当自己想尿尿或便便时，父母能知道他扭动着的小屁股意味着什么……

当自己感冒、发烧，身体很不舒服时，父母不会手足无措……

正是基于此，相信这本书所传授的育儿理念和技能，对广大父母们能有所帮助。针对育儿过程出现的问题，本书提供了切实可行的解决的方法；对于家长容易忽略的问题，本书也尽可能给以提醒，让父母们能够处理好宝宝成长阶段发生的各种情况，胜任"育儿专家"和"家庭医生"这一职责。

由二人世界变成三口之家，对宝宝来说，这是一个起点，从此每一天都是新鲜的；对新手父母而言，这也是一个起点，每一天都充满乐趣。

编 者

CONTENTS 目录

第1章

新生儿护理：给娇嫩宝宝最好的照顾 ／ 1

第2章

1～12月婴儿护理：影响宝宝一生的一年 ／ 33

第3章

1 ~ 3 岁幼儿护理：全方位培养优秀宝宝 / 107

第4章

做好早教：让宝宝聪明又可爱　／　157

第5章

做宝宝的"家庭医生"和"安全员" ／ 193

0~3岁

婴幼儿护理枕边书

CHAPTER

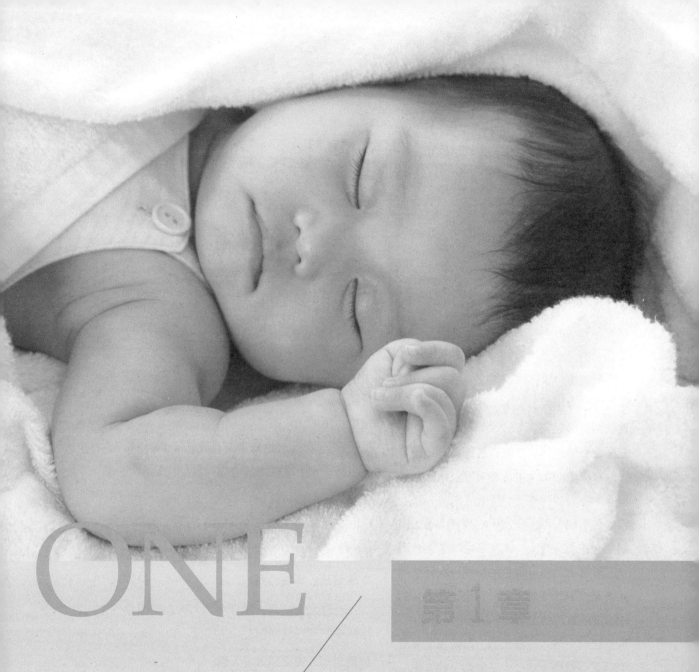

ONE

第1章

新生儿护理：
给娇嫩宝宝最好的照顾

迎接新生儿宝宝

迎接宝宝的心理准备

宝宝出生前必做 6 大规划

宝宝刚出生时出现的状况可能会令父母感到措手不及，例如因为夫妻其中一人必须照顾宝宝，另一人需要外出工作，造成夫妻间生活失去交集；或因为妈妈担心爸爸不会照顾宝宝、照顾得不好、生气爸爸不用心陪伴家人，使得爸爸不知如何是好。家庭中的每个角色面对宝宝到来这件事并非有着同样感受，因此在适应方法上也各自不同，但适应过程中找寻沟通渠道以及互相支持对众人而言是绝对必须的。

事实上，适应角色的功课可在怀孕期间甚至计划怀孕时便进行，除了让家人的顾虑能够被彼此了解外，在讨论的过程中，也会让众人进入准备状态，以便在宝宝出生后不会感到生活产生"突然"的变化。心理咨询师建议新手爸爸妈妈，在宝宝出生前有 6 件事情，必须事先做好思考与规划：

◎ 规划一：时间分配

❶ 工作与私人时间的完美切割。

❷ 考虑每周生活与休闲的时间，提升生活质量。

❸ 每日、每周固定陪伴伴侣与家人的时间应如何分配，别让家人产生各自为政的感受，而是积极参与家庭生活的大小事。

❹ 与家人讨论每个人自我相处的时间，适时让自己沉淀心情，增加心灵健康指数。

◎ 规划二：经济分担

预先规划、准备未来宝宝日常生活，以及家庭可能所需的支出，节流之余也可考虑如何开源。

◎ 规划三：环境转换

也许之前的两人世界会因为考虑到家庭安全问题、生活空间等环境问题而面临换屋、购（换）车等抉择。

◎ 规划四：主要照顾者人选

为避免将来针对宝宝的教养问题，造成家人之间的嫌隙，建议主要照顾者的人选应在产前就做妥善的安排，未来也将以主要照顾者的照顾方式为主，其余意见为辅。

◎规划五：教养、教育决策

包括尿布、奶粉的选择，饮食习惯以及学前教育等教养问题，家人都应尊重主要照顾者的决定，可给予意见或共同讨论，但除主要照顾者外，其他人不应过度干预。

◎规划六：**夫妻性生活的重新安排**

尽管宝宝出生之后，夫妻俩的时间与生活质量难免被压缩，因此事先规划产后夫妻间单独相处的时间便显得格外重要。

做好"单独"迎接二胎的准备

在国家放开单独二胎的喜讯下，不少符合条件的家庭都在为生二胎兴奋的准备着。令人高兴的事情背后，提醒家长们，千万不要忽略家庭中第一个孩子的感受。

大多数孩子是可以接受小弟弟或者小妹妹的，因为喜欢孩子是人的天性，有了弟弟或妹妹的陪伴，孩子不再孤独，家庭又多了很多的乐趣，小孩子每一天的成长，都可以给这个家庭带来快乐。但无论是从夫妻自身角度，还是孩子的心理健康上讲，家庭中的成员在迎接新生命到来时，都需要做好心理上的准备。

通常情况下，需注意以下几个问题：

1.当夫妻决定再生一个孩子的时候，需要提前跟大的孩子沟通，让大的孩子做好心理上的准备。

2.需要提前告诉孩子，妈妈准备给你生个小弟弟或妹妹，妈妈会像爱你一样的爱弟弟或妹妹。

3.提前告诉大的孩子父母内心的需求，如：爸爸妈妈希望你会喜欢他（她）。

4.父母在关注第二个孩子时，莫对第一个孩子过于忽略。

5.父母要求大孩子对小孩子谦让时，要理解大孩子内心的感受。

6.当父母要求大孩子成为自己的帮手时，不可对大孩子批评、责备、抱怨，甚至是命令，把要求变成邀请。

7.父母不可过于强势，需理解孩子的感受，考虑孩子有多大的心理承受能力，不给孩子过大的压力。

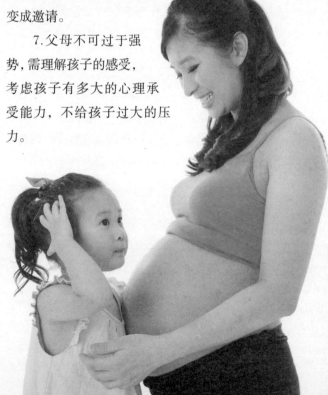

8.父母照顾两个孩子，难免有时会身心疲惫，自身产生烦躁情绪，这时候，莫把大孩子当成情绪的出口。

9.当孩子在了解到家庭中就要有新生命诞生时，内心会充满期待，家长可以适时地激发出孩子的承担能力等。

家长们，问问自己的内心，你准备好了吗？如果准备好了，就可以对孩子说："孩子，让我们一起迎接小弟弟、小妹妹吧……"

迎接宝宝的物质准备

为宝宝选购婴儿床 8 要点

一张合适的婴儿床，能帮助宝宝拥有好的睡眠，而好的睡眠有助于宝宝的生长发育。因此，给宝宝挑一张"好的"婴儿床非常重要。

◎ 选木质婴儿床

金属小床最为结实，但金属的质感不好，冰冷且过于坚硬，不适合宝宝。木质的小床最为理想，结实又温暖。正在长牙的宝宝喜欢啃东西，因此床栏最好装上防咬的保护条。

◎ 婴儿床内长别超过 150 厘米

婴儿床如果太小，用 1 年左右就要淘汰，有点浪费，但如果太大，又不能给宝宝安全感，所以婴儿床最大内长别超过 150 厘米。

◎ 床栅栏间距应不超过 6 厘米

尽量选择圆柱形的栅栏，两个栅栏之间的距离应不超过 6 厘米，以防止宝宝把头从中间伸出来。栅栏的高度一般要高出床垫 50 厘米为宜，要是太低，当宝宝能够站立时，很容易从床栏翻出跌落。如果太高，抱起或放下宝宝时会很不方便。

◎ 装上缓冲围垫

最好在婴儿床的边沿围一个缓冲围垫，围垫最少要 6 个以上结缚处，将结缚的袋子保持最短的长度，以防宝宝勒到脖子。还可以用海绵或充气尼龙制品垫在婴儿床的栏杆内壁，以防宝宝脑袋碰到栏杆而受伤。

◎ 选合适的床垫

床垫与床架应紧紧弥合（床垫两侧距离两侧护栏在 2 厘米以内），以预防宝宝手脚伸进去。在床垫的选择上，传统的棉制被褥是不错的选择。

◎ 滚轮

有的婴儿床安装有滚轮，这种小床必须注意

是否有制动装置，有制动装置才安全，同时制动装置应该比较牢固。有的婴儿床还有摇篮的作用，可以轻轻晃动，这种床要注意连接处是否牢固。最好不要用只能摇晃不能固定的床，因为宝宝成长快，睡摇篮的时间很短，更需要一张固定的床。

◎纱帐

婴儿床最好能配纱帐，这样夏天可以挡住蚊蝇的侵扰，还可以调节光照。

◎装饰图案

婴儿床的表面不要随意贴贴纸，如果贴纸一旦翘起，宝宝很可能撕下来放进嘴里。

爱 心 提 示

新生儿的床应紧挨着墙或在离墙50厘米左右的地方放置。床下面的地板上应铺上软垫，以防宝宝跌落时摔伤。选好床后，父母可将棉被或厚实的布包在床四周的栏杆上，既能防止宝宝撞到栏杆受伤，又可防止宝宝的手脚被栏杆夹住。

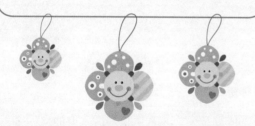

准备新生儿的日常生活用品

总的来说，父母必须为宝宝配备的婴儿用品为：

衣物类：长、短内衣各2～3件，连身衣2～3件，外套2件，软鞋、棉袜、手套各1～2套，小号尿布2包，纱布手帕10块，围嘴2～3个。

睡眠用具：婴儿床1个，床垫1个，床单和被子2～3套，睡袋1个。

洗澡用品：浴盆、浴垫各1个，大、小浴巾各2条，婴儿专用洗发精、沐浴露各1瓶，婴儿爽身粉、护肤油各1瓶，棉签1盒，棉球若干。

喂奶用品：大、小奶瓶各2个，奶嘴2～3个，奶瓶刷1个，消毒锅1个，消毒纱布若干。

其他：婴儿手推车1辆，体温计1个，指甲剪1把。

如何为宝宝选择衣物

◎衣服的材质

宝宝的皮肤娇嫩，做衣服的料子以质地柔软、容易吸水、透气性强的纯棉布料为好。贴身的衣服不能选用化纤面料，化纤织物不仅不吸汗、不透气，而且在生产过程中树脂经过甲醛等化学品的处理，织物中可能还残留少量的甲醛或其他化学品，因此可能引起皮肤过敏。丝绸织物做成的内衣，虽然穿上去有舒适感，但不吸水，偶尔也会导致过敏性皮炎，因此最好不要贴身穿。冬服可采用非棉织物，填料可为化纤，但贴身层还是应用纯棉织物。

◎衣服的款式

套头与开襟： 宝宝衣服的样式要考虑穿脱方便。新生儿头大、颈无力，套头式服装穿脱会非常困难，而开襟式是比较合适的。3个月以上的宝宝可穿套头式的衣服，但要在肩部开口。

领口： 宝宝的脖子短而粗，无领的款式较适合。领口要大小适中，太大不利于保暖，太小则会卡脖子，使宝宝不舒服。要避免领口边粗糙或领口有花边的设计，这样会磨伤宝宝下颌皮肤。

纽扣与系带： 纽扣质地硬，容易擦破皮肤，掉落后还可被误吞而发生意外，因此最好不要用在宝宝的服装上，而应用系带来代替纽扣。系衣服的带子最好系在腰前，免得宝宝睡眠时感到不舒适。

连身衣与上下装： 连身衣比较适合于婴儿，而衣裤分开的上下装比较适合于较大的幼儿。连身衣的缝合位置最好在衣服侧面，后背应平整无分割线，因为宝宝大部分时间是在睡觉，后背的花哨设计会造成宝宝不舒服。连身衣的下半身应为开敞式，以方便换尿布。

衣袖： 宝宝衣服的袖子要足够宽，因为他们穿衣时需要成人辅助（从袖口伸手去牵出宝宝的手），袖口太窄不利于穿脱。另外，宽袖子也方便宝宝上肢的活动。

衣服的颜色： 新生儿服装的色彩应柔和、清爽，可选择粉嫩色调的颜色，如乳白、粉红、粉蓝等。小花型图案比较合适。颜色浅淡的衣物脏污时容易辨认，有助于保持服装的清洁。另外，购买衣物时要注意面料应不褪色、掉色，要观察面料是否有脏污。服装在第一次穿之前，要洗干净。

衣服的大小： 新生儿的衣服应宽松一些，既便于穿脱，又有利于手脚的活动，促进动作的发育。

其他用品： 袜子和手套一定要注意内部没有线头，避免纠缠在宝宝的手指或脚趾上。袜口要稍松，否则会影响血液循环。宝宝帽子要有一定的弹性，且要比较宽松。

育儿必备知识储备 ……………………

了解宝宝体格生长规律

常用反映儿童体格生长的指标有体重、身高、坐高、头围和胸围五项。

◎体重

体重是评价儿童生长最为重要的指标之一。

体重可以受多种因素如：营养、辅食添加、疾病等的影响。因为体重受环境因素影响较大，常作为生长监测的指标。生后生长曲线反映了儿童的营养状况，尤其是近期的营养状况。

我国 2005 年九市城区调查结果显示平均男婴出生体重为 3.3±0.4 千克，女婴为 3.2±0.4 千克，与世界卫生组织的参考值一致。新生儿体重有生理性下降，多在出生后 3～4 日达最低点，以后逐渐回升，至生后第 7～10 日又达到出生时的体重，但早产儿体重达到出生时体重的速度较慢。体重在出生后前 3 个月增长最快，一般为每月增加 600～1000 克，3～6 个月每月平均增加 600～800 克，1 岁以内是体重增加的最快速时期，就是所谓的"第一个生长高峰"。

可用以下的公式简单估算：

小于 6 个月龄婴儿体重（千克）：出生体重（千克）+ 月龄 ×0.7；

7～12 个月龄婴儿体重（千克）：6（千克）+ 月龄 ×0.25；

1 岁时为出生体重的 3 倍；

2 岁时为出生体重的 4 倍；

2 岁至青春前期体重：体重（千克）= 年龄（岁）×2 + 7（或 8）。

需要注意的是在进行生长评价时应以儿童实际体重的变化趋势为依据，不能用"公式"计算来评价。

◎身高

身高主要反映的是长期营养状况，短期内影响生长发育的因素（营养、疾病等）对身高影响不明显。它受遗传、种族和环境的影响较为明显。身高的增长同体重一样，也是在出生后第一年增长最快。

身高的简单估算：

出生时为 50 厘米；1 岁时为 75 厘米；2 岁时为 85 厘米。

2～12 岁：身高（长）（厘米）= 年龄（岁）×6+77。

3 岁以下儿童应仰卧位测量，谓身长，3 岁以上立位测量，谓身高。

◎头围

是自眉弓上缘经枕骨结节绕头一周的长度。它是反映颅骨生长和脑发育的一个重要指标。头围的测量在 2 岁以内最有价值，连续追踪测量比一次测量更为重要。头围的大小受双亲头围的影响。出生时平均 33～34 厘米；1 岁时 46 厘米；2 岁时 48 厘米；15 岁时 54～58 厘米，基本同成人。头围过小常提示脑发育不良，过大或增长过快则要考虑有无脑肿瘤、脑积水的可能。

◎胸围

是自乳头下缘经肩胛下缘绕胸一周的长度。

由于呼吸运动的影响，测量时取呼、吸气测量值的平均值。胸围的数值反映肺和胸廓的发育。宝宝在出生时，胸围值小于头围值，随着月龄的增长，胸围值逐渐赶上头围值。一般在1岁时，胸围值与头围值相等。但现在由于普遍营养状况较好，很多宝宝在未满1岁时胸围就赶上了头围。

了解婴幼儿动作发展过程

宝宝各种运动、动作的发展是其活动发展的直接前提，也是其心理发展的外在表现。了解这个过程，有助于家长对宝宝进行更具针对性的训练，以及发现宝宝成长中的问题。

婴幼儿动作发展主要遵循三大规律：

头尾规律： 即动作的发育自上而下，如先能抬头，然后坐、直立、走路。

近远规律： 即离躯干近的肌肉动作先发育，然后是远端的肌肉活动，如先能抬肩，然后手取物。

粗细规律： 即从大肌肉动作到小肌肉动作发展，婴幼儿首先出现的是躯体大肌肉动作，如头部动作、躯体动作、双臂动作、腿部动作等，以后才是灵巧的手部小肌肉动作，以及准确的视觉动作等。

每个年龄阶段又有不同的发展特点：如我国有"3翻6坐8爬12走"的说法，即揭示了0~1岁婴儿动作发展的基本过程——3个月能够翻身，6个月独坐，8个月会爬，12个月能走，故

0~1岁时以移动运动为主，包括：躺、爬、站等；1~2岁时由移动活动向基本运动技能过度，包括：爬（障碍爬）、走、滚、踢、扔、接等；2~3岁时以发展基本运动技能为主，向各种动作均衡发展，包括：走（向不同方向走、曲线走、侧身走或倒着走）、跑（追逐跑、障碍跑）、跳（原地跳、向前跳）、投掷玩运动器具等（荡秋千、蹬童车）；3~6岁则在发展粗大动作技能的基础上，发展精细动作，动作的协调性、计划性进一步增强。

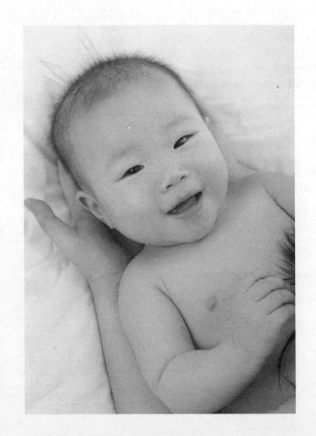

三岁前婴幼儿全身动作的发展

顺序	动作项目名称	月龄	顺序	动作项目名称	月龄
1	稍微抬头	2.1	25	自蹲自如	16.5
2	头转动自如	2.6	26	独走自如	16.9
3	抬头及肩	3.7	27	扶物过障碍棒	19.4
4	翻身一半	4.3	28	能跑不稳	20.5
5	扶坐竖直	4.7	29	双手扶栏上楼	23.0
6	手肘支床胸离床面	4.8	30	双手扶栏下楼	23.2
7	仰卧翻身	5.5	31	扶双手双足跳稍微跳起	23.7
8	独坐前倾	5.8	32	扶一手双足跳稍微跳起	24.2
9	扶腋下站	6.1	33	独自双脚跳稍微跳起	25.4
10	独坐片刻	6.6	34	能跑	25.7
11	蠕动打转	7.2	35	扶双手单足站不稳	25.8
12	扶双手站	7.2	36	一手扶栏下楼	25.8
13	俯卧翻身	7.3	37	独自过障碍棒	26.0
14	独坐自如	7.3	38	一手扶栏上楼	26.2
15	给助力爬	8.1	39	扶双手双足跳好	26.7
16	从卧位坐起	9.3	40	扶一手单足站不稳	26.9
17	独自能爬	9.4	41	扶一手双足跳好	29.2
18	扶一手站	10.0	42	扶双手单足站好	29.3
19	稍扶两手走	10.1	43	独自双足跳好	30.5
20	扶物能蹲	11.2	44	扶双手单足跳稍微跳起	30.6
21	扶一手走	11.3	45	手臂举起有抛掷姿势的抛掷	30.9
22	独站片刻	12.4	46	扶一手单足站好	32.3
23	独站自如	15.4	47	独自单足站不稳	34.1
24	独走几步	15.6	48	扶一手单足跳稍微跳起	34.3

了解宝宝神经心理发育过程

在宝宝成长过程中，神经心理的正常发育与体格生长具有同等重要的意义。神经心理发育包括感知、运动、语言、情感、思维、判断和意志性格等方面，以神经系统的发育和成熟为物质基础。和体格生长一样，神经心理发育的异常可能是某些系统疾病的早期表现，因此，了解宝宝心理发育规律对疾病的早期诊断很有帮助。

婴幼儿神经精神发育进程

年龄	粗、细动作	语言	适应周围人物的能力与行为
新生儿	无规律、不协调动作，紧握拳	能哭叫	铃声使全身活动减少
2月	直立及俯卧位时能抬头	发出和谐的喉音	能微笑，有面部表情；眼随物转动
3月	仰卧位变为侧卧位，用手摸东西	咿呀发音	头可随看到的物品或听到的声音转动180°，注意自己的手
4月	扶着髋部时能坐，可在俯卧位时用两手支持抬起胸部，手能握持玩具	笑出声	抓面前物体，自己玩弄手，见食物表示喜悦，较有意识的哭和笑
5月	扶腋下能站得直，两手各握一玩具	能喃喃地发出单词音节	伸手取物，能辨别别人声，望镜中人笑
6月	能独坐一会，用手摇玩具		能认识熟人和陌生人，自拉衣服，自握足玩
7月	会翻身，自己独坐很久，将玩具从一手换入另一	能发"爸爸"、"妈妈"等复音，但无意识	能听懂自己的名字，自握饼干吃
8月	会爬，会自己坐起来、躺下去，会扶着栏杆站起来，会拍手	重复大人所发简单音节	注意观察大人的行动，开始认识物体，两手会传递玩具
9月	试独站，会从抽屉中取出玩具	能懂几个较复杂的词句，如"再见"等	看见熟人会手伸出来要人抱，或与人合作游戏
10~11月	能独站片刻，扶椅或推车能走几步，拇、食指对指拿东西	开始用单词，一个单词表示很多意义	能模仿成人的动作，招手、"再见"，抱奶瓶自食
12月	独走，弯腰拾东西，会将圆套在木棍上	能叫出物品的名字，如灯、碗，指出自己的手、眼	对人和事物有喜憎之分，穿衣能合作，用杯喝水
15月	走得好，能蹲着玩，能叠一块方木	能说出几个词和自己的名字	能表示同意，不同意
18月	能爬台阶，有目标地扔皮球	能认识和指出身体各部分	会表示大小便；懂命令；会自己进食
2岁	能双脚跳，手的动作更准确，会用勺子吃饭	会说2~3个字构成的句子	能完成简单的动作，如拾起地上的物品，能表达喜、怒、怕、懂
3岁	能跑，会骑三轮车，会洗手、洗脸、脱、穿简单衣服	能说短歌谣，数几个数	能认识画上的东西，认识男、女，自称"我"，表现自尊心、同情心、害羞

特别关注：哺乳期营养知识

哺乳期的营养需求

按照我国传统，很重视哺乳期的食补，产妇往往被动地进补大量动物性食物，而其他食品如蔬菜水果等，则很少被选用。这种饮食模式，往往导致营养不均衡，使维生素、矿物质和膳食纤维摄入不足。

像普通人一样哺乳期的膳食仍是由多样化食物组成的营养均衡的膳食，以满足营养需要为主要原则，而无须特别禁忌。每种食物所含的营养成分是不尽相同的，挑食、偏食等不良饮食习惯一定要改掉，应保持哺乳期食物多样充足而不过量。

注意能量摄取，主副食种类要多样化

母亲分泌乳汁所需要的能量，有 1/3 来源于怀孕时体内脂肪的贮存，另 2/3 则来源于食物，包括三大能量来源碳水化合物、蛋白质和脂肪。专家建议，乳母膳食能量在一般成年女性的基础上，每天应增加 500 千卡，以达到 2 600 ~ 2 800 千卡 / 日为宜。

能量的摄取与泌乳量息息相关。即便是健康状况良好的乳母，如果为了节食保持身材，在哺乳期节制饮食，也可使泌乳量减少到正常的 40% ~ 50%。

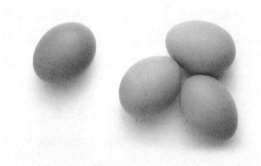

主食富含碳水化合物，是能量的主要来源。不能只吃精米精面，还要搭配杂粮，如小米、燕麦、玉米粉、糙米、面粉、红豆、绿豆等。这样既可保证各种营养的摄取，还可使蛋白质起到互补的作用，提高食物的营养价值，对新妈咪恢复身体很有益处。

◎补充优质蛋白，增加鱼、禽、肉、蛋等的摄入

蛋白质的摄入量，对乳汁分泌的数量和质量影响最为明显。乳母膳食蛋白质在一般成年女性基础上每天应增加 25 克，一般每天摄取 90 ~ 95 克蛋白质就足够了。鱼、禽、肉、蛋、奶及大豆类食物都是优质蛋白质的良好来源。

但蛋白质也不可过量摄取，否则会加重肝肾负担，还易造成肥胖。

◎控制脂肪的摄入，多吃富含 DHA 的食物

脂肪对宝宝的大脑发育很有益，特别是不饱和脂肪酸（如 DHA），对宝宝中枢神经的发育特别重要。乳母饮食中的脂肪含量及脂肪酸组成，会影响乳汁中的这些营养的含量。

脂肪的摄取也不能过量，否则会使乳汁中脂肪含量过高，造成宝宝腹泻、肥胖；哺乳妈妈本身也会发胖，甚至产生脂肪肝。脂肪所提供的热能应该低于一天总热能的 1/3。

◎注意补充钙、铁、锌、碘等微量元素

乳母膳食钙推荐摄入量比一般女性增加 200 毫克/天，总量应达到 1000 毫克/天，如果不能从食物中摄取足够的钙，动用乳母自身骨骼中的钙，就会导致乳母骨质疏松、腰酸背痛甚至牙齿松动。奶类含钙高且易于吸收利用，是钙的最好食物来源。若乳母每天饮奶总量达 500 毫升，则可获得约 540 毫克的钙，加上所选用一些深绿色蔬菜、豆制品、虾皮、小鱼等含钙较丰富的食物，则可达到推荐摄入量。为增加钙的吸收和利用，乳母还应补充维生素 D 或多做户外活动。

妊娠过程和分娩过程中都有大量的铁损失，分泌乳汁也要动用部分铁。专家建议，乳母每日从饮食中应补充约 25 毫克铁。可多摄入动物肝脏、动物血、瘦肉等含铁食物，预防缺铁性贫血。

在微量元素中，碘和锌的膳食摄入量增加，乳汁中的含量也会相应增加，而且这两种微量元素与宝宝神经系统的生长发育的关系较为密切。贝壳类海产品、红色肉类及其内脏均为锌的良好来源，海产品中则含碘丰富，如海带、紫菜、淡菜、虾皮等都是碘的良好来源。可多吃一些海产品，增加 DHA、锌、碘的摄入。

◎食物多样花才能保证维生素的摄入

乳母对各种维生素的需要量相对增高。维生素因其种类较多，单一的食物很难做到面面俱到，只有食用较多种类的食物，才能保证各种维生素的均衡摄入，建议一日至少要吃 10 ~ 20 种食物，以达到 30 种以上为佳。

优先考虑维生素 A 的摄入，乳母的维生素 A 推荐量比一般成年女性增加 600mgRAE，而动物肝脏富含维生素 A，若每周增选 1 ~ 2 次猪肝（总量 85 克），或鸡肝（总量 40 克）则平均每天可增加摄入维生素 A 600mgRAE。

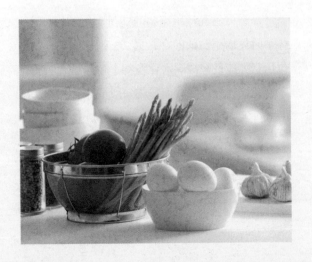

◎多吃应季的蔬菜和水果

蔬菜水果是维生素、微量元素、膳食纤维和植物化学物质的重要来源，其中膳食纤维可增加肠蠕动，有益于肠道健康，防止产后便秘。深色蔬菜具有一定的营养优势，应注意摄入，如深绿色、红色、橘红色、紫红色蔬菜等。除过于生冷和寒性水果不宜多吃外，室温下的凉拌菜和各种水果都可以食用。

乳母一天食物建议量

从营养角度来看，不同食物所含的营养成分种类及数量不同，充足、适量、平衡是哺乳期饮食的原则，为此，中国营养学会在《哺乳期妇女膳食指南》中提出如下建议：

谷类 250 ~ 300 克，薯类 75 克，杂粮不少于 1/5。

蔬菜类 500 克，其中绿叶蔬菜和红黄色等有色蔬菜占 2/3 以上。

水果类 200 ~ 400 克。

鱼、禽、蛋、肉类（含动物内脏）每天总量为 220 克。

牛奶 400 ~ 500 毫升；大豆类 25 克，坚果 10 克。

烹调油 25 克，食盐 5 克。

为保证维生素 A 和铁供给，建议每周吃 1 ~ 2 次动物肝脏，总量达 85 克猪肝，或总量 40 克鸡肝。

月子期间饮食的特点

◎以流食或半流食开始

新妈妈产后处于比较虚弱的状态，胃肠道功能难免会受到影响。尤其是进行剖宫产的新妈妈，麻醉过后，胃肠道的蠕动需要慢慢地恢复。因此，产后的头一个星期，最好以容易消化、容易吸收的流食和半流食为主，如稀粥、蛋羹、米粉、汤面及各种汤等。

◎清淡适宜，易消化

月子里的饮食应以清淡为宜。无论是各种汤，还是其他食物，都要尽量清淡。切忌大鱼大肉，切忌多油多盐。大鱼大肉中虽然富含蛋白质，但也含有一定量的脂肪，加之过量用油，会导致脂肪摄入过量；过咸，以及腌制食物会影响新妈妈体内的水盐代谢，盐以每日不超过 5 克为宜，但并不是不放或过少。

避免吃辛辣刺激的食物，如韭菜、大蒜、辣椒等，否则容易助内热，可使产妇口舌生疮、大便秘结或痔疮发作。若母体存有内热，可通过哺乳影响到宝宝，也会使宝宝内热加重。

可用少量葱、姜、蒜、花椒粉等性偏温的调味料，有利于血行，也有利于瘀血排除体外。浓茶、咖啡应尽量避免。辛辣、酸涩的食物会刺激新妈妈虚弱的胃肠，引起便秘等不适；摄入过多甜食，会影响食欲，并造成脂肪堆积而引起产后肥胖。

◎少吃多餐

孕期时胀大的子宫对其他器官都造成了一定压迫，产后的胃肠功能需要一定时间才能恢复正常，所以要少吃多餐，可以一天吃五到六次。采用少食多餐的原则，既保证营养，又不增加胃肠负担，可让身体慢慢恢复。

◎合适的烹饪方法

为了使食物容易消化，在烹调方法上应多采用蒸、炖、焖、煮，不采用煎、炸的方法。妊娠期间消耗了大量的钙，很多新妈妈都会出现牙齿松动的情况，如果吃的食物过硬，不但不利于牙齿，也不利于消化吸收。因此，新妈妈的饭要煮得软一点，忌油炸及坚硬、带壳的食物。

◎适当补充体内的水分

对于哺乳的新妈妈而言，乳汁的分泌会增加新妈妈对水分的需要量。此外，新妈妈大多出汗较多，体表的水分挥发也比平时大。因此，新妈妈饮食中的水分可以多一点，如多喝汤、牛奶、米粥等。一定要注意多喝汤。汤类味道鲜美，易消化吸收，还可促进乳汁分泌，如红糖水、鲫鱼

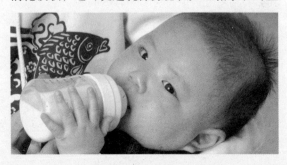

汤、猪蹄汤、排骨汤等，需注意的是一定要汤和肉一同进食。

◎不宜食用生、冷的食物

产后宜温不宜凉，温能促进血液循环，寒则凝固血液。在月子里身体康复的过程中，有许多浊液（恶露）需要排除体外，产伤也有瘀血停留，生冷的食物会使身体的血液循环不畅，影响恶露的排出。还会使胃肠功能失调，出现腹泻等。一些从冰箱中取出的瓜果，应放置一段时间再食用。

◎切忌盲目进补

产妇分娩结束后不必刻意大量进补，有些身体虚弱的妈妈则可在医生指导下进行滋补。进补时，要考虑新妈妈的身体状况，以及季节的差异性、环境的变化等。

产褥期饮食以温、补为重，但在对药膳的选择上需要慎重，如果需要吃些中药进行调理，建议依据个人体质的差异，在中医妇产科医生的指导下选择药材及药量。一些使用陈皮、黄芪、当归等制成的药膳，虽然具有滋补强身的作用，但若是照单全吃，反而会危及健康。

正确的进补应该以现代医学的指导为本，听从专业中医的诊断，不要道听途说。尤其是，如果产后排恶露及哺乳均不顺，或者有感冒、头痛、喉咙痛、皮肤痒、胃痛、失眠、自汗、盗汗等疾病发生的话，饮食与药物就必须进行相应改变，同时尽快就医。

❋ 护理新生儿宝宝 ❋

宝宝出生的第一个月，很少会发生什么值得写信告诉祖父母的大变化。这个阶段是用来建立秩序、发现自己属于谁、学习适应新家的时候。这也是父母从生产中恢复、习惯睡眠不足、适应新生儿进入他们生活的时候。这个阶段中，宝宝最需要的是父母的臂膀和爱。

了解新生儿

新生儿的生理特点

◎身体各部分比例

胎儿时期，脑优先发育，其次是躯干，发育最慢的是四肢。所以，新生儿头大，占身长的1/4，躯干较长，四肢短小。新生儿颈部很短，颈部肌肉力量很小，头大而沉，所以抬不起头来。因新生儿脊柱无支持能力，所以抱宝宝不要竖着抱，可以采取"摇篮式"。

◎骨骼和肌肉

新生儿的骨头有350多块。在生长发育过程中，有些原来分离的骨头融合为一体，到成人时的骨头数目减少。出生后，不少的骨头还是软骨。新生儿的颅骨之间的缝隙较宽，在头顶前部有一处软的没有骨头的部分呈菱形，叫前囟门，平均为2厘米×2厘米大小。由于新生儿四肢屈肌的力量大于伸肌的力量，所以四肢常蜷曲着。随着月龄增加，屈肌和伸肌的力量逐渐协调，上、下肢就会伸展开来。

◎关节

新生儿的关节还没发育好，关节不够牢固，易脱臼。最容易发生脱臼的部位是肘关节。当肘关节处于伸直位，被猛力牵拉就可能发生"牵拉肘"。

◎皮肤

新生儿的皮肤很薄，保护功能差。皮下脂肪少，易受凉。汗腺发育不完善，也易受热。皮下脂肪因含饱和脂肪酸很多，在环境温度低的情况下容易凝固，而发生"新生儿硬肿症"。由于新生儿期水的代谢很不稳定，生后3～5天可出现水肿，一般2～3天后消失。

◎呼吸系统

新生儿的胸腔狭窄，胸廓扩大的程度有限，加上肋间肌肉力量弱，在呼吸时几乎看不出胸廓的运动。由于呼吸运动主要靠膈肌来完成，新生儿呼吸时，可以看到腹部有明显的起伏。呼吸浅，不均匀。呼吸道窄，易堵塞，可致呼吸困难。

◎循环系统

新生儿新陈代谢旺盛，心肌薄弱，心腔小，脉搏量少，则以增加每分钟心跳的次数来代偿。新生儿每分钟心跳次数平均140次左右。新生儿全身血液总量约300毫升。由于血管分布不同，血液多集中于躯干和内脏，四肢较少，所以四肢容易发凉或青紫。

◎消化系统

由于新生儿的唾液腺还未充分发育，唾液分泌量少，口腔较干燥，口腔黏膜特别柔嫩，因此不能用布擦口腔，在两次喂奶之间喂点温开水，就可以达到清洁口腔的目的。新生儿胃容量小，只有30～60毫升，易漾奶。新生儿肠道长度为身长的8倍，而成人仅为4.5倍。由于肠道消化吸收面积大，能够适应流质饮食。一般于生后24小时内排便，若不能在24小时排便，可能是消化道畸形。

◎泌尿系统

新生儿肾脏尚未发育完善，排泄能力差，只有补充充足的水分，使尿液增多，才能将废物排出通畅。新生儿对钠盐排泄能力有限。新生儿尿道短，易被污染引起膀胱炎。

◎免疫系统

新生儿的皮肤和黏膜薄嫩，屏障作用差，一小处皮肤损伤，都可能造成严重的败血症。

新生儿的抗体主要来自于母体，自身制造抗体的能力很差。新生儿主要通过胎盘、母乳获得相应抗体。

◎神经系统

新生儿的脑量350克左右，大约为成人的1/3。神经纤维还没有髓鞘包裹，易出现神经传导不准确。新生儿具有保护性抑制，每天睡眠时间约20～22小时。新生儿的睡眠和觉醒可以有几种状态：深睡、浅睡、瞌睡、活动觉醒、安静觉醒、哭。新生儿已经具有吸吮反射、觅食反射等阳性条件反射，还有吞咽、拥抱、握持等反射和对强光、寒冷、疼痛的反应。

◎视觉

刚生下来的新生儿对光线很敏感，2～4周即能两眼凝视光源，能追随物体达中线。例如用手指在宝宝眼前10厘米的地方晃动，眼睛有时会随着转动。但新生儿不能把头与眼的动作结合在一起，当头被动转向另一侧时，眼不能随头同时转动，常要慢一些。新生儿对颜色也有一定的分辨能力，对红色和白色能够区分，并随之移动双眼等。

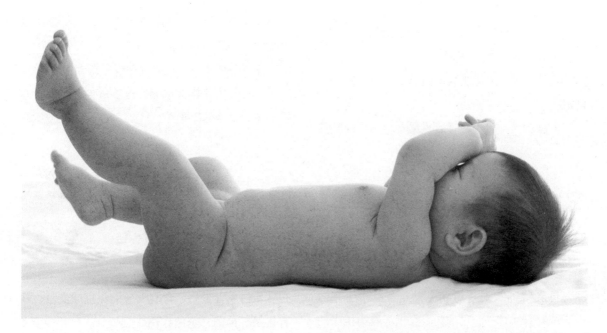

◎听觉

新生儿能听到声音，但是听力比较弱，在生后 3 ~ 7 天才开始出现明显的听觉。科学家们经过大量的实验证实了新生儿不仅能听见声音，而且还特别喜欢听柔和、缓慢的声音，表现为安静、微笑。对于尖利的声音，则表现为急躁，甚至哭闹。另外新生儿还特别喜欢有节律的声响，这可能与在母体内 10 个月，时时刻刻听到妈妈有节律的心跳一样，这种声响会给宝宝一种安全感。

◎皮肤感觉

皮肤感觉包括痛觉、触觉、温度觉等。新生儿的痛觉已经存在，但相对于触觉、温度觉来说就不太敏感，尤其在躯干、腋下等部位。由于神经传导不够准确，痛刺激后会出现泛化现象，也就是说不能够准确感觉到疼痛的部位，表现出反应迟钝。新生儿的触觉有高度的敏感性，尤其在眼、前额、口周、手掌、足底等部位，而大腿、前臂、躯干处就相对比较迟钝。

新生儿对温度也比较敏锐，能区别出牛奶的温度，温度太高太低都会作出不愉快的反应，而母乳的温度是最适宜的，所以新生儿吃母乳时总会流露出愉快、满足的表情。新生儿对冷的刺激要比热的刺激反应明显，受环境的温度影响很大，需要给以适当的保暖。

新生儿特殊生理现象

生理性黄疸：大约有一半宝宝，出生后2～3天出现黄疸，7～10天消失。

马牙：牙龈边缘出现灰白色小颗粒，几个月消退。

乳房肿大：出生数日后，男女均可出现乳房肿大；2～3周消退。

女婴阴道流血：生后2～3天，有少量血性分泌物，持续1～2天。

生理性体重下降：生后一周左右，由于排便、呼吸、肺及皮肤排泄水分、进餐量少等原因，体重下降。2周左右恢复。

宝宝精心·喂养 ......

母乳喂养的重要性

母乳喂养被列为国际挽救儿童健康生存的四大战略技术之一，已成为令全世界极力推崇的科学喂养宝宝的方法。其重要性可概括为四个方面：

◎ 母乳是宝宝的最佳食品

母乳所含的各种营养物质最适合宝宝的消化吸收，且具有最高的生物利用率。实践证明，宝宝在出生6个月内用纯母乳喂养能足够维持对蛋白质的需要量。母乳是最价廉的宝宝食品，采用纯母乳喂养的"投入产出率"远远高于其他代乳品。

◎ 母乳是宝宝最好的保健品

母乳中含有多种抗感染功能较强的体液免疫成分，特别是宝宝出生后7天内妈妈所分泌的初乳蛋白质含量高，含有大量的免疫球蛋白，具有排菌、抑菌、杀菌作用。据统计，从出生至6个月内，用纯母乳喂养的宝宝患病率低于宝宝配方奶粉喂养的十几倍。初乳被称为宝宝最早获得的口服免疫抗体，是宝宝上等的天然疫苗。

◎ 采用纯母乳喂养，对妈妈大有益处

母乳喂养可以抑制雌激素排卵，产生哺乳闭经期，达到避孕目的，减轻妈妈生育手术引起的痛苦。同时，及时开始母乳喂养，伴随吸吮而产生的催产素，促进子宫收缩，能减少产后出血，促使子宫复原。妈妈体内的蛋白质、铁和其他所需营养物质，能通过闭经得以储存，有利于产后的康复。此外，母乳喂养可减少子宫肌瘤、乳腺癌和卵巢癌的危险。

◎**大脑发育快，智商提高**

纯母乳喂养、哺乳期长可以提高儿童智商。通过宝宝与妈妈的频繁接触，强化机体刺激和神经反射，加深母子感情，有利于宝宝心理健康。

产后尽早开奶

新生儿在出生后半小时内立即吸吮产妇乳头，不仅可促使产妇早早泌乳而且可迅速增加乳汁分泌量，并有助于以后巩固母乳喂养。若有可能，应在出生后不晚于一小时就开始试探观察母乳喂养，以协调母子间吸乳、授乳行为及心理活动。

如果顺利分娩，母子健康状况良好，婴儿娩出后应尽快吸吮妈妈乳头，刺激乳汁分泌并获得初乳。开奶时间愈早愈好，正常新生儿第一次哺乳应从产房开始。当新生儿娩出、断脐和擦干羊水后，即可将其放在妈妈身边，与妈妈皮肤接触，并开始让宝宝分别吸吮双侧乳头各 3 ~ 5 分钟，可吸吮出数毫升初乳。

开奶初期因担心宝宝饥饿和低血糖，常常会放弃等待乳汁分泌而不能做到新生儿的第一口食物是母乳。实际上，新生儿出生时体内具有较为丰富的能量储备和血糖维持能力，尤其是体内含有较为丰富的可以快速供能的棕色脂肪。新生儿出生后三天内，在体重丢失不超过7%的情况下发生严重脱水和低血糖的风险很低。在此条件下可积极开奶，坚持等待乳汁分泌。产后尽早开奶，坚持新生儿的第一口食物是母乳，既是可行的，也是必须的。

爱 心 提 示

尽管产后头几天妈妈的出乳量不高，但是不用担心宝宝会饿肚子。因为宝宝出生头几天，胃容量也非常小，出生第一天只有 5 毫升胃容量，体积相当于一个乒乓球的大小，只要很少的奶量就能满足需求。

妈妈取何种体位便于哺乳

妈妈喂奶时可采取的体位很多，如坐位、侧卧位、卧位等。无论什么体位，必须以妈妈与宝宝都感到舒适为准。

◎**坐位**

妈妈坐在椅子上、沙发上或床上，高度要合适，双脚要着地，脚底平放在地上，或垫个合适的踏脚板，全身放松。妈妈手臂环抱宝宝，使宝宝身体成一直线。如果是刚出生的宝宝，则应托着他的臀部，将宝宝身体转向妈妈，并与妈妈身体紧贴，下颌贴乳房，鼻子对着乳头；也可采用抱球式喂奶，用手环抱住宝宝头部，让宝宝身体躺在垫高的枕头或被子上，从侧后方喂奶，这种姿势可同时喂两个宝宝。

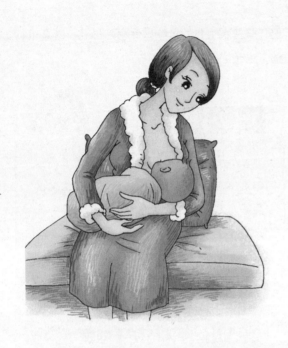

◎卧位

妈妈在剖宫产术后或因侧切伤口疼痛时，可采取侧卧位姿势喂奶。宝宝与妈妈仍需身体紧贴，下颌贴乳房，鼻尖对着乳头，手臂可让宝宝枕着，也可以上举自然弯曲，注意不要将手臂放在宝宝背后夹着宝宝，以免妈妈在喂奶睡着时致新生儿窒息。可用被子挡在月龄较小的宝宝背后做支撑，将头枕部及肩部留出一定空间，一旦乳房将宝宝口鼻堵住时，为宝宝头后仰留出活动余地，这样母子都会感到舒适。

骑马式

宝宝可双腿分开，骑在妈妈腿上，与妈妈面对面吸奶。

掌握正确的喂奶方法

推荐坐着喂奶。喂奶要采取正确的姿势，保证宝宝的头和身体成一条直线，做到胸贴胸、腹贴腹，下颌贴乳房。喂哺过程中，妈妈要用手轻轻托住乳房，待宝宝嘴巴张大的时候，将整个乳头及大部分乳晕含入宝宝口中。

哺乳时，两侧乳房轮流喂奶，最好是一边乳房吸空喂饱后，下一次再换另一边乳房，以防残奶淤积在乳房内。如果一边乳房一次喂饱后仍有多余的乳汁，则最好将其挤出，以促进乳房的正常泌乳，并避免乳汁淤积或继发感染。

每侧至少吸吮 15 分钟以上，以充分排空乳房。这不仅有助于泌乳，还可让宝宝吸到最后一部分乳汁（后奶），因为后奶脂肪含量较高，产生的热能较前奶高 2 倍，有利于宝宝生长发育。

喂好奶后，不要马上把宝宝平放，应将宝宝竖立抱起，头靠在妈妈肩上，轻拍背部，排出吞入胃里的空气，以防止溢奶。

爱心提示

宝宝吸吮前不需过分擦拭或消毒乳头。坚持让宝宝直接吸吮母乳，尽可能不使用奶瓶间接喂哺人工挤出的母乳。

新生儿的人工喂养

由于宝宝患有某些代谢性疾病，乳母患有某些传染性或精神性疾病，乳汁分泌不足或无乳汁分泌等原因，就只好采用配方奶品喂养宝宝，这就是人工喂养。人工喂养虽然略显复杂，但只要细心，同样可以达到较好的喂养效果。要注意的是，不宜直接用普通液态奶、成人奶粉、蛋白粉、豆奶粉等喂养 6 月龄内宝宝。

◎**怎样为新生儿选择奶粉**

新生儿由于身体各系统还没有发育完善，消化功能比较差，最好选择母乳化奶粉（配方奶）。奶粉中的成分与母乳越接近，宝宝越容易消化吸收，喂养效果越好。为宝宝挑选奶粉的四点注意：

❶ 选择适合宝宝年龄段的奶粉。

❷ 注意观察奶粉的生产日期和保质期，选择最近生产的奶粉。

❸ 选择正规厂家出产的奶粉。

❹ 不要频繁更换奶粉。

◎**怎样给宝宝冲奶粉**

给宝宝冲奶粉首先要注意温度。一般情况下，冲奶粉的水温应保持在 40℃左右，切忌用开水冲奶粉。奶粉冲好后，父母可在手臂内侧滴一滴奶，感到稍微有点热时说明温度正合适。奶粉的冲调步骤如下：

❶ 洗净双手，拿出消过毒的奶瓶待用。

❷ 根据奶粉包装上的说明，用奶粉勺舀取

适当数量的奶粉倒入奶瓶中。

❸ 加入适量温开水。

❹ 套上奶嘴，旋紧盖，轻轻摇匀即可。

◎**喂奶时间、次数、量**

新生儿期的宝宝吃奶不必有限制，按需供给就行了。由于此时宝宝的胃容量比较小，第一次喂奶可以先冲 30 毫升左右。如果能吃完，第二次再多冲 20 ~ 30 毫升。喂奶时间及次数都不必固定，只要宝宝发出饥饿性啼哭就可以喂给宝宝。不过，基本上宝宝会隔 2 小时左右吃 1 次。

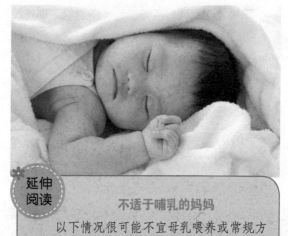

延伸
阅读

不适于哺乳的妈妈

以下情况很可能不宜母乳喂养或常规方法的母乳喂养，需要采用适当的配方奶喂养（具体患病情况、母乳喂养禁忌和适用的喂养方案，请咨询营养师或医生）：❶ 宝宝患病；❷ 母亲患病；❸ 母亲因各种原因摄入药物；❹ 经过专业人员指导和各种努力后，乳汁分泌仍不足。

混合喂养的最佳方案

母乳喂养和人工喂养同时进行，称为混合喂养。但是有些混合喂养的宝宝会出现乳头错觉，有拒奶、烦躁等现象，造成母乳喂养困难，所以在混合喂养时，需要注意一些问题。

◎一顿只吃一种奶

不要一顿既吃母乳又吃牛奶，这样不利于宝宝的消化，容易使宝宝对乳头产生错觉，可能引起厌食奶粉，拒绝用奶嘴吃奶。所以，母乳和奶粉要分开来喂养。

不要先吃母乳，不够了，再调奶粉。即使没吃饱，也不要马上喂奶粉。下一次喂奶时间可以提前。另外，每次冲奶粉时，不要放太多，尽量不让宝宝吃搁置时间过长的奶粉，水温最好和人体的温度差不多，一般在36℃左右即可。

◎夜间最好是母乳喂养

夜间妈妈比较累，尤其是后半夜，起床给宝宝冲奶粉很麻烦。另外，夜间妈妈处于休息状态，乳汁分泌量会相对增多，宝宝的需要量又相对减少，母乳可能已足够满足宝宝的需要。但如果母乳分泌量确实太少，宝宝吃不饱，这时就要以奶粉为主了。

◎充分利用有限的母乳

当添加奶粉后，有些宝宝就喜欢上了奶粉，因为橡皮奶嘴孔大，吸吮很省力，吃起来痛快。

而母乳流出来比较慢，吃起来比较费力，宝宝就开始对母乳不感兴趣了。

但妈妈要尽量多喂宝宝母乳，如果不断增加奶粉量，母乳分泌就会减少，对继续母乳喂养不利。母乳是越吸越多的，如果妈妈认为母乳不足，而减少喂母乳的次数，会使母乳越来越少。母乳喂养与奶粉喂养的次数要均匀分开，不要很长一段时间都不喂。

爱　心　提　示

喂奶时，不要将奶嘴直接放入宝宝口里，而是放在嘴边，让宝宝自己寻找，主动含入嘴里；喂奶前抱抱、摇摇、亲亲宝宝，会使宝宝很愉悦；可以用不同的姿势给宝宝喂食；还可以用妈妈的衣服裹着宝宝，让宝宝闻到妈妈的气味，减少对奶瓶的陌生感。

奶具选择、清洗和消毒

对人工喂养来说，选择合适的奶瓶和奶嘴是一件十分重要的事。奶嘴开口大小、材质软硬，都能影响宝宝对奶粉的接受程度。奶瓶的选择则与宝宝是否溢乳有密切关系。

◎奶嘴和奶瓶的选择

奶嘴：尽量选用和妈妈乳头相似的奶嘴，异

戊二烯胶、硅胶做成的奶嘴没有橡胶味，宝宝一般容易接受。奶嘴的开口方式有小洞洞和十字叉两种，对新生儿来说，十字叉式开口既可以抵挡细菌侵入，又可以根据宝宝的吮吸情况自动调节流量，是比较恰当的选择。奶嘴孔的大小则以奶瓶倒立时奶以滴状连续流出为宜。

奶瓶：从材料上讲，玻璃奶瓶内壁光滑，容易清洗和消毒，吃奶时容易观察液面，避免奶嘴部未充满乳汁使宝宝吸入过多的空气引起溢乳，是比较适合新生儿的选择。从设计上讲，带帽的奶瓶可以避免消毒后的再次污染，是比较适宜的选择。

◎奶瓶和奶嘴的清洗

奶瓶：每次喂完奶后都要立即清洗奶瓶，以免奶汁发酵、变质，滋生细菌，使宝宝感染。清洗时可先把残余的奶液倒掉，用清水冲洗干净或用奶瓶刷刷干净。除了奶瓶内部，瓶颈和螺旋处也要仔细清洗，不要遗漏。

奶嘴：清洗奶嘴时要先把奶嘴翻过来，用奶嘴刷仔细刷干净。如果奶嘴上有凝固的奶渍，则可以先用热水泡一会儿，待奶渍变软后再用奶嘴刷刷掉。靠近奶嘴孔的地方比较薄，清洗时动作要轻，注意不要让其裂开。

◎奶瓶和奶嘴的消毒

煮沸消毒：准备一个专门的消毒煮锅，放入奶瓶（此时放入的是玻璃奶瓶，塑胶奶瓶应在水开 5 ~ 10 钟后放入锅中），装入适量清水（以完全淹没所有奶具为度），大火烧开，5 ~ 10 分钟后放入奶嘴、瓶盖等塑胶制品，盖上盖再煮 3 ~ 5 分钟后关火。等水稍凉后，用消过毒的奶瓶夹取出奶嘴、瓶盖，晾干后套回奶瓶上备用。

蒸汽消毒：将彻底清洗干净的奶瓶、奶嘴口朝下放入蒸汽锅中蒸 5 分钟左右，取出晾凉，套上奶嘴、瓶盖即可。

微波炉消毒：适用于某些可以直接在微波炉里消毒的奶瓶。消毒时奶瓶不能盖盖，可将奶瓶中加入七分满的水，奶嘴则放入装有水的容器中（为防止浮起，可用小盆子等压住），用高火加热 1 分钟左右即可。

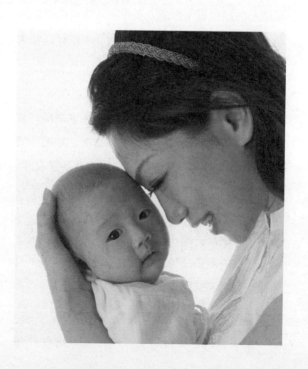

宝宝护理须知 ·····························

新生儿护理要点

◎注意保暖，防止过热

新生儿居室的适宜温度应保持在20℃～22℃。当肢体发凉时，应及时保暖，但也不能太热。冬季注意保暖，夏季注意防暑降温。

◎选择合适的衣物

新生儿衬衣的衣料应选用质地柔软，吸湿性强、透气性好、颜色浅的棉织品。尿布也要用柔软吸水的浅色旧布做成。不要将新生儿的衣物与萘（如合成樟脑丸、厕所清洁剂等）接触，避免出现溶血症和黄疸。

◎清洁护理

新生儿出生后一周左右就可以在家洗澡。夏天要天天洗，冬天可每周洗1～2次。室温不低于23℃，水温在40℃左右。洗澡前准备好衣服、大毛巾等。注意保护脐带，脐带未脱落前，不要坐在盆里洗，可以分洗上身和下身。

注意眼部护理。用消毒的脱脂棉沾温开水，从新生儿内眼角向外眼角的方向擦拭。换一块脱脂棉擦拭另一只眼。

◎防止感染

新生儿居室应经常通风换气，保持空气新鲜。开窗时不要让风直接吹着宝宝。另外，要避免室内尘土飞扬。家里人如感冒、咳嗽，要戴口罩和避免接触，以免传染。

妈妈喂奶前要洗手，洗乳头。喂牛奶、喂水使用的奶瓶洗净后要煮沸消毒。

包脐带的纱布要保持清洁，湿了要及时更换干净的纱布。若脐带潮湿，可用消毒棉签蘸75％酒精涂擦，然后覆盖消毒纱布。

怎样给新生儿洗澡

新生儿洗澡宜在喂奶前进行，或在喂奶后1～1.5小时。洗澡时的室温宜保持在22℃～26℃，水温宜保持在38℃～40℃。水温是否适宜最好由温度计来判断。

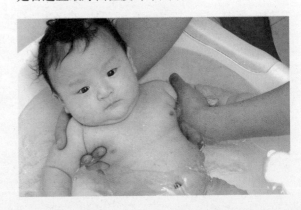

洗澡前先把宝宝专用的浴盆、小毛巾、浴巾等准备好。洗澡时先洗头，换过清水后再洗身体，以减少洗发后的脏水进入新生儿的下体引起炎症的机会。

◎洗脸、洗头

用左肘部和腰部夹住宝宝的屁股，左手掌和左臂托住宝宝的头，用右手慢慢清洗。

洗脸——用洗脸的纱布或小毛巾沾水后轻轻擦拭。

洗眼——由内眼角向外眼角擦。

洗额——由眉心向两侧轻轻擦拭前额。

洗耳朵——用手指裹毛巾轻轻擦拭耳郭及耳背。

洗头——将婴儿专用、对眼睛无刺激的洗头水倒在手上，然后在宝宝的头上轻轻揉洗，注意不要用指甲接触宝宝的头皮。若头皮上有污垢，可在洗澡前将婴儿油涂抹在宝宝头上，这样可使头垢软化而易于去除。然后将新生儿头上的洗发水清洗干净。

◎洗身体

换上清水，若新生儿的脐带尚未脱落，应上下身分开洗，以免弄湿脐带，引起炎症。

先洗上身，取洗头时同样的姿势，依次洗新生儿的颈、腋、前胸、后背、双臂和手。

然后洗下身，将新生儿的头部靠在左肘窝，左手握住新生儿的左大腿，依次洗新生儿的阴部、臀部、大腿、小腿和脚。

若新生儿的脐带已完好脱落，可将新生儿的臀部放在水盆内，依次洗阴部、前身、四肢，然后使新生儿俯卧在大人左前臂，为其清洗背臀部。最好是辅助新生儿"立"于浴盆中自上而下、自前而后地洗，以避免阴部浸入洗澡水中增加感染的机会。

◎浴后护理

给宝宝穿好上衣后，先清洁脐孔，然后扑爽身粉。给2周内的新生儿洗澡时，洗澡水不要浸湿脐部，浴后可用75%酒精棉签清洁脐孔，预防脐部感染。注意爽身粉不要扑得太多，以防止结成硬块，引起皮肤损伤。可将粉撒在妈妈的手心中，然后扑到宝宝的身上。

◎注意事项

❶ 新生儿洗澡不必过勤。新生儿排泄的汗液有限，不必每天都洗澡，热天隔天洗一次、冷天隔两天洗一次即可。

❷ 为新生儿洗澡时所用的毛巾要纯棉质且柔软，动作要轻柔、有章法，避免伤及新生儿的皮肤和肢体，小心不要让新生儿被水呛到，注意清洁皮肤的皱褶处。

❸ 新生儿的皮肤酸碱度为 6.5 ~ 7.5，偏碱性，不具备抵抗细菌的能力。为了不提升新生儿皮肤的碱性，为早产儿及皮肤有破损的新生儿洗澡时，只用温度适宜的清水擦洗即可。

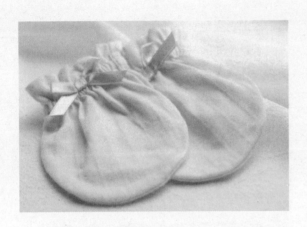

④ 每次洗澡新生儿身体接触水的时间不宜超过 5 分钟。洗后用吸水好的柔软毛巾轻轻擦干新生儿的身体，再抹上宝宝专用的润肤油。最后为新生儿穿上干净衣物。

新生儿尿布的选择和使用

新生儿的大小便次数较多，皮肤又特别娇嫩，使用尿布时必须特别当心，否则就会使宝宝出现"红屁股"，平白遭受许多痛苦。

◎ 尿布的选择

传统的棉布尿布透气性强，不刺激皮肤，并且便于清洗，经济实用，仍是父母们的首选。

使用棉布尿布时，父母应多选柔软、舒适、透气和吸湿性强的纯白或浅黄、浅粉等浅色调的新棉布，不要选用蓝、青、紫等深色的布料，也不要用旧床单、旧被里、旧衬衫为宝宝改制尿布，以免刺激宝宝的皮肤，使宝宝出现"红屁股"。尿布的尺寸以 36 厘米 × 36 厘米的正方形为宜，

也可以做成 36 厘米 × 12 厘米的长方形，但需要多垫几层。

为宝宝选择纸尿裤时，父母应注意选择正规厂家生产、透气性好的纸尿裤，还应注意根据宝宝的身材、月龄进行选择，确保大小合适。如果不能及时掌握宝宝大小便的规律，可以选择有尿湿显示功能的纸尿裤。

◎ 怎样给宝宝换尿布

父母换尿布前可先在宝宝身下铺一块较大的隔尿垫，以防换尿布期间宝宝突然撒尿或拉屎，把床单弄脏。

如果使用棉布尿布，父母可一手将宝宝的屁股轻轻托起，一手撤出尿湿的尿布，然后擦洗干净宝宝的臀部、生殖器和两腿皱褶，再将干净尿布放在宝宝身下，使尿布底边与宝宝腰部齐平，将尿布下面的一个角从宝宝两腿之间向上兜至脐部，再将其余两个角从身体的两侧兜过来，最后用别针固定。如果是男孩，应将尿布多叠几层放在阴茎前面；如果是女孩则应在屁股下面多叠几层，以增加特殊部位的吸湿性。

如果给宝宝穿纸尿裤，父母应注意将宝宝两腿之间的松紧带整理好，一定要将最外侧的松紧带拉出来，以预防侧漏。

还应注意的是，父母给宝宝脱下旧的纸尿裤后不要马上穿上新的，而应让宝宝的皮肤透透气，过一会儿再穿，以保持皮肤干爽，减少"红屁股"的发生。

新生儿口眼耳鼻护理

◎ 口腔护理

❶ 每次吃完奶后，父母最好在宝宝口中滴几滴温开水为宝宝漱口。

❷ 如果难以喂水，可用消毒棉棒沾水轻轻擦拭宝宝的口腔，每天早晚各一次。

❸ 宝宝口中的"马牙"和形如"螳螂嘴"的脂肪垫均不可挑破，否则可能引起感染。

❹ 要用手指或布擦拭宝宝的口腔，以免引起破损和感染。

◎ 眼部护理

❶ 宝宝的毛巾、脸盆要专用，并常洗晒，以防与成人交叉感染，引起沙眼及结膜炎。

❷ 经常为宝宝洗手，以防宝宝揉眼时污染眼睛。

❸ 宝宝的房间不要使用度数太大的灯泡，晒太阳时也应注意遮盖宝宝的眼睛，避免强光刺激。

❹ 在医生的指导下帮宝宝滴用0.5%氯霉素眼药水，预防结膜炎、泪囊炎等眼部疾病。

◎ 耳部护理

❶ 勤给宝宝翻身，让宝宝轮流侧卧，促进耳道内残留的羊水流出。

❷ 远离噪声。

❸ 洗脸或洗澡时避免耳道进水，用干净棉签轻轻为宝宝擦洗外耳。

❹ 不要随便给宝宝掏耳朵。发现大块耳屎应找医生处理，发现外耳道红肿或流脓应及时看耳鼻喉科。

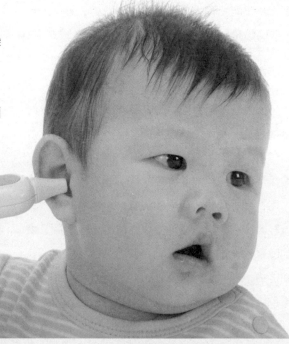

◎鼻腔护理

❶及时清理新生儿鼻内分泌物，以免结痂。清理时可将消毒纱布一角按顺时针方向捻成布捻，轻轻放入宝宝鼻腔内，再按逆时针方向边捻动边向外拉，将鼻内分泌物带出。

❷不要用硬物为宝宝挖鼻孔。

❸尽量少用滴鼻剂。

特别关注：婴儿抚触 ·········

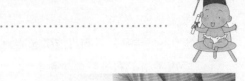

皮肤是人体接受外界刺激的最大感觉器官，是神经系统的外在感受器。因此，早期抚触就是在宝宝脑发育的关键期给脑细胞和神经系统以适宜的刺激，促进宝宝神经系统发育，从而促进生长及智能发育。对宝宝轻柔的爱抚，不仅仅是皮肤间的接触，更是一种爱的传递。

抚触的重要性及作用

国内外专家多年的研究和临床实践证明，给宝宝进行系统的抚触，有利于宝宝的生长发育（体格、智力），减轻机体对刺激的应激反应，增强免疫力；在宝宝疾病时抚触能产生良好治疗作用；增进食物的消化和吸收，缓解结肠胀气；减轻紧张和焦虑，减轻疼痛，减少宝宝哭闹，增加睡眠；促进行为发育和协调能力，增强自我认知能力；同时，抚触可以增强宝宝与父母的交流，帮助宝宝获得安全感，发展对父母的信任感。心理学研究发现，有过婴幼儿期抚触经历的人在成

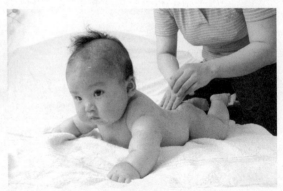

长中较少出现攻击性行为，喜爱助人、合群。

宝宝日常抚触操

新生儿出院后，妈妈们在家就可以为宝宝进行抚触按摩。在抚触中，可以与宝宝进行交流，每做一个动作，都可以告诉宝宝。

◎面颊抚触

妈妈将双手拇指放于宝宝前额眉间的上方，然后用指腹轻柔地从额头向外平推至太阳穴。

双手拇指放于宝宝下巴处，然后沿着脸的轮廓往外推压，直到耳垂处停止。

◎ 扯摸耳垂

妈妈用拇指和食指轻轻按压两侧耳朵，从最上面按到耳垂处，并反复向下轻轻拉扯耳垂，然后再不断地揉捏。

◎ 手臂抚触

妈妈轻轻挤捏宝宝的手臂，从上臂开始直到手腕，反复进行 3 ~ 4 次。

◎ 手臂伸展

妈妈使宝宝掌心向上，然后将宝宝两臂左右分开。

◎ 手部抚触

妈妈用手指以划小圈的方式按摩宝宝的手腕，然后用拇指抚摩宝宝的手掌，使他的小手张开。

让宝宝抓住自己的拇指，妈妈用其余四根手指按摩宝宝的小手背。

妈妈一只手托住宝宝的手，另一只手的拇指和食指轻轻捏住宝宝的手指，从小指开始，依次转动、拉伸每根手指。

◎ 腹部抚触

妈妈将手掌放平，以顺时针方向画圆来抚摩宝宝的腹部。在抚摸过程中，要注意动作应特别轻柔，不能离宝宝肚脐太近。

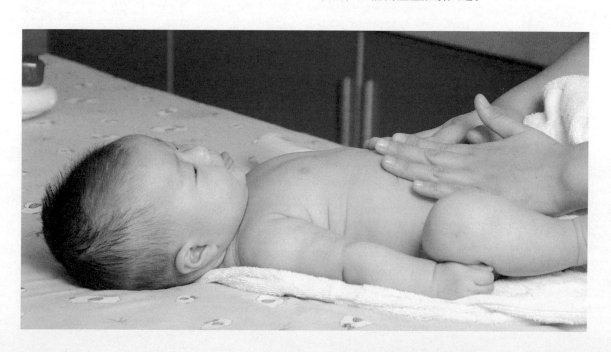

◎胸部抚触

妈妈将双手放在宝宝的两侧肋缘，先用右手向上滑向宝宝的右肩，复原。换左手上滑向宝宝的左肩，复原。重复进行 3 ~ 4 次。

◎背部抚触

妈妈将双手大拇指平放在宝宝脊椎的两侧，其余手指并在一起以扶住宝宝身体，然后拇指指腹分别由中央向两侧轻轻抚摸，从肩部处开始移至尾椎，反复进行 3 ~ 4 次。

妈妈五指并拢，从掌根到手指形成一个整体，然后横放于宝宝背部，手背稍稍拱起，力度均匀地交替从宝宝脖颈抚摩至臂部，反复进行 3 ~ 4 次。

◎腿部抚触

妈妈用拇指、食指和中指，轻轻地揉捏宝宝的大腿肌肉，从膝盖处开始一直按摩到尾椎下端。

妈妈用一只手握住宝宝的脚后跟，另一只手的拇指朝外握住宝宝的小腿，然后沿膝盖向下捏压、滑动直至脚踝。

◎脚掌抚触

妈妈一只手托住宝宝的脚后跟，另一只手的四指聚拢在宝宝的脚背上，然后用大拇指指肚轻轻地揉脚底，从脚尖抚摸到脚跟，反复进行 3 ~ 4 次。

宝宝抚触需要注意什么

◎选好最佳时段、最佳时间

为小宝宝做抚触的最佳时段：在两次喂奶之间，宝宝的情绪稳定，没有哭闹和身体不适的时候，也可在宝宝沐浴后进行。最佳时间：因为小宝宝的注意力不能长时间集中，所以每个抚摸动作不能重复太多，先从 5 分钟开始，然后延长到 15 ~ 20 分钟。

◎做好抚触前的准备

让室温保持 25℃ 左右，选择比较安静、光线不太刺眼的地方。给宝宝和你选一首柔和的音乐，帮助你们放松；提前准备好宝宝的毛巾、尿布、干净的衣物，抚触结束后给宝宝换上。洗净双手，稍倒一些婴儿润肤油于掌心，并相互揉搓让你的双手也保持温暖，开始前先温柔的和宝宝聊一会，"妈妈要摸摸你的小脸"，在你们彼此之间感动需要对方的时候，就可以开始抚触了。

◎抚触要根据宝宝的感受随时调整

给宝宝做抚触时，手法的力度要根据宝宝的感受做具体调整。做完之后如果发现宝宝的皮肤微微发红，则表示力度正好。另外随着宝宝年龄的增大，力度也应有一定的增加。

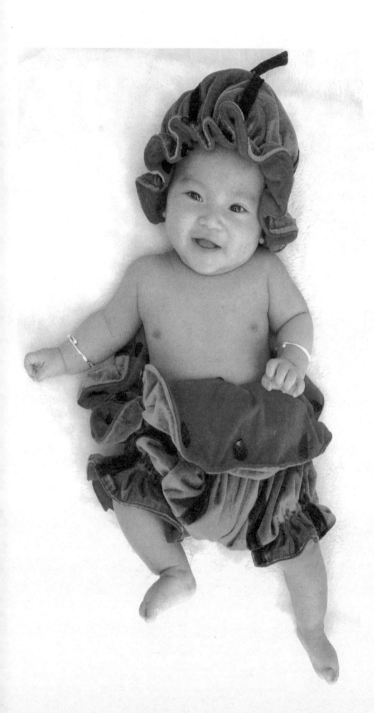

◎记住各部位安全点

双手捧起宝宝头部时，要注意他的脊柱和颈部的安全，千万不要把润肤油滴到宝宝眼睛里；抚触腹部的时候要按照顺时针的方向，有利于宝宝胃肠消化；关节处是宝宝最容易感到疼的地方，所以要自如地转动宝宝的手腕、肘部和肩部的关节，不要在宝宝关节部位施加压力。

◎不必遵循一定的顺序

妈妈在给宝宝做抚触时，不一定非要按照固定的顺序，每个动作一一做到。应该是按照宝宝的喜好来安排，你可以打乱抚触的顺序，或自创几个宝宝喜欢的动作。

◎宝宝有厌烦情绪即停

对于抚触来说，唯一的红灯就是宝宝的情绪。宝宝哭了，抚触就要停止。

◎抚触的内容要按照宝宝发育的需要而定

宝宝长牙的时候，可以让他仰面躺下，多帮他按摩小脸；到了要爬的时候，再让他趴下，帮他练习爬爬；学习走路的时候，多给他做些腿部和脚丫的按摩。

0~3 岁

婴幼儿护理枕边书

CHAPTER

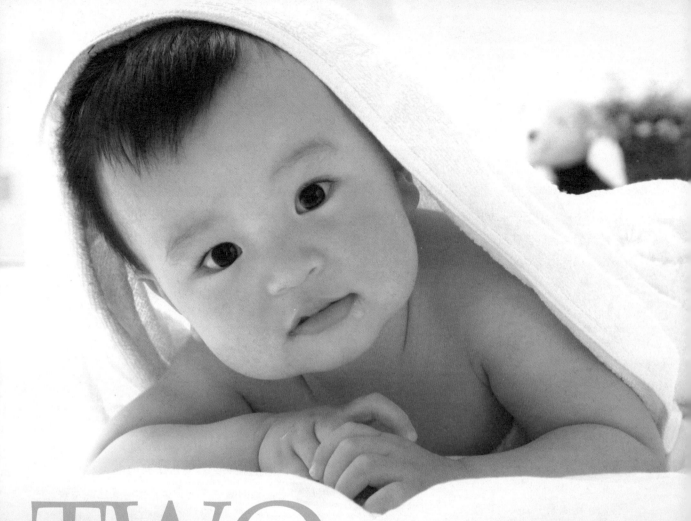

TWO

第 2 章

1 ~ 12 月婴儿护理：
影响宝宝一生的一年

✳ 第2个月宝宝 ✳

第2个月宝宝的身体正在一天天地强壮起来，表现更活跃，开始在社交场合露面。他会把手张开，迎接别人。他会把眼睛睁大，扩展他的世界。他会把嘴巴张大，露出笑容，发出更多声音。第1个月所带给他的自在和信任感，让他真正的个性得以展现。爸爸妈妈每天都会感到新的惊喜。在第2个月，用坚持下来的父母的话说就是"快熬出头了"。

宝宝发育状况 ···

◎ 感觉发育

一般而言，2个月的宝宝，已能辨别出声音的方向，能安静地倾听周围的声音、轻快柔和的音乐，更喜欢听爸爸妈妈对他（她）的说话，并能表现出愉快表情。他对较大声音的反应很强烈，比如家中的关门声很大或者有玻璃杯打碎时，宝宝就会有惊跳的表现。宝宝对高音、太响的声音不喜欢，表现出烦躁、惊恐等反应，而对温柔、低沉且节奏缓慢的声音则表现出安静、高兴的反应。

2个月的宝宝已经有良好的味觉，能够精细地辨别食品的滋味，对难吃的食物表现出明确的厌恶。此时的宝宝还能区别不同的气味。开始闻到一种气味时，有心率加快、活动量改变的反应，并能转过头朝向气味发出的方向，这是宝宝对这种气味有兴趣的表现。同时，对难闻的气味也会有目的地逃避。

◎ 运动能力

俯卧时能抬头，脸与水平面约成45°角，身体呈半控制的随意运动；竖直抱时头已能短暂竖起，而且转动更随意；会吮吸手指；大人用拨浪鼓柄碰宝宝手掌时，宝宝能握住拨浪鼓2～3秒钟不松手。

有时会把两手握在一起放在眼前玩。但此时的小手还不能主动张开，可以有意识地放一些带有细柄的玩具在小手中，如哗铃棒、拨浪鼓、塑料捏响玩具等，头能跟随视线内缓慢移动，色彩艳丽的物体转动180°。

◎ 认知能力

眼能跟随物体移动，见到颜色鲜艳的物品就

会注意，并表现出喜悦。对环境更为警觉，有更多、更明显的应答，会四下观看。视觉集中的现象越来越明显，喜欢看熟悉的大人的脸。宝宝眼睛清澈了，眼球转动灵活了，哭时眼泪也多了，不仅能注视静止的物体，还能追随物体而转移视线，注意的时间也逐渐延长。

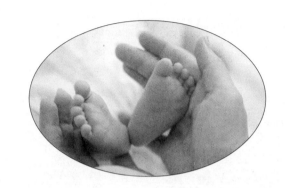

宝宝精心·喂养

防止宝宝吐奶的方法

1.要掌握好喂奶的时间间隔。一般每隔3 ~ 4小时左右喂 1 次奶比较合适，不要频繁喂奶，以免宝宝因胃部饱胀而吐奶。

2.在喂奶时，要让宝宝的嘴裹住整个奶头，不要留有空隙，以防空气乘虚而入。用奶瓶喂时，还应让奶汁完全充满奶嘴，不要怕奶太冲而只到奶嘴的一半，这样就容易吸进空气。

3.喂奶姿式要正确。让宝宝的身体保持一定的倾斜度（45°），可以减少吐奶的机会。

4.喂完奶后不要急于放下宝宝，让宝宝趴在妈妈肩头，再用两手轻拍宝宝的背部，让他打嗝，排出腹内的空气。

5.先侧卧再仰卧。放宝宝躺下时，应先让宝宝右侧卧一段时间，无吐奶现象再让他仰卧。

奶水不足需要攒吗

"攒奶"是一种基于错误认识的错误做法，妈妈们一定要赶快停止。为什么呢？还是以前说过的道理：奶不是攒出来的，而是吃出来的。只有让宝宝多吸吮，多刺激妈妈的乳房，母亲体内才会分泌更多的泌乳激素，从而增加泌乳量。如果总是"攒奶"，宝宝的吸吮次数减少，乳房得不到足够的刺激，反而更不容易泌乳，只能让奶水越攒越少。

宝宝吃完奶咬着乳头不放怎么办

这时千万不要硬拉，硬拉只会让宝宝咬得更紧，反而使乳头受到损伤。妈妈可以将宝宝的头轻轻地扣向乳房，鼻子被乳房堵住后，宝宝会本能地张开嘴，妈妈就可以趁机抽出乳头了。此外，妈妈也可以将一只干净的手指轻轻伸入宝宝口中，或用手指轻压宝宝的下巴或下嘴唇，迫使宝宝张开嘴，再轻轻抽出乳头。

宝宝护理须知

养成良好的排便习惯

作为父母，在宝宝最初的成长过程中，每天最主要的照料内容除了喂奶就是料理宝宝的大小便，常常会使新父母手忙脚乱。从宝宝出生2个月开始，就可以有意识地训练宝宝定时大小便了，良好的排便习惯可以使宝宝的胃肠蠕动规律化，通常只要宝宝的吃、喝、睡有规律，大小便稍加训练，就可形成规律。

◎建立条件反射

当发现宝宝脸红、不动或发出"嗯嗯"声时，表示要排便了，此时，父母要对宝宝的排便要求及时作出反应，将宝宝抱成排便的姿势，并配合"嘘嘘"、"嗯嗯"的诱导声，宝宝就会排便了。

帮助宝宝形成条件反射可以从大便开始，因为大便次数少，时间相对固定，排便前信号比较明显，容易捕捉时机且成功概率高，也容易增强父母对宝宝排便训练的信心。

◎掌握大小便的信号

学会辨认宝宝何时将要排便，就像学会辨认宝宝在饥饿时号啕大哭一样。细心的父母只要不断地观察、学习、记录、总结经验，就一定会找到宝宝大小便时发出的特殊信号。预示宝宝排便的信号是多种多样的，可以是哼哼声、左右摆动、发抖、皱眉、哭闹、烦躁不安、放气、不专心吃奶等。

保护好宝宝的头发

父母都很关心宝宝的头发，担心宝宝头发太少了、变黄了，不知道怎么清洗、怎么打理等，在日常生活中，正确地护理宝宝的头发也是重要的环节。

◎洗头时的注意事项

水温应保持在37℃～38℃；应选用宝宝专用的洗发水；用棉花塞住宝宝的耳朵，防止水溅入；不要用手指抓挠宝宝的头皮，应用整个手掌，轻轻按摩头皮；不能剥掉宝宝头上的皮脂痂，可在前一天先在头部涂适量的油，24小时后头痂自行软化浮起，洗头时就很容易脱落洗掉了。

◎**洗头的次数**

给宝宝洗发尽可能勤快些，由于宝宝生长发育速度极快，新陈代谢非常旺盛。因此，在6个月前最好每天给宝宝洗一次头发。

◎**理发**

宝宝的颅骨柔软，发丝细柔，理发推子使用不慎容易损伤头皮，诱发感染，所以出生3个月内的宝宝最好不要理发。

◎**梳理头发**

经常给宝宝梳头发能够刺激头皮，促进局部的血液循环，有助于头发的生长。不过最好选用橡胶梳子，因为它既有弹性又很柔软，不容易损伤宝宝稚嫩的头皮。父母若有时间，也可以给宝宝做做头部按摩，但动作一定要轻。

爱 心 提 示

民间习惯给快满月的宝宝剃满月头。剃胎发对新生儿并无好处，相反，可能使宝宝头皮上肉眼看不到的毛孔受到损伤。如果剃刀不干净或头部不清洁，细菌很容易经过肉眼看不见的创伤进入体内，引起皮肤炎症，甚至患败血症。

如果想要部分胎毛留做纪念，妈妈可以用剪刀剪些长的胎发，而不必用剃刀剃。如果胎发蓬乱，可以用梳子梳理一下。

特别关注：婴儿被动操（2～6个月）

做操准备：做操之前，宝宝要排尿，不能刚刚吃饱，最好是饭前1个小时左右，妈妈要洗干净双手，摘掉手上的饰品，如果是冬天要把双手捂热。

要点：宝宝可以躺在床上，如果有条件在桌子上铺一张垫子那高度更合适，做操的过程中最好配有节奏舒缓的音乐，妈妈做操之前要和宝宝轻声说话，每节操之前都要告诉宝宝下面要做什么动作了，一边做动作一边轻声地喊口令：一二三四，二二三四，三二三四，四二三四。声音要轻柔，语调要有节奏，保持微笑。

◎**扩胸运动**

准备姿势：宝宝仰卧，妈妈双手握住宝宝双腕部，大拇指放在宝宝掌心。

❶ 将宝宝两手臂于胸前交叉。让宝宝两手臂向外平展与身体成90°，掌心向上。

❷ 使两臂再次于胸前交叉。以上动作重复两个 8 拍。

◎ 伸屈肘关节

准备姿势：宝宝仰卧，妈妈双手握住宝宝双腕部，大拇指放在宝宝掌心。

❶ 将宝宝左肘关节弯曲。

❷ 将左肘关节伸直还原。

❸ 换右手屈伸肘关节。

以上动作重复两个 8 拍。

◎ 肩关节运动

准备姿势：宝宝仰卧，妈妈双手握住宝宝双腕部，大拇指放在宝宝掌心。

❶ 将宝宝的左臂弯曲贴近身体，以肩关节为中心，上肢由胸前向外做回旋动作，然后还原。

❷ 换右手，做相同动作。

以上动作重复两个 8 拍。

◎ 上肢运动

准备姿势：宝宝仰卧，妈妈双手握住宝宝双腕部，大拇指放在宝宝掌心。

❶ 将宝宝双臂向外平展，与身体成 90°，掌心向上。

❷ 双臂向前平举，两掌心相对。

❸ 双臂上举，置于头部两侧。

❹ 动作还原。

以上动作重复两个 8 拍。

◎ 两腿伸屈运动

准备姿势：宝宝仰卧、两腿伸直，妈妈双手轻轻握住宝宝双踝的上部。

❶ 弯曲宝宝左侧髋关节及膝关节，使膝贴近腹部。

❷ 伸直左腿。

❸ 屈伸右膝关节。

❹ 伸直右腿。

左右轮流做，模仿蹬车动作，重复两个 8 拍。

◎ 屈伸趾、踝关节

准备姿势：宝宝仰卧，妈妈用左手握住宝宝左踝部，右手握住左脚 5 个脚趾。

❶ 屈伸宝宝左脚的 5 个趾关节，然后屈伸踝关节，连续做 8 拍。

❷ 换右脚，做屈伸右趾、踝关节动作，共 8 拍。

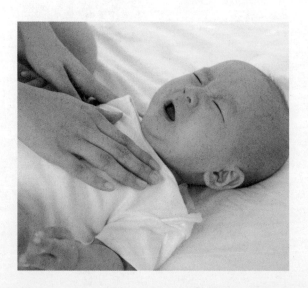

✳ 第3个月宝宝 ✳

进入第3个月后，宝宝的变化会很大，你会感叹于他生长发育的速度之快。许多父母常说，宝宝3个月大后就好带多了。对宝宝和父母来说，都开始了更加充满乐趣的生活。宝宝变得更清醒、好动、有规矩、会回应。由于父母和宝宝已经习惯彼此的信号，所以沟通更顺利。父母要尽可能地让宝宝多看、多听、多触，给予宝宝更多的刺激。

宝宝发育状况 ························

◎感觉发育

3个月宝宝对视力已经能控制自如了，差不多能像成年人那样聚焦了，而且会用眼睛追逐移动的事物，还会不时地抬起头看。如果他看到一些小巧精致的事物，他的眼睛会一直停留在这些事物上，这表明3个月大的宝宝已经很善于观察了。

随着宝宝不断长大，他的听觉系统也不断完善。当听到声音时，头会立即转向发声的方向，并注视片刻，表现出极大的兴趣。对于发出大的声音，他会伸胳膊踢腿，表示他的惊恐和不安。

◎运动能力

扶宝宝坐起来时，头可以经常竖起，微微地摇动，且向前倾。即使身体不动，头还是一再向胸前一晃一晃地摇动，不够稳定。宝宝仰卧时，他的双臂不是同时外展，而是把双手合在一起，两腿弯曲或伸直。两只小手已经能抓握，抓握能长达30秒。俯卧时，宝宝能自动地将双肘屈曲，使重量落在肘和前臂上，前臂试撑起，胸部能抬起来，两臂不再蜷缩在胸下。

宝宝开始有目的地用手够东西，并把手中的玩具紧紧握住，尝试放到嘴里，但不准确，经常打在脸上。一旦放到嘴里不是啃而是吸吮玩具。宝宝会自己竖头了，竖头时间从几秒到数分钟。

◎认知能力

当爸爸妈妈来到宝宝身边，只要他醒着，就会目不转睛地盯着爸爸妈妈。爸爸妈妈闪动的眼球，紧紧地吸引着他的目光。宝宝最喜欢观察移动的东西，如跑的汽车、飞的鸟儿、跑的猫。经常让宝宝到户外观察活动的物体，能拓展其认知能力。

宝宝从出生三四个月就有了对色彩的感受力，3个月的宝宝开始能够区分出红绿色了，会把更多地目光投向红色的东西。

宝宝精心·喂养

注意母乳中的不速之客

喂母乳的妈妈，可以吃各式各样的食物。可是有些宝宝对于妈妈所吃的某些食物会特别敏感。在你吃下这些食物2小时后，这些食物就会转化成你的奶水，造成宝宝喝了奶之后会不舒服、哭闹不安、腹绞痛。观察宝宝是否在妈妈吃下可疑食物的24小时内，出现疼痛症状，且等到下次妈妈吃进同样食物时，又会再度出现同样的症状。

以下是几种可疑食物：

❶ 乳制品——乳制品中的潜在过敏蛋白，可能进入母乳中，造成宝宝腹绞痛；

❷ 含咖啡因的食物，如清凉饮料、巧克力、咖啡、茶及某些感冒糖浆都含有咖啡因；

❸ 谷类和坚果——这类食物中，最容易造成过敏的包括小麦、玉米、燕麦及花生；

❹ 环境中的污染物，即杀虫剂和其他污染物，要避免吃污染水域的鱼、肉和鱼的脂肪部分，新鲜蔬果要充分清洗；

❺ 容易胀气的食物，如洋葱、青椒、卷心菜等应避免生吃。

爱 心 提 示

妈妈食物中的任何成分都能通过乳汁进入到宝宝体内，同怀孕的时候一样，妈妈还是为两个人吃饭，因此应尽量选择有营养的食物，不要随便吃对宝宝不利的食物。

上班族妈妈的母乳喂养

到了这个月，有的妈妈可能已经休完产假，准备回单位上班了。虽然边上班边哺乳会比休假哺乳来得辛苦，但很多妈妈还是愿意尝试。当然这样做是好的：母乳喂养的优势不用再说，单说在心理上，坚持哺乳的妈妈就可以免去因为停止哺乳而带来的心理负担，还可以继续享受哺乳带来的温馨和快乐。从具体实践的方面讲，只要事先做好准备，采取科学的方法，妈妈是完全可以做到上班、哺乳两不误的。

想边上班边哺乳，首先要做到的就是让宝宝学会用奶瓶喝奶。这项工作可以从上班前的半个月开始做。妈妈可以先把母乳挤到奶瓶里，然后减掉 1～2 次亲自哺乳的时间，让其他人用奶瓶喂宝宝，使宝宝慢慢适应这种新的吃奶方式。

与此同时，妈妈还要根据上班后的作息来调整宝宝的喂奶时间，使宝宝逐渐适应改变了的吃奶规律，不至于因为喂奶时间的突然变动而挨饿。

做到了这两点，妈妈就可以放心去上班了。每天上班前、下班后，妈妈可以亲自喂奶，让宝宝吸吮自己的乳房。如果单位离家近，妈妈可以利用午休时间回家给宝宝喂一次奶；如果工作的地方离家很远，或午休时间过短，妈妈就不必非得赶回来，可以让家人用奶瓶给宝宝喂事先准备好的母乳。

上班时怎样挤乳

边上班边哺乳的妈妈们绝大多数都会遇到在上班时间挤乳的问题。一般情况下，妈妈需要每隔 3 小时挤一次，否则就会使乳汁积存在乳腺导管中，引起胀痛和回奶。

挤乳时，妈妈可以找一个既安静又隐秘的角落（比如休息区的隐蔽角落，空无一人的会议室等），用自带的挤乳器或双手把乳汁挤出来，装入消过毒的保鲜袋或奶瓶里，放入保温桶或单位的冰箱里保存。一般情况下，在 20℃～30℃室温保存，允许保存时间为 4 小时。

为了方便挤乳，妈妈上班前最好换上前开口的胸衣，并把挤乳器消好毒，放入干净的塑料袋中保存。挤乳前一定要记得洗净双手，以免手上的细菌、病毒等致病源污染乳汁。挤完乳后，妈妈可以用奶瓶刷把挤乳器刷干净，用开水烫一烫，再放入专门的保鲜盒或保鲜袋中保存，以备下一次使用。

◎ 用手挤乳的操作步骤

❶ 准备挤乳工具：干净的碗或杯（装奶用）、奶瓶或保鲜袋、防溢乳垫、奶瓶保温盒、毛巾、干净纱布（清洁乳房用）。

❷ 将双手彻底洗净，用干净的纱布蘸水将乳房擦干净。

❸ 轻柔地按摩乳房，或在乳房上敷一条温热的毛巾，帮助乳汁分泌和流出。

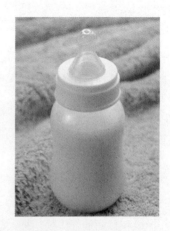

❹ 将准备好的容器靠近乳房，一手呈"C"形托住乳房，另一只手的拇指、食指和中指放在乳头后 2.5 ~ 4 厘米的乳晕处轻轻挤压，迫使乳汁流出。

注意：挤压时不要用手指摩擦皮肤，以免引起皮肤红肿。正确的挤乳是不会使乳房感到疼痛的，如果挤乳时有痛感说明动作有误，需要重新调整大拇指与食指的位置。

母乳的储存

挤出来的母乳可以用奶瓶、保鲜袋和塑胶筒等容器储存。储存前一定要给这些容器消毒，然后再把母乳装入其中。装母乳时应该注意，每次都不要装得太满，应该留下 3 厘米左右的空隙，以免冷冻保存时母乳结冰，涨破装母乳的容器。为了不浪费，妈妈最好将挤出来的母乳分成 60 ~ 120 毫升为一份的小份（具体多少看宝宝的食量），分别装入专门的容器中，并在上面标上日期，然后再放入冰箱。

母乳的储存有冷藏和冷冻两种方式。冷藏温度一般为 0℃ ~ 4℃，可保存 8 天；如果用冷冻室保存，但经常开冰箱门，保存期为 3 ~ 4 个月；如果是深度冷冻室，并且不经常开冰箱门，则可保存 6 个月之久。

宝宝护理须知 ··

日光浴让宝宝更健康

日光浴就是让阳光直接照射在宝宝裸露的皮肤上，通过阳光照射，促进血液循环；还可通过阳光中紫外线的作用，使皮肤生成具有生物活性作用的维生素 D，有利于钙的吸收，使宝宝的骨骼、肌肉发育得更强健。一般第 3 个月的宝宝最适合做日光浴。

开始时可以在气温高于 20℃时进行，应该选择风和日丽的好天气，每天最好在 9：00~11：00

或者 15：00~18：00，抱着宝宝出去晒太阳。

从每次带宝宝到户外做日光浴 5 分钟开始，慢慢地延长时间和增加沐浴的部位。当户外温度能达到 20℃左右时，可以先晒晒宝宝的手脚；4 ~ 5 天后可将裤腿卷起来晒到膝盖；再过 4 ~ 5 天后可晒到大腿。

按这种顺序，每过 4 ~ 5 天可以多裸露一点，依次为腹部—胸部—全身。经过 1 个月的过渡期

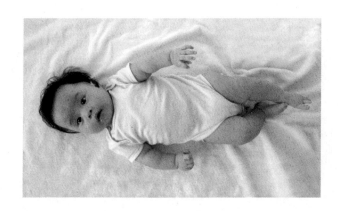

可延长至 20 分钟左右，每天可以做 1 次日光浴。

◎**日光浴的注意事项**

❶ 宝宝在空腹和刚进食后不宜进行日光浴，最好在午餐后 1 小时进行。

❷ 不要让宝宝着凉，可以先在室内打开窗户做，然后逐步地过渡到室外。

❸ 不可让阳光直射宝宝的头部，可戴遮阳帽来保护头和眼。

❹ 选择合适的晒太阳的时间。夏季不可暴晒，以免阳光灼伤宝宝的皮肤。冬季，可选阳光充足的中午在室内或向阳避风处进行。注意不要让宝宝身体暴露太多，避免着凉可分段暴露身体的局部，也可以短时间全裸。

❺ 日光浴后要及时擦汗、洗澡、换内衣；同时要及时补充水分，可喂白开水，也可喂稀释的果汁。

❻ 宝宝生病或湿疹严重时不要进行日光浴；患有某些慢性疾病或对日光过敏的宝宝，更不宜进行日光浴。

全面的身体检查

宝宝 3 个月了，父母应带宝宝到当地的儿童专业医院做全面的身体检查。给宝宝做定期的健康体检，可以了解宝宝的体格生长发育情况，并且还能及时发现宝宝的身体异常情况，使一些症状不明显的疾病得到早期发现、早期诊断和早期治疗。

另外，在定期体格检查时，还能从保健医生处得到科学育儿的知识指导，了解许多有关宝宝的喂养、护理、卫生保健和早期教育等方面的新理念，促使宝宝更加健康地成长。

身体检查时，首先，医生会询问宝宝的喂养方式、吃奶量、断奶时间、辅食添加的情况以及相关的一些问题，还会询问疫苗接种和疾病情况（呼吸道感染、腹泻、贫血、佝偻病、湿疹、药物过敏等）。宝宝做体检时，应检查的项目有：测头围、胸围、身高，称体重，对宝宝进行视觉、听觉、触觉等测试。

还要进行一些必要的项目检查，如医生会摸摸宝宝的脖子，看有无斜颈、淋巴结肿大的状况；听听宝宝的心跳速度及规律性是否在正常范围内，以及有无杂音；检查宝宝有无疝气、淋巴结肿胀；男宝宝检查阴囊有无水肿（睾丸下降到阴囊），女宝宝检查大阴唇有无鼓起或有无分泌物；追踪有无体关节脱位的状况等等。

开始使用枕头

宝宝长到 3 个月左右，脊柱颈端出现向前的生理弯曲，这时应该给宝宝选择一个合适的枕头了。

宝宝的枕头要软硬适度，因为宝宝颅骨较软，囟门和颅骨线还未完全闭合，所以不要选择质地过硬的枕头，否则睡后易使颈部肌肉疲劳，造成落枕。长期使用，还会造成头颅变形或者大小脸，影响外形美观。可是，太软的枕头又不能很好地支撑颈椎，而且由于与宝宝头皮的接触面过大，不利于血液循环，透气性差，甚至影响呼吸，特别是宝宝发烧时更不适宜使用。

因此，不妨选用荞麦皮、油菜子，晒干的茶叶、菊花等绿色材料作为填充物的枕头。另外，在选择枕头时，还要注意枕头的大小和高度等。大小与宝宝两肩的宽度相等为宜，3 个月左右的宝宝枕头的高度在 1 ～ 2 厘米即可。

特别关注：婴儿睡眠

睡眠对宝宝来说就好比乳汁，是成长过程中必不可少的条件，重视宝宝的睡眠就等于重视宝宝的大脑发育。如果睡眠不足，宝宝就会精神不佳，情绪不好，甚至会整日烦躁不安，哭闹异常，影响食欲，影响生长发育。如果有了足够的睡眠时间，宝宝就可以精神饱满、活泼开朗、食欲增加，所以说睡眠是保证宝宝健康成长的重要条件之一。

睡眠对宝宝发育的促进作用

◎促进大脑发育

研究表明，睡得好大脑发育就更好。研究专家把宝宝的动态睡眠描述为"脑子在锻炼，脑子

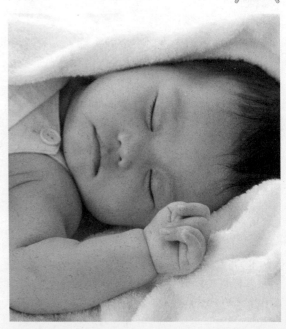

在那里做梦"。大脑发育就像身体发育一样离不开活动，活动越多表明大脑用得越多，发育程度就越高。宝宝在动态睡眠中时，大脑仍处于活跃状态，因此，动态睡眠具有促进大脑发育的作用。

◎ **促进体格生长**

宝宝的静态睡眠可让大脑充分地休息，所以有保护大脑的作用。同时，还可促进体格生长，也就是"多睡长个儿"。静态睡眠时，能使脑垂体分泌大量的生长激素，从而促进骨骼生长，个子增高，也就是说熟睡有助于宝宝生长。

◎ **增强抗病力**

睡眠可消除疲劳，恢复精力和体力，不足时则可引起注意力不集中，易冲动或发脾气，不能控制情绪等不良表现，甚至发生行为问题，同时还会影响身体的免疫功能，降低抗病力，使宝宝易患疾病。

宝宝的睡眠时间

不同年龄的宝宝睡眠的时间是不一样的，越小的宝宝睡眠的时间就越长。

宝宝大脑发育尚不成熟，功能尚不完善，神经系统发育还不健全，大脑参与活动的持续时间比较短，容易出现疲劳，所以宝宝年龄越小睡眠越多是根据宝宝生长发育需要而决定的。

宝宝需要的睡眠时间是与年龄的增长成反比的。不同年龄宝宝的睡眠时间可见下表。

不同年龄婴儿及儿童睡眠时间表

年龄	睡眠时间	年龄	睡眠时间
新生儿	20小时	2个月	16～18小时
4个月	15～16小时	9个月	14～15小时
12个月	13～14小时	15个月	13小时
2岁	12～13小时	3岁	12～13小时
5～7岁	12～12.5小时	7岁以上	9～10小时

在睡眠时间的分配上，最好根据宝宝的年龄大小和实际需要来安排。新生儿喂母乳应该是按需哺喂，只要宝宝需要就可以喂奶，但稍大一些，如1个月以后就应该逐步定时，白天一般3小时喂奶1次，晚上喂奶时间可以适当晚一些，夜里要尽量减少喂奶次数和换尿布的次数（减少吃奶次数，换尿布次数也会减少），尽量一觉睡到天亮。不同宝宝连续睡觉到天亮的年龄是不一样的。国外有统计数字表明，有的宝宝在满月时就能够连续睡觉到天亮，70%的宝宝要到3个月，90%的宝宝在5个月之后能够睡整夜觉。

从3个月起可以开始逐渐减少白天睡觉的时间和次数，除夜间睡眠外，白天可以睡觉3次，1周岁以后白天可以睡觉2次。不同的季节，可以适当地调整睡眠时间。夏天的午睡可以适当延长一些，晚上可以适当晚睡一会儿，因为夏天炎热，昼长夜短，人们夜间睡得少，需要用午睡来补充睡眠时间。

宝宝的睡眠姿势

◎仰卧位

仰卧位是大多数新生儿采用的主要睡眠姿势。仰卧位睡姿可以最大限度地减少对心肺、胃肠道等器官的压迫，使全身骨骼和肌肉完全放松，有利于宝宝进入深睡眠状态。仰卧位看起来很舒服，但隐藏着很大的危险性。首先，小宝宝奶后的溢乳（吐奶）非常多见，如果宝宝仰卧位，溢出的奶汁很容易反流到支气管，而引起呛奶或窒息。另外，仰卧位很容易导致舌根后坠，使患有呼吸道疾病或其他疾病的宝宝呼吸受到影响。

◎俯卧位

俯卧位睡姿是国外许多学者提倡的宝宝睡眠姿势。他们认为，俯卧位能减少溢奶引起的窒息，有利于头、颈和四肢的活动，可以促进大脑的发育。但也有观察发现，俯卧位使宝宝猝死率增加，因而不主张俯卧位睡。专家认为，宝宝俯卧位睡是不可取的方法，首先小宝宝不会自己转头，不会自己翻身，一旦鼻子或嘴巴堵到枕头上，如果家长没有及时发现，很容易因窒息而死亡。

◎侧卧位

现在大多数的专家都主张宝宝采取侧卧位姿势，因为这种姿势既可以防止溢乳导致的呛奶，又不影响宝宝的呼吸，还可以减少对体内脏器的压迫。但家长一定要注意经常变换宝宝的侧卧方向，因有一部分宝宝在妈妈体内已经习惯了某一个方向的体位，如果大人不去注意调整，宝宝会很容易转到他喜欢的体位，久而久之就会出现头颅骨的发育不对称，即老百姓所说的"偏头"。

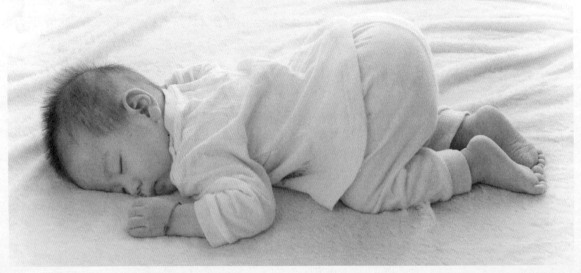

❀ 第4个月宝宝 ❀

在4个月宝宝的世界中，每天都是在充满惊喜中度过的。对于家长来说，真正幸福的时光要开始了。前一阶段萌芽的社会、运动、语言技能，在接下来的3个月就会开花结果，我们称之为互动阶段。宝宝开始"征服世界"了。

宝宝发育状况

◎感觉发育

视觉方面，宝宝开始慢慢会区别颜色，偏爱的颜色依次为：红、黄、绿、橙、蓝。将有颜色的物体放在宝宝视力范围内，能引起宝宝的兴趣。手眼动作进一步协调，能按视线方向有目标地够取物体。

在听觉上，也有很大的发展，4个月左右的宝宝能集中注意力倾听音乐，并对音乐声表示出愉快的情绪，而对刺激的声音表现出不快。听见有人叫他的名字已有答应的表示，能欣赏玩具发出的声音。开始能辨别不同音色，区分男女声。

在嗅觉和味觉上，4个月时能比较稳定地区别酸、甜、苦等不同的味道；对食物的任何改变都会非常敏锐地做出反应，如吃惯母乳的宝宝，在开始换奶粉的时候，往往加以拒绝。

◎运动能力

宝宝4个月以后，随着视觉和运动功能的不断发展，不仅能用眼睛观察周围的物体，而且会在眼睛的支配下，准确地抓东西，看见新奇的物体，马上伸手去抓。此时的宝宝头部稳定居中，转动灵活，俯卧时能用手撑起头和胸。宝宝会尝试着翻身，但还翻不过来，基本上能灵活变动姿势。宝宝会坐在大人膝上玩，能伸直腰。手脚的活动已相当自如，有的会把抓到手的毛巾放到嘴里吮吸，或者自己用两手扶着奶瓶。喜欢用手触摸看到的东西，进行探索。头部能逐渐挺直，躯干肌肉功能也加强了。

大动作方面，4个月的宝宝俯卧时胸部离开桌面，面部与桌面呈90°，坐时摇晃躯体，头随之摇摆不定；扶坐时颈与躯干维持在同一水平面上，坐且能稳定抬头。

◎认知能力

虽然宝宝还不能说话，但是父母已经可以教宝宝辨认颜色了。别看宝宝不回答，但是父母的悉心教导会留下潜移默化的作用。

4个月的宝宝能对物体有整体知觉，能把部分被遮蔽的物体视为同一物体，能分辨自己所在位置的高低，开始重复那些引起物体变化的行为，如碰触物体发声，使行为带有目的性。

宝宝精心·喂养 ·······························

母乳喂养常见问题及其对策

尽管母乳喂养有诸多好处，可由于种种原因，还是会导致母乳喂养失败。下面列举了母乳喂养常见问题及对策，希望对妈妈有所帮助。

◎乳头异常

乳头扁平或过短：乳头扁平或较短的孕妈妈在临近预产期时，每天晚上在按摩乳房的同时纠正异常乳头。产后在喂奶前先按摩乳房，刺激泌乳反射并挤出一些乳汁使乳头周围（乳晕）变软，有利于宝宝的含接。在宝宝饥饿时，先吸吮平坦的一侧乳头，因为此时宝宝的吸吮力强，易吸吮乳头和大部分乳晕。其实，乳头的长度并不重要，关键是应将乳头连同乳晕含在口里，在口腔内形成"长奶头"，使宝宝能够有效地吸吮，从而促使母乳喂养的成功。

乳头过大：正常乳头直径1厘米左右，达1.5厘米左右的便是大乳头，这和遗传因素有关。哺乳前用一手的拇、食指揉搓乳头十几次，哺乳时再用拇、食指牵拉乳头，使其变细变长，并将乳头放于小嘴旁，刺激宝宝张大嘴含接，还可让宝宝啼哭，达到张大嘴的目的，以便将乳头、乳晕一起送入宝宝口中，经数次训练，宝宝便会适应，并自如地吸到乳汁了。

◎乳头皲裂

乳头皲裂是由于宝宝含接姿势不正确造成的。宝宝吃奶时只含接乳头，没有将大部分乳晕含接进去，造成乳头皲裂，有的妈妈因惧怕喂奶时的疼痛不喂奶而改喂代乳品。

帮助宝宝大口含接，继续给宝宝喂奶，让宝宝先吃不痛的那侧乳房，再吃皲裂的一侧乳房，在每次喂奶结束时，留一滴奶涂在乳头上，这样有助于乳头皮肤的愈合。

◎乳胀

产后 2～3 天泌乳开始，因乳腺分泌过量，乳房血管及淋巴管扩张，可使乳腺管阻塞而引起乳汁淤积，乳房皮肤出现水肿、发亮、紧张、硬而发热，有时呈紫蓝色甚至出现瘀斑，触之疙疙瘩瘩。如有腋窝部副乳，会出现腋窝部肿胀，并有压痛及硬结，甚至患侧手臂不能靠近躯干。此时妈妈因剧烈疼痛、发热而拒绝哺乳，如不及时处理将导致乳腺炎的发生。

早开奶、早吸吮，做到及时有效地哺乳并增加哺乳的次数。

根据以上方法，纠正异常乳头，如确实无法纠正者，可使用代乳头，帮助宝宝吸吮。

护理者帮助妈妈热敷乳房后用手托住乳房，由上而下反复按摩，再用手交替轻轻挤压乳房两侧，直到乳汁自然流通，妈妈就会感到轻松。也可适当减少进汤数量和次数。

宝宝厌奶怎么办

父母十分纳闷，原来总是一鼓作气吃奶的宝宝，怎么突然吃吃停停，甚至只吃几口就不吃了。其实不用过于担心，只要细心观察，找出宝宝厌奶的原因，再进行有针对性的处理即可。

◎查明厌奶原因

宝宝厌奶的原因很多，如有的妈妈喜欢用肥皂来清洗乳房，但是洁净后乳房的皮肤会又干又

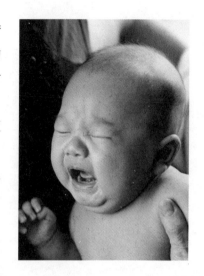

硬，而且还带有一股肥皂的味道，宝宝对味道很敏感，可能会为此拒绝吃奶。其实，妈妈只需用温水来清洗乳头和乳晕就可以了，这样宝宝吃起奶来软软滑滑的很好吸吮。

对于很多吃母乳的宝宝，已习惯了清洁淡雅的母乳，突然给他吃奶粉，而配方奶粉却带有一股奶腥味，敏感的宝宝不能很快适应，因而不愿意吃。如果父母拿奶瓶的角度不当，压到宝宝的舌头，可能会使宝宝喝不到奶，而拒绝吃奶嘴。喂奶时，最好将奶瓶倾斜 45°。

还有一些宝宝，只要周围有声响、有人走动，就停止吸奶。显然其他事情对他来说，比吃奶有趣多了。如果宝宝除了厌奶，还表现出吃得少、睡不好、活力差，同时伴有脸色不好、烦躁不安等症状时，父母需要带他去看医生，以便及时发现问题及早治疗。

◎对付厌奶的方法

减少外界的刺激：如果四周不断出现响动，很容易分散宝宝的注意力，因此要为宝宝营造一

个安静的进食环境。

留意奶嘴的设计：有少数的宝宝厌奶，是因为奶嘴的口径大小不合适，使他无法顺利地吸吮。父母可以把奶瓶倒过来，如奶嘴是标准口径，奶水就会呈水滴状陆续滴出，正好能满足宝宝的吸吮速度，从而为宝宝带来愉悦感。

不宜随意更换奶粉：如果宝宝平时所喝的配方奶粉忽然被更换了，也容易引起宝宝拒奶的现象。所以，当父母考虑替宝宝换奶粉时，须采取渐进式的添加方式，也就是每天添加半勺新奶粉，并逐渐增多，直到全部换过来为止。

宝宝护理须知 ·······

正确应对宝宝流口水

这个阶段宝宝的口水整天如潺潺泉水般不断涌出，稍稍忘记擦拭，衣服就湿了一片。父母对宝宝似乎永无止境的口水感到困扰。其实，口水多原本不是大问题，但如果因清洁不当而感染其他疾病，那就有麻烦了。所以，父母应加强宝宝平日的清洁卫生。

◎口水多的原因

宝宝自出生起，随着身体的发育，唾液腺的发育也同时开始，在新生儿时期唾液腺不发达，宝宝口水仅足够湿润口腔黏膜，所以口水量并不多。直到宝宝长到3～4个月大时，饮食中逐渐补充了含淀粉等营养成分的食物，唾液腺因受到这些食物的刺激，唾液分泌量增加。再加上宝宝的口腔小而浅，吞咽反射功能还不健全，不会用吞咽动作来调节口水，于是形成了所谓的"口水流不停"的现象。

◎日常护理

父母应该经常帮宝宝擦拭不小心流出来的口水，让宝宝的脸部、颈部保持干爽，以避免湿疹的发生。擦拭时不可过于用力，轻轻地将口水拭干即可，以免损伤局部皮肤。尽量避免用含香精的湿纸巾帮宝宝擦拭脸部，以免刺激肌肤。给宝宝擦口水的手帕，要求质地柔软，以棉布质地为宜，要经常洗烫。并给宝宝围上围嘴，以防止口水弄脏衣服。常用温水洗净口水流到处，然后涂上油脂，以保护被口水浸泡过的皮肤。

如果宝宝口水流得特别严重或者局部出现了疹子或糜烂，就要去医院检查，看看宝宝口腔内有无异常病症、吞咽功能是否正常等。在皮肤发炎期间，更应该保持肌肤清洁、干爽，并可依症状进行相应治疗，如局部涂抹抗生素或止痒的药膏，最好在宝宝睡前或趁宝宝睡觉时擦药，以免宝宝不慎吃入口中，影响健康。

◎预防口水多的方法

坚守喂辅食的原则，是训练宝宝吞咽能力的最好方法。既可让宝宝适应成人的饮食，还可训练咀嚼、吞咽的能力，对促进宝宝口腔肌肉的运动有很大的帮助。

大人要改变用力亲吻和用手捏宝宝面颊的不良习惯。

让宝宝吸吮安慰奶嘴，也是训练吸吮能力的好办法。不过应尽量让宝宝在1岁前戒掉使用安慰奶嘴的习惯，这样才不会影响牙齿的发育。

不要摇晃哭闹的宝宝

其实不论大人还是孩子，脑内组织都如豆腐般脆弱，必须避免受到外力的撞击，才能保护大脑组织的安全。然而，每当宝宝哭泣时，爸爸妈妈总是习惯抱着宝宝摇啊摇，以止住哭声。有的家人为了让宝宝在刺激中获得快乐，还会猛烈地摇晃、高抛宝宝，这种做法是非常错误的，严重的会使脑内组织受到伤害，造成难以弥补的遗憾。

◎警惕宝宝摇晃症候群

宝宝由于颅底及内面较平滑，脑组织固定不

是很结实，受到外力时很容易晃动，大脑表面与头骨下的静脉相接的血管也会晃动。晃动的大脑组织很容易被突然改变的外力撕裂，引发硬脑膜下或蜘蛛膜下腔出血等急症，眼底也会因剧烈摇晃而引起视网膜出血。出血之后，颅内压会急速上升，从而产生一系列症状，如食欲不振、呕吐、抽搐、四肢无力、意识昏迷等神经系统症状。这种因人为的剧烈摇晃而引发脑出血，并引起的诸多神经系统症状，就是"婴儿摇晃症候群"。其临床症状和受摇晃次数、程度有很大的关系，一次剧烈的摇晃会造成摇晃症候群，但即使摇晃动作不剧烈，若长期反复地施行，累积数次后，也会使宝宝出现这种症状。婴儿摇晃症候群的发生，多是父母为了安抚哭闹不休的宝宝而做出的如空中抛接或者快速摇晃宝宝。

◎摇晃宝宝的危害

宝宝摇晃症候群的直接伤害是大脑，脑细胞受损时所引发的症状可轻可重。轻者只是嗜睡，并没有其他症状，治疗后情况良好，严重者则会昏迷不醒、抽搐不止。

摇晃宝宝后，如果家长发现和宝宝玩耍时，宝宝好像不哭了，那么这很有可能是在危险动作后觉得不舒服的征兆。如果还一再重复相同动作，宝宝不舒服的感觉会越来越强烈，或许"灾难"就要开始了。

所以，不管什么时候，都要记得宝宝还很小很娇嫩，是经不起剧烈摇晃的。

特别关注：让宝宝不再哭闹

对于年轻的父母来说，最头痛的事情恐怕就是宝宝的啼哭了。特别在宝宝啼哭不止而找不到原因时，更是焦急万分，不知如何是好。那么究竟应该怎么对待宝宝的啼哭呢？

宝宝哭闹的原因

宝宝不会说话，因此哭就成了他们表达自己意愿或不满的唯一方式，如饥饿、口渴、想要尿或大便及过冷或者过热等，都是通过哭声向妈妈发出求援的信号。

◎乳汁的需要量增加

一些宝宝在几天里突然变得能吃了，频繁要求吃奶，可能是这几天开始长得比以前快了。这一现象在出生后2周、4周、6周和3个月左右最为明显。将奶量逐渐增加后，宝宝哭闹会明显减少，同时妈妈还会发现喂奶次数也会逐渐减少。

◎母乳分泌太多

乳汁流出速度超过饮奶速度。可能是由于宝宝吸吮过快，乳房反复受到刺激，导致泌乳量增加，从乳头吸出的奶量过多，使宝宝来不及吞咽，造成的呛奶，因而产生烦躁心理，啼哭不止。

◎妈妈的饮食

细心的妈妈有时会发现，当她吃了某种食物，如鱼类、虾类、鸡蛋等，宝宝就烦躁不安，这是因为食物的某些成分进入乳汁，宝宝吃了妈妈的奶引起的不适。任何食物都可能出现上述现象，作为妈妈只有仔细观察，然后避开这些食物，宝宝才会逐渐安静下来。

◎妈妈的生活习惯

某些饮料中，如茶、可乐中的咖啡因都会进入到乳汁中，使宝宝兴奋或烦躁；吸烟、喝酒妈妈的宝宝往往比其他宝宝哭闹厉害。宝宝居室中有人吸烟对宝宝也有影响（被动吸烟）。

◎亲人的关怀与接触

有的妈妈愿意分床而睡，也许宝宝最怕寂寞，因而哭闹多一些；有的妈妈愿意同床而眠，宝宝明显哭闹减少。看

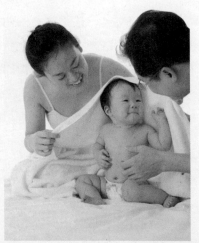

来，亲人的关怀与接触的减少，也是宝宝哭闹的原因之一。

◎ **撒娇**

有时宝宝哭闹是一种撒娇的表现，当然这种哭声很难鉴别。如果与自己的宝宝相处一段时间后，就会逐渐明白宝宝哭声的含义，有些细心的家长还能区别出是撒娇想让妈妈抱还是有什么要求而哭。

◎ **身体不适等疾病的表现**

感冒引起鼻塞，呼吸费力时宝宝可能哭闹；腹泻、消化不良引起腹痛时宝宝也可能哭闹；湿疹引起皮肤发痒，宝宝也哭闹不止。因此，当宝宝出现上述症状时，家长要尽快到医院求治。

◎ **其他原因**

如宝宝的小床不舒服，枕头过硬，棉被太厚，衣服裹得太紧，松紧带勒得太紧。宝宝有自己的意愿，如厌烦居室内噪声，不喜欢生人等。由此可见，宝宝哭闹的原因很多，但大部分都是正常的生理需要，真正有病的时候很少。因此，如果自己的宝宝哭闹不止，不必过于惊慌，要仔细查找原因，使宝宝安静下来，不要随便抱到医院，以减少交叉感染机会。

找到宝宝哭闹的原因后，我们就可以有针对性地处理。

让宝宝停止哭闹的小技巧

我们知道，很多宝宝是因为感到寂寞或想和父母撒娇而哭闹的。因此解除宝宝寂寞和与之交流就是一种好方法。很多宝宝经采用此种方法而停止哭声。吸吮奶嘴是一种自我安慰方法，可能是宝宝觉得这样舒服，因而停止了哭闹。抱起宝宝来回走动或轻摇宝宝，能让宝宝感受到身体的姿势和体位发生了变化，有一种新鲜感和刺激感，这样使宝宝逐渐安静下来。

让宝宝停止哭闹的小技巧：

❶ 用眼睛注视着宝宝，让宝宝感觉到大人在看着他，也许他就不哭了。

❷ 和宝宝说话或唱歌。

❸ 大人用手握住宝宝的手臂或双腿，使宝宝感觉到有人在抚摸他。

❹ 拉住宝宝的手臂放到宝宝的肚子上。

❺ 用手轻轻拍打宝宝腹部。

❻ 轻轻抱起宝宝。

❼ 轻轻摇动宝宝身躯。

❽ 抱着宝宝来回走动。

这里需要注意的是，上述几种方法均应根据宝宝的需求来实施，每一个宝宝性格不同，因而喜欢的方式也不同。有的宝宝喜欢大人和他说话，有的宝宝喜欢别人抚摸他，有的则喜欢长时间地摇晃身体。这些都没有关系，只要能够让宝宝停止啼哭，任何一种方式都可以。

第5个月宝宝

5个月宝宝的运动机能逐渐增强，肌肉骨骼逐渐强壮。5个月宝宝的感知能力更进一步加强，宝宝急切地想要探索这个世界。天气好的时候，父母多带宝宝到外面转转，让宝宝接受一下日光浴。

宝宝发育状况

◎感觉发育

在视觉上，眨眼次数增加，对周围的事、物有强烈的好奇心，眼睛不停地四处张望，看到喜欢的东西或听到发出的声音都会认真看（听）上一会儿。手眼逐渐协调，伸手抓物从不准确到准确。

听觉也会慢慢地发达起来。宝宝能对悦耳的声音和嘈杂的声音做出不同反应。如果听到悦耳的声音，宝宝会显得很高兴。对各种新奇的声音都很好奇，会定位声源，从房间的另一边和他说话，他就会把头转向你。

5个月的宝宝表情非常丰富，一逗就会笑，笑起来全身都会动，非常可爱。他们已经可以用表情准确地传达出自己内心的想法，能准确地区分熟人和生人，遇到熟人时，会表现出亲昵；遇到生人时，会逃避甚至是害怕。

◎运动能力

5个月的宝宝的运动机能逐渐增强，肌肉骨骼逐渐强壮。不仅能靠着坐一会儿，还能在俯卧时在前臂的支撑下抬胸、翻身。能拍、摇、敲玩具，可以同时拿两个东西。把布蒙在他脸上，他会自己拉掉，还可以坐在大人腿上。宝宝很容易从仰卧翻到侧卧，再从侧卧到俯卧。爸爸妈妈不要让宝宝单独俯卧呆着，因为有的宝宝还不会翻回来。5个月的宝宝显得活泼好动，所以不要让宝宝单独在床上玩，床上要有护栏，否则宝宝有掉下床的危险。5个月的宝宝开始抓他周围的所有东西，抓握的渴望成了他生命中最主要的目的。

◎认知能力

宝宝在这一阶段会明白一个重要的概念——因果关系。在他踢床垫时，可能会感到宝宝床在摇晃，或者在他打击或摇动铃铛时，会认识到铃铛是可以发出声音的。一旦他自己明白这些规律，他将继续尝试其他东西，并且观察出现的结果。当玩具丢失后双眼会跟着找。宝宝的记忆力得到加强，对物体也有一个完整的概念，当

他看到沙发后伸出来一只手，就能知道沙发后藏着的是一个人而不仅仅是一只手，这时如果有东西挡住他的视线，他会试着移开它。

宝宝精心喂养

继续坚持母乳喂养

如果可能，妈妈最好继续坚持母乳喂养。有的妈妈可能担心自己的奶水不够，或营养不足，其实这完全是误解。在宝宝 6 个月前，母乳完全可以满足宝宝的营养需求。只要妈妈能够树立起母乳喂养的信心，合理饮食，采取正确的哺乳方法，完全可以坚持半年甚至更长时间的纯母乳喂养。

在哺乳过程中，母子之间的肌肤亲密接触可以增强母子感情，还可以使妈妈及时感知宝宝体温是否正常，及早发现某些疾病。

患乳腺炎后还应继续喂奶

以往患乳腺炎的妈妈都被劝告"停止哺乳"，理由是宝宝吃这样的奶会腹泻。而最新的观点则是继续坚持哺乳，因为这不仅无损宝宝的健康，还可减轻和防止乳腺炎的扩散。乳腺炎是乳腺管周围的组织感染发炎，腺管内乳汁仍是清洁无菌的，所以继续母乳喂养是安全的。

如果不愿让宝宝吸吮，就必须用吸乳器或用手挤的方法将奶吸（挤）出来，否则乳汁排不干净会导致感染的扩散、加重，形成乳腺脓肿，这时就需去医院切开引流了。

患乳腺炎并继续哺乳的同时，妈妈还应充分休息，选择适当的对宝宝无害的抗生素治疗，患部进行湿热敷以减轻疼痛。

爱心提示

这个月的宝宝对外界的兴趣增加，开始变得容易受外界变化的干扰。喂奶时，妈妈最好找一个安静、不容易受影响的角落来喂奶，以免宝宝听到声音后突然转头，拉扯妈妈的乳头，使乳头受伤。

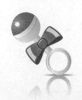
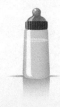
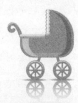

宝宝护理须知 ··

避免吞入异物

宝宝现在喜欢把手里的东西往嘴里送，因此，父母务必把所有宝宝可能塞入嘴里造成危险的物品拿开。例如，不经意掉落的花生米、瓜子、纽扣、硬币、玩具零件或塑料袋等；给宝宝的玩具、物品，都必须留意是否有易脱落的小零件，免得宝宝因吞食而出现意外。

一旦发现宝宝误食异物，父母可用一只手捏住宝宝的腮部，另一只手伸进他的嘴里，将东西掏出来；若发现异物已经吞下，可刺激宝宝的咽部，促使他吐出来；若宝宝已出现呼吸困难，应赶紧带宝宝去医院，将掉入气管内的异物尽快取出来，以免发生意外。

爱心提示

现在多数宝宝已能翻身，如果床栏没有拉起，他很可能翻落在地。如果连翻几个身，宝宝可以将身体移动两三米，拿到原先不可能拿到的东西——这些东西可能给宝宝带来危险，如塑料袋可能引起窒息，小珠子可以被吞下，小的食品可以呛入气管，因此，父母要仔细地做好防范工作。

注意宝宝玩具的卫生

宝宝玩耍时常常喜欢把玩具放在地上，这样，玩具就很可能受到细菌、病毒和寄生虫的污染，成为传播疾病的"帮凶"。根据细菌学家的一次测定：把消过毒的玩具给宝宝玩10天以后，塑料玩具上的细菌集落数可达3000多个，木制玩具上达近5000个，而毛皮制作的玩具上竟多达2万多个。可见，玩具的卫生不可忽视，妈妈要定期对玩具进行清洗和消毒。

❶ 一般情况下，皮毛、棉布制作的玩具，可放在日光下曝晒几小时；木制玩具，可用煮沸

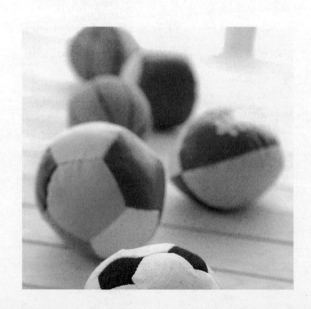

的肥皂水烫洗；铁皮制作的玩具，可先用肥皂水擦洗，再放在日光下曝晒；塑料和橡胶玩具，可用市场上常见的 84 消毒液浸泡洗涤，然后用水冲洗、晒干。

❷ 防止宝宝用口直接咬嚼未经消毒的玩具。

❸ 摆弄玩具时，不要让宝宝揉眼睛，更不能用手抓东西吃，边吃边玩。

❹ 宝宝玩过玩具后，要及时洗手。

爱 心 提 示

妈妈要教育宝宝不要把玩具随便乱丢乱放，家里要有一个相对固定的宝宝玩耍的场所。有条件的家庭可准备一个玩具柜或玩具箱，将玩具集中存放，不要把玩具拿到厨房或卫生间里玩。

特别关注：学坐

宝宝能够坐起来是很重要的，不仅有利于宝宝的脊柱开始形成第二个生理弯曲，即胸椎前突，对保持身体平衡有重要作用，而且还可以接触到许多过去想够又够不到的东西，对感觉、知觉的发育都有重要意义。

宝宝学坐的几个阶段

5 个月时：可以用两手支撑在地上撑起上半身，身体稍向前倾，背部弯曲，但不能较长时间坐，不稳定，手一松就会倒地。

7 个月时：背部已可伸直，并保持平衡。逐渐可以大胆放开手，不支撑着也可以"稳如泰山"。

9 个月时：坐稳后可以用两手拿东西。若前方有玩具，就会坐起去取，但是转动身体时仍会倒下。

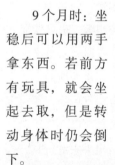

10 个月时：妈妈在背后叫他的名字，宝宝即使坐着也会转身不倒地。有的宝宝还会将两腿盘起。但是有的父母在宝宝 7～8 个月的时候就在爸爸妈妈的帮助下开始学坐了。

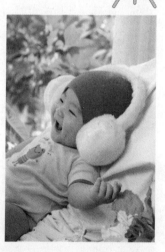

爱心提示

　　一定要注意，过早学坐是不好的。因为这时宝宝的骨骼含钙盐较少，脊柱柔韧性大，特别是6个月以前的宝宝，脊柱和背部肌肉缺乏支持能力。要是让宝宝勉强学坐，脊柱发育容易变形，日后坐站都会无力。所以凡事还是按部就班比较好。

爸妈如何引导宝宝学坐

　　爸妈可以在宝宝4个月时，用手支撑宝宝的背部、腰部，让他能短时间地坐一会儿。

　　宝宝5~6个月时，能控制脑、头和背肌，坐下不必靠支撑物。但是他的背肌尚未结实，为了让他坐好，可以用枕头垫背，坐在地面上，代替坐在柔软的床垫上，这样会坐得更稳。等宝宝可以用手支撑身体坐着时，家长可以在他手边放一些吸引他的玩具，鼓励他空出手来拿玩具，也可以增加宝宝学习平衡自己的能力。

　　7个月的宝宝已能坐稳，独坐的时间可以延长。注意坐的位置，因为有可能突然倾倒，要小心椅子高度或是否坐在床边。

　　宝宝有天生的本领，跌倒后会爬起来，努力坐下，再跌倒会再爬起。爸妈要为他加油鼓劲，并为宝宝提供卫生和安全的场地，如在他坐的地方用护栏围起，避免宝宝碰伤。

　　到了八九个月大，宝宝坐稳之后，可以尝试让他背靠着家长，坐在家长大腿上，家长稍微交替抬起大腿，可以训练宝宝坐姿的平衡力。要注意不要摔倒了。

别让宝宝坐得太久

　　宝宝坐得时间过久对生长和发育会造成不良影响。因为婴儿骨骼中的钙含量还不足，根本无法承受长时间的坐姿。另外，久坐使宝宝局部的血液循环不通畅，影响肺部发育，还会引发脊柱变形的。因此，在此提醒妈妈，不要总让宝宝坐着，在他还不会站立和爬行之前，应该多抱抱他，逐渐让他从学会翻身、爬行到站立，这样既可以锻炼上肢、下肢和全身各关节，又增进了骨骼与肌肉的正常发育和血液循环及大脑智力的正常发育。同时，还可以达到与宝宝交流感情的目的。

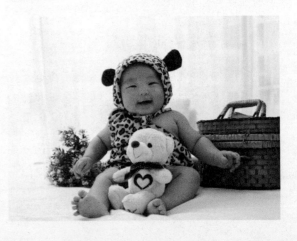

❋ 第6个月宝宝 ❋

除了有些长牙的烦恼外，现在宝宝生活充满了无穷的活力。6个月的宝宝变得越来越好动，对这个世界充满了好奇心。从第5到第6个月，是宝宝发展的过渡阶段。宝宝体能的进步，使得宝宝的视野进一步扩大，可以接受更多的刺激，从而促进大脑的发育。

宝宝发育状况

◎感觉发育

宝宝听到声音时，能咿咿呀呀地回应，对音量的变化有反应。在宝宝面前"自言自语"，观察宝宝是否会和外来的声音互动。当在宝宝坐起来玩时，双手可以摆弄物体，会盯住他拿到的东西，手眼开始协调。

◎运动能力

随着头部颈肌发育的成熟，6个月的宝宝的头能稳稳当当地竖起来了。他们不愿意被家长横抱着，喜欢大人把他们竖起来抱。一旦宝宝挺起胸部，你就可以帮助他坐起。很快，他就学会身体向前倾时伸手支撑，保持上身平衡，逐渐地腰部肌肉发育了。靠着坐时腰能伸直。可能还需要一段时间他才能自己坐起来。

随着身体协调能力的提高，宝宝将发现自己身体的其他部分。仰面躺时，他会抓住他的脚和脚趾，并送入口中；坐起时，他会拍自己的臀部和大腿。

◎认知能力

随着认知能力的发育，他很快会发现一些物品，例如，铃铛和钥匙串，在摇动时会发出有趣的声音。6个月的时候是他学习因果关系并通过自己的能力影响环境的重要时期。当他将一些物品扔在桌上或丢到地板上时，可能启动一连串的听觉反应，包括喜悦的表情、呻吟或者导致物件重现或者重新消失的其他反应。

他开始故意丢弃物品，让你帮他拣起。这个阶段是宝宝自尊心形成的非常时期，所以父母要引起足够的关注，对宝宝适时给予鼓励，从而使宝宝建立起良好的自信心。

喂养和护理 ···

宝宝吃母乳为什么也便秘

　　一般情况下，吃奶粉的宝宝比较容易便秘，吃母乳的宝宝大便稀的比较多。但是，有些吃母乳的宝宝也会便秘，这是为什么呢？

　　有两个原因，一是母乳中的蛋白质含量过高，二是母乳不足。母乳蛋白质含量过高主要发生在妈妈吃了过多的高蛋白食物之后，食物中的蛋白质大量进入乳汁，宝宝吃了之后大便偏碱性，变得比较干硬，不易排出，于是就发生了便秘。此时妈妈应及时调整饮食，多吃蔬菜、水果和粗粮，使乳汁中的蛋白质水平迅速降到正常水平，宝宝

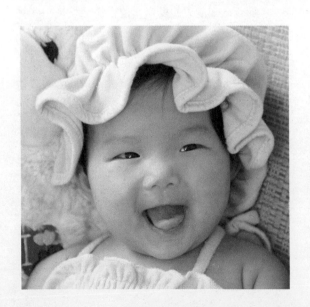

就不会再便秘了。母乳不足引起的大便异常其实是排便减少。如果母乳不够宝宝吃，宝宝总是处于半饥饿状态，排便自然减少，甚至 2 ~ 3 天排一次大便。如果父母经验不足，就会把这种情况误认为是便秘。母乳不足的对策是给宝宝添加代乳品。如果不想加奶粉，也可以让宝宝吃辅食。

添加辅食不要太心急

　　大部分妈妈们给宝宝添加辅食，是从四个月开始的，有的家长甚至算着天数，满四个月的第一天就开始喂辅食。四个月是比较传统的说法，而世界卫生组织规定的添加辅食的时间是满六个月。

　　通常妈妈们给宝宝添加的辅食有各种果汁，有的家长从两三个月开始就给宝宝喂蔬菜水、梨水等，这些都是不对的。个别家长甚至在宝宝一个月的时候就开始喂胡萝卜水、苹果水。我们讲纯母乳喂养，是什么都不喂，包括水。因为母乳里水分是足够的。多喝水的话，会影响宝宝对母乳的摄入。当然这并不是绝对的，如果天气热的话，宝宝可以适当补水，一般情况下则不需要。

　　提前喂辅食，一是宝宝的胃肠道还不成熟，

不具备消化这些东西的能力，喂果汁、蔬菜水会造成宝宝过敏；二是严重影响宝宝对母乳的摄入，造成宝宝营养不良。四到六个月之间添加辅食并不是绝对不可以，如果加的话，一定要量很少，它的作用是训练宝宝的味觉和口腔功能，让宝宝练习吞咽并适应小勺子，而不是为了营养。六个月之前不主张给蛋黄，可以在宝宝七八个月以后甚至更晚一些，如果宝宝是过敏体质的话还应该更晚。如果添加米粉，则需要宝宝体重长得快，各项身体发育指标都比较好的情况下才可以。对于体重偏低、营养状况不好、发育迟缓的宝宝最好不要加。

添加辅食的信号

六个月左右是绝大多数宝宝适宜添加辅食的时间，但是每个宝宝的发育都不是完全同步的，每个宝宝都有其特殊性，如果同时出现以下信号，则表明宝宝可以开始添加辅食了：

❶ 可以独立坐稳（靠在椅子上，但不用大人手扶），并且可以稳定地举起手。

❷ 对成人食物有强烈的兴趣。

❸ 具有一定的眼手嘴协调能力，即能看见食物，能把一些 finger food（如软的水果蔬菜条）用手握住，并能准确地放入嘴里。

❹ 能吞咽，不再用舌头顶出食物。

宝宝护理须知

如何自己在家给宝宝理发

在家给宝宝理发时，父母首先需要购买一套专门的婴幼儿理发工具。目前市面上专门针对婴幼儿的理发工具很多，父母所要做的是选择正规厂家生产的安全产品。如果不具备这方面的专业知识，父母可以向在美发行业工作的亲友请教，或在育儿论坛上向有经验的人取取经。

准备好理发用具后，父母还应该用酒精棉球将它们彻底消毒，然后用香皂和清水彻底洗干净自己的双手，确保杜绝理发过程中可能发生的一切感染。

做好这些准备后，父母就可以开始给宝宝理发了。

理发时，父母应互相配合，一人抱着宝宝，一人拿着推子给宝宝理发。理发时最好按前额→

后脑勺→两侧的顺序进行。理前额时，妈妈可以让宝宝用最舒服的姿势仰面斜躺在自己怀里，然后由爸爸用推子为宝宝剃掉多余的头发。理后脑勺时，妈妈要让宝宝趴在自己的小臂上，同时将宝宝抱稳，以防宝宝乱动而受伤。理发过程中，爸爸最好用一只手扶住宝宝的头部（力道不要过大，以防弄痛宝宝），防止宝宝乱动。如果宝宝发丝较硬，理发时推子要离宝宝的头皮近一些；如果宝宝的发丝较软，推子则要离得相对远一些，以防划伤宝宝的头皮。将大块头发剃掉后，剩下的短发更要慢慢地、一点一点地理掉，千万不能性急。

全部理好后，父母可以用极软的毛刷将掉在宝宝脖子、肩膀上的碎头发轻轻扫掉，并给宝宝洗洗头，避免碎发扎到宝宝。

在家理发时的注意事项：

给宝宝理发时，父母还应注意到以下几点，才能避免给宝宝造成许多不必要的伤害：

● 理发应该选择在宝宝心情好的时候进行。

● 如果宝宝理发时表现得不高兴、想哭闹，应立刻停止理发，用玩具逗弄宝宝，等宝宝情绪好转时再继续。

● 父母在理发过程中应不断与宝宝进行交流，分散宝宝的注意力，以达到和宝宝相互配合的目的。

● 父母应顺着宝宝的动作进行，不可和宝宝较劲。

● 理完发最好让宝宝仰面洗头，并注意不要把碎头发和洗发水弄到宝宝的眼睛里。

● 如果宝宝有头垢，最好先用婴儿油涂在宝宝头部，待头垢软化后，用婴儿洗发露清洗干净头垢，然后再理发。

● 如果宝宝头部长了湿疹，理发时要让推子离宝宝的头皮远一些，防止刺激湿疹。

给宝宝拍照时的注意事项

宝宝的降生往往会带给一个家庭无穷的趣味和欢乐。从出生到"百日"，第一次会坐、第一次会爬……哪一次进步没有凝聚父母的心血，哪一次成长不值得纪念呢？于是，拍照留念就成了顺理成章的事。给宝宝拍照固然很快乐，但父母们也应注意避开一些不科学、不恰当的拍照方式，以免给宝宝带来伤害。

◎尽量别用闪光灯

1岁之前，宝宝视网膜的黄斑区十分脆弱，承受不了电子闪光灯的强光刺激。如果父母在给宝宝拍照时使用闪光灯，特别是在1米之内正面使用，闪光灯的强光会对宝宝的视网膜造成巨大冲击，引起宝宝视网膜神经细胞的破坏，继而影响宝宝的视力。所以，父母在给1岁内的宝宝拍照时应采用自然光，尽量避免使用闪光灯。如果非用不可，也应改变闪光灯的角度，把闪光灯仰射向天花板或侧射向墙壁，通过折射减弱光线强度（千万不能让宝宝直视发光点），同时选用闪光功率在 50 瓦以下的装有专业数码灯的相机，尽量减轻光线对宝宝眼睛的刺激。

◎ 不要随便穿用影楼的衣服和道具

带宝宝去摄影店拍照时，父母最好事先准备几套漂亮的衣服，也可以适当地带些玩具，尽量不用摄影店提供的衣服和道具。这样可以有效避免宝宝穿用不干净的衣物受到感染，而且穿着自己的衣服也会更合身，拍出来的照片也会更好看一些。

◎ 不要过度摆弄宝宝

有些父母在拍照时过分追求效果，为了使宝宝在照片上显得好看，不停地给宝宝摆姿势，甚至把宝宝摆弄得哭起来。这种做法也是很不恰当的。父母们应该明白，拍照只是宝宝成长过程中的一个小插曲，和宝宝的成长是不能相提并论的。宝宝的成长过程中可以没有照片，却不能没有快乐。和照片质量比起来，还是宝宝的快乐更

重要。如果拍照时宝宝不高兴，或无法配合父母摆出理想中的姿势，照片大可不拍，换个时间再试，也不会有什么损失。因为拍照而弄哭宝宝，不但照片拍不成，宝宝的心情也受了影响，无论从哪个方面看，都是不值得提倡的。

◎ 拍照不宜过于频繁

从孩子的心理方面讲，给宝宝拍照过于频繁，容易使宝宝理所当然地形成一种"我是核心人物"的自我观念。如果照此发展下去，宝宝通常会变成一个凡事以自我为中心的自私自利的人。在镜头下作惯"明星"的宝宝也容易形成一种"我是最棒的人"的观念，对生活中的挫折缺乏心理准备，不利于宝宝抗挫折能力的培养。

所以，从宝宝心理成长的角度出发，父母应该少给宝宝拍照片，以免阻碍宝宝健康、健全的心理人格的培养和形成。

特别关注：学说话 ·············

怎样教不同月龄的宝宝说话

不同月龄的宝宝有其独特的语言发育特点，家长在具体施教过程中往往感到困惑。因此，有必要在这里进一步探讨这个问题。

◎ 5 个月以前

5 个月以前的宝宝，虽然已能自言自语地发出"baba""mama"的声音，但还是一种无意识的发音练习。然而，说者无心，听者有意，您

一定认为宝宝在叫您，于是便做出高兴的表情和积极的应答。尽管您只是空欢喜，但您的肯定，无疑给了宝宝极大的鼓励和条件反射，使他乐于再叫，并且逐渐和你的形象联系起来。因此，在这一阶段，你除了前面说的多跟宝宝说话以外，还应当尽可能地捕捉信息，采取这种对话式的方式，鼓励宝宝练习发音的积极性，为他的大脑贮存更多的语言信息。

◎ 6个月

6个月的宝宝已经能够喃喃发音。这时，要更多地跟宝宝交谈。说话时，一定要处在宝宝正对面的位置，使他能够看清你的口形，这点十分重要。要经常用宝宝的名字叫他，使他做出反应。逗他玩时，要告诉他自己身体的部位："这是手，这是脚，这是耳朵……"如此多次反复。然后问他"耳朵在哪儿？"并让他指出来。

◎ 7 ~ 8个月

7 ~ 8个月时，宝宝能够自然地发出一些单音节，有的宝宝甚至可以发出双音节"妈妈"了。这时您应该用准确而又易懂的普通话跟宝宝说话，并要让他注意到您说话时的面部表情，使他在反复观察和倾听你的说话，以及与动作的联系中得到启示。语言是人类交流感情的工具。因此，喂饭时，你切不可例行公事地一言不发，速战速决，而应当在喂饭时让宝宝感受到你的爱，一边喂一边跟他说话："来，宝宝！吃饭

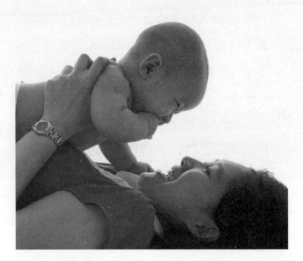

吧！""再来一口，好，真好！"洗澡时要告诉宝宝："来，洗澡吧！""洗洗小手，洗洗小脚丫。"穿衣服时要一边穿一边说："先穿这只手，再穿这只手。"这些充满母爱的话，会使宝宝逐渐理解语言，不知不觉中进行了语言教育。

◎ 9 ~ 10个月

9 ~ 10个月的宝宝能仔细观察大人的动作并进行模仿，还能够理解一些大人的语言。这时应侧重教宝宝把动作和相应的词联系起来，如摆手说"再见"，点头说"谢谢"，拍手说"欢迎"，以及用"装怪样儿"、"晃脑袋"等语言训练他按照你的意思做出相应的动作，加深对语言的理解。与此同时，还应该注意启发宝宝把一些词和常见物品联系起来，如开电视时告诉他这是电视，然后问"电视在哪儿"，让他转身寻找或用手指。

还可以联系他吃喝的食品、游戏的玩具等跟他说一些简单的话，使他能把语言和这些东西与动作联系起来。

◎ 11个月

11个月以后的宝宝喜欢叽叽咕咕地说话了，不仅能说"爸爸"、"妈妈"、"姥姥"等一些名词，而且还会使用几个动词，如给、抱、吃等，还能够把表情和语言联系在一起，如对不想吃的东西他会摇头说"不"。当然发音还不够准确，有些话让人莫名其妙，常常用一些手势和表情表达自己的思想。这时候，要多给宝宝创造说话的条件，经常带他出去走一走，扩大生活圈子，增长见识，并利用宝宝接触到的事物和实物教他说话。

教宝宝说话应避免的误区

这个月的宝宝虽然已经能说一些简单的字或词，但不要指望宝宝一夜之间就能学会说话，父母还是要经常跟宝宝说话，起到示范的作用，让宝宝慢慢理解并模仿。

◎ 不要跟着孩子说"宝宝语"

有些父母在跟宝宝说话时不自觉地就会使用一些"宝宝语"，如"饭饭""水水"，觉得这样说很可爱或宝宝容易理解，其实这种想法是错误的。对于宝宝来说，一个字（词）就代表一个意思，所以"饭饭"并不会比"饭"好懂。相反，如果经常这样跟宝宝说话，宝宝就会以为这种表达方式是正确的，就应该这么说。这样只会延长宝宝学习语言的过渡期，使宝宝迟迟不能发展到说完整话的阶段。

另一方面，学习儿语实际上是一种能力的浪费。因为任何语言对于宝宝来说都是同样生疏的，教宝宝掌握"汪汪"和掌握"狗"，其难易程度相同。既然如此，又何必多此一举，让宝宝多学一个"汪汪"，增加他的负担呢？

◎ 不要重复宝宝的错误发音

牙牙学语的宝宝经常存在发音不准的现象，比如把"吃"发成"七"，把"姑姑"发成"嘟嘟"，这是大多数宝宝在学说话初期都会出现的情况。父母不要跟着宝宝重复他的错误发音，否则宝宝会认为错误的发音是正确的，这对他学会正确的发音显然是不利的。父母要坚持用标准正确的发音跟宝宝说话，宝宝听得久了看得多了，自然而然就会纠正过来。

爱 心 提 示

儿语本身并不符合语言的语法规范，有很大的局限性，不利于语言交流。习惯使用儿语的宝宝会较长时间停留在幼稚的世界里，很难从儿语氛围中摆脱出来，因而造成语言贫乏，影响其人际交往和智力的发展。

❋ 第7个月宝宝 ❋

在宝宝出生后的头6个月，父母和信得过的照顾者，是宝宝世界的中心。虽然在宝宝每一个成长阶段都是如此，但从6个月往后，宝宝将会发展出更多的技能，扩大他的世界。他在父母怀里、腿上的时间变少了，而在地板上四处探索的时间却增加了。在这个阶段，宝宝的成长减缓，能力却增加很快。父母应经常抱宝宝去户外活动，增加接触外界的机会，让宝宝边玩边学。

宝宝发育状况 ·············

◎感觉发育

7个月的宝宝感觉发育较之先前有所提高。这时的视觉和听觉有了一定的观察能力，这是观察力的最初形态。

在视觉方面，宝宝能够辨别出物体的远近和空间，喜欢寻找看不见的玩具，还喜欢玩躲藏的游戏。注视一件物品时，宝宝可以很专注。这很正常，因为这时候的宝宝本来就会很专注地看他感兴趣的物品。

在听觉方面，宝宝还喜欢倾听自己发出的声音和别人发出的声音，还能把声音和声音的内容联系起来。可以发出单词的声音，会重复两个或两个以上的词句。而且，在听的基础上还能够学会模仿并记忆。

在触觉方面，宝宝看到东西就会伸手去抓，而且还把手里的东西放在口里。宝宝还喜欢用手指到处乱捅。在自己和旁人之间抚摸，并把别人的动作和自己的动作形成视觉联想。

◎运动能力

7个月时，宝宝的平衡能力发展得相当好了，头部运动也非常灵活。另外，宝宝的翻身动作已经很灵敏了，肢体动作相当活跃。家长要继续训练宝宝爬行，使腰和上肢肌群结实而丰满，促进心理发展，还要训练宝宝翻身能力的提高。用带声音的玩具吸引宝宝翻身去取，大人要从旁帮助，重复练习可以达到目的。在此基础上逐步练习连续翻滚。

7个月的宝宝，手的操作能力更加灵活。手的抓取更准确，会用拇指和其他手指捏取小东西。当看到两个物品时，宝宝会伸出两只手拿物品，并且，还会把两个物品相对着敲打。宝宝喜欢玩瓶盖、套杯等可以锻炼动手能力的游戏。在玩积木游戏时，宝宝总喜欢自己动手，看到有一定的效果才会高兴。当宝宝看到新鲜的物品，总会想办法拿到它，并且，用手到处乱捅。看到妈妈端来的饭碗，他会伸出两只手想自己端着，还要用勺子喂自己喝水或者吃饭。

◎认知能力

7个月的宝宝能够感知音乐的旋律和爸爸妈妈欢快的说话声。而且，宝宝还能够对其做出积极的反应。听到音乐，宝宝会随着音乐的节奏发出自己的声音。听到大人的说话声，他还会做出想要参与的动作和表情。此外，宝宝还能够辨别差异，见到陌生人会表现出惊讶，或者表现出不快，或者把头转向亲人，并且还能够凭印象记住身边出现的人。对于玩具也能够分辨出大小。对比较复杂、体积大的玩具会保持很长时间的注意。对新鲜事物表现出很强的好奇心，并听爸爸妈妈的讲解。

宝宝精心·喂养

辅食添加的原则

添加食物时应根据宝宝实际需要和消化系统成熟程度，遵照循序渐进原则进行。

❶从少到多：使宝宝有一个适应过程。

❷由稀到稠：即从流质开始到半流质、到固体。

❸由细到粗：如从菜汁到菜泥，乳牙萌出后可试食碎菜。

❹由一种到多种：习惯一种食物后再添加另一种，不能同时添加几种。一种食物添加的方法还可帮助父母了解宝宝是否对该种食物过敏。

如出现消化不良应暂停喂该种辅食，待恢复正常后，再从开始量或更小量喂起。

❺天气炎热和宝宝患病时，应暂缓添加新品种。

辅食添加的具体步骤和方法

◎ 4 ~ 6个月

宝宝于4 ~ 6个月时唾液腺才发育完全，此时唾液量显著增加，并富有淀粉酶，并且宝宝体内贮存铁消耗已尽，因此此期首先应添加含铁配方米粉或谷类食品（富含铁），其次为根块茎蔬菜（如菠菜、青菜、土豆等）和水果，以补充维生素、矿物质营养。食品应做成糊状，并坚持用小勺喂，以训练宝宝咀嚼和吞咽半固体食物的能力。初喂时应从 1 ～ 2 勺开始，渐加至 3 ～ 4 勺，每日 2 次。

◎ 7 ～ 9 个月

此时宝宝乳牙已萌出，应及时添加饼干、面包片、馒头片等固体食物以促进牙齿生长，并训练咀嚼能力。每日乳类总量应保持在 600 ～ 800 毫升。由于消化功能进一步成熟，可添加烂粥、烂面、碎菜、肉末、鱼泥、肝泥、鸡蛋等食物，使食谱丰富多彩、菜肴形式多样，增加宝宝食欲。该时期是宝宝咀嚼和喂食学习灵敏时期，应注意宝宝神经心理发育对食物转变的作用，并逐渐过渡到三餐谷类和 2 ～ 3 次哺乳。

◎ 10 ～ 12 个月

因宝宝消化功能进一步完善，故在上述食谱基础上可添加瘦肉，剁成碎末加入粥或面条内同煮，以利消化吸收。

注意过敏现象

在给 7 ～ 9 月龄宝宝添加新的食物时应特别注意观察是否有食物过敏现象。如在尝试某种新的食物的 1 ～ 2 天内出现呕吐、腹泻、湿疹等不良反应，须及时停止喂养，待症状消失后再从少量开始尝试，如仍出现同样的不良反应，应尽快咨询医生，确认是否对此种食物过敏。

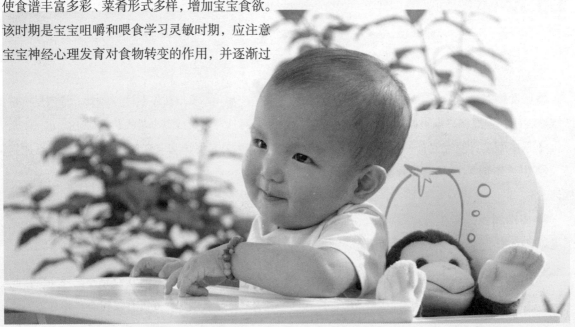

对于宝宝偶尔出现的呕吐、腹泻、湿疹等不良反应，如不能确定与新添加的食物有关时，不能简单地认为宝宝不适应此种食物而不再添加。宝宝患病时也应暂停添加新的食物，已经适应的食物可以继续喂养。

7～9月龄宝宝一天膳食安排

7～9月龄宝宝可尝试不同种类的食物，刚开始每天辅食喂养2次；母乳喂养4～6次，共600mL；鸡蛋一个。随后逐渐达到蛋黄和/或鸡蛋1个，肉禽鱼50g；适量的含有强化铁的婴儿米粉、厚粥、烂面等谷物类；蔬菜和水果以尝试为主。少数确认鸡蛋过敏的宝宝应回避鸡蛋，并相应增加约30g肉类。

7～9月龄宝宝应逐渐停止夜间喂养，白天的进餐时间逐渐与大人一致。大致可安排如下：

- 早上7点：母乳和/或配方奶
- 上午10点：母乳和/或配方奶
- 中午12点：各种泥糊状的辅食，如婴儿米粉、稠厚的肉末粥、菜泥、果泥、蛋黄等
- 下午3点：母乳和/或配方奶
- 下午6点：各种泥糊状的辅食
- 晚上9点：母乳和/或配方奶
- 夜间可能还需要母乳和/或配方奶喂养1次

如何制作泥糊状食物

◎泥糊状的植物性食物

菜泥：选择菠菜、青菜等绿叶蔬菜，摘取嫩菜叶。水煮沸后将菜叶放入水中略煮，捞出剁碎或捣烂成泥状。

土豆、胡萝卜、泥：将土豆、胡萝卜洗净去皮，切成小块后煮烂或蒸熟，用匙压成泥状或捣烂。

香蕉泥：香蕉剥皮，用不锈钢匙轻轻刮成泥状或捣烂。

苹果泥：将苹果切成两半去核，用匙轻轻刮成泥状。

以上制作的水果泥可以直接食用。菜泥、土豆泥最好加入适量植物油，或与肉泥混合后喂养。

◎泥糊状的动物性食物

肉泥：选用瘦猪肉、牛肉等，洗净后剁碎，或用食品加丁机粉碎成肉糜，加适量的水蒸熟或煮烂成泥状。加热前先用研钵或调羹把肉糜研压一下，或在肉糜中加入鸡蛋、淀粉等，可以使肉泥更嫩滑。将肉糜和大米按1∶1比例煮烂成黏稠的粥，适合7月龄宝宝食用。

肝泥：将猪肝洗净、剖开，用刀在剖面上刮出肝泥，或将剔除筋膜后的鸡肝、猪肝等剁碎或粉碎成肝泥，蒸熟或煮熟即可。也可将各种肝脏蒸熟或煮熟后碾碎成肝泥。

鱼泥：将鱼洗净、蒸熟或煮熟，然后去皮、

去骨，将留下的鱼肉用匙压成泥状即可。

虾泥：虾仁剁碎或粉碎成虾泥，蒸熟或煮熟即可。

以上制成的各种泥糊状的动物性食物可以单独吃，也可和菜泥等一起加入粥或面条中。

宝宝护理须知

注意口腔卫生

这个阶段的大多数宝宝都开始或已经开始吃辅食了，其中还有的宝宝面临着出牙的问题，所以，口腔的卫生非常重要。因此，家长必须做好宝宝的口腔护理工作。

◎进食后最好再喂一些白开水

在长牙之前，宝宝都是靠吸吮乳汁、果汁或是各种流质的辅食来获得营养和水分的。这些流质食物，很容易附着于口腔周围的软组织黏膜上，例如上下嘴唇与牙齿之间、口腔底部黏膜、咽喉黏膜等。乳汁若是长期滞留在口腔黏膜上，就会变成口腔内细菌生长的温床。一些感染可能造成宝宝口腔黏膜肿胀甚至出血，例如疱疹病毒等，可能伴随着一些类似感冒的症状，食欲也可能下降。喂宝宝喝奶或果汁时，爸爸妈妈要注意保持宝宝口腔的清洁。可以在喂奶后再喂些白开水，冲洗或冲淡附着于口腔黏膜上的食物，以降低口腔发生病毒感染的概率。

◎进行口腔清洁护理

每次宝宝喝完奶后，选择光线充足的环境，以便能清楚观察到口腔的每一个部位；用小毛巾或围嘴袋围在宝宝的颌下，以防止护理时弄湿衣服；同时准备好温开水和纱布，护理者用肥皂和流动水洗净双手。待准备好一切再开始护理。可用一只手抱住宝宝，另一只手清洁口腔。进行口腔清洁护理时，可对宝宝唱歌、讲话，让他觉得清洁口腔是一件愉快的事情。

增强宝宝免疫力的方法

宝宝出生时从母体得到的免疫力一般可以维持6个月左右。6个月以后，宝宝自己的免疫系统逐渐发育，而这个时候正是宝宝免疫力相对低下的时候，那么如何提高宝宝的免疫力呢？

◎强户外锻炼

充分利用自然界的空气、阳光和水对宝宝进

行体格锻炼不仅对促进新陈代谢、体格发育大有好处，同时还能增加机体对外界环境的适应能力。只要天气好，每天都应带宝宝到户外去活动，进行空气浴、日光浴等锻炼，可每日 1 ~ 2 次，每次 1 小时左右。户外活动时衣着不宜过多，有些宝宝"娇生惯养"，每次外出时穿着大衣，戴着帽子、口罩、围巾等，全身被捂得严严实实。这么一来，宝宝的呼吸道长期得不到外界空气的刺激，得不到锻炼，反而更容易感染疾病。另外，身体无法接触空气、阳光，就达不到锻炼的目的，宝宝变得弱不禁风，反而容易受凉生病。

经常运动还可以增强食欲，但要注意的是，锻炼要遵循适度、持续和循序渐进的原则，不要进行长时间和大运动量的运动，否则可能会因为身体过度劳累而导致宝宝免疫力下降。

◎ 适时添加衣物

除根据气候的变化随时添加衣物，可以使宝宝远离受凉和感冒外，耐寒锻炼也是提高宝宝对寒冷反应灵敏度的最有效方法。天一冷，赶紧用厚厚的衣服将宝宝包裹起来，宝宝无法经受任何寒冷锻炼，反而更容易感冒。一般来说，孩子比大人多穿一件单衣就可以了。

◎ 不轻易去医院

一旦发现宝宝身体不适，不要马上去医院，也不要乱给宝宝吃药。因为医院本身就是病毒集中之地，特别容易造成交叉感染。可以先根据自己的经验，判断一下再做决定。宝宝感冒了，如果没有发烧，只是有点流鼻涕、咳嗽，应该是一般性感冒，多给宝宝喝点水，症状不重的话也不必吃药；宝宝腹泻了，如果只是比平时多拉一两次，水分不太多，那么有可能是消化不良。这种情况可以先控制一下饮食，比如喝点粥，观察一下，要是大便性状很快好转，就不要去医院。

总之，虽然 6 个月后宝宝可能会得个小感冒什么的，但是免疫力也正是在与疾病抗争中一点一点建立起来的，父母给宝宝接受锻炼的机会，要通过科学的方法帮助宝宝建立免疫力。

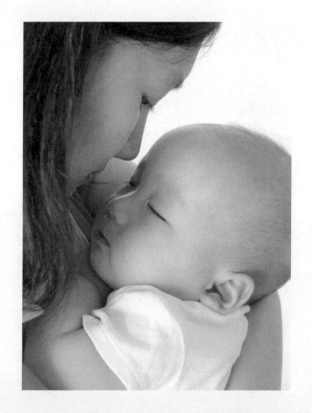

特别关注：婴儿主被动操（适合 7 ~ 12 个月宝宝）………………

婴儿主被动操适用于 7 ~ 12 个月的宝宝，每天可做 1 ~ 2 次，做时少穿些衣服，注意不要操之过急，要循序渐进，也可在户外锻炼。

◎ **做操准备**

做操之前，宝宝要排尿，不能刚刚吃饱，最好是饭前 1 个小时左右，妈妈要洗干净双手，摘掉手上的饰品，如果是冬天要把双手捂热。

第一节：起坐运动

❶ 将宝宝双臂拉向胸前，双手距离与肩同宽。

❷ 轻轻拉引宝宝使其背部离开床面，拉时不要过猛。

❸ 让宝宝自己用劲坐起来。

第二节：起立运动

❶ 让宝宝俯卧，成人双手握住其肘部。

❷ 让宝宝先跪坐着。

❸ 再扶宝宝站起，再让宝宝由跪坐至俯卧。

第三节：提腿运动

❶ 宝宝俯卧，成人双手握住其双腿。

❷ 将宝宝两腿向上抬起成推车状。随月龄增大，可让宝宝双手支持起头部。

第四节：弯腰运动

宝宝背朝成人直立。成人左手扶住其两膝，右手扶住其腹部。在宝宝前方放一个玩具。

❶ 让宝宝弯腰前倾。

❷ 拣起玩具。

❸ 恢复原样成直立状态。

❹ 二个八拍。

第五节：托腰运动

❶ 宝宝仰卧，成人右手托住其腰部，左手按住其踝部。

❷ 托起宝宝腰部，使其腹部挺起成桥形。

第六节：游泳运动

让宝宝俯卧，成人双手托住其胸腹部。

❶ 悬空向前后摆动，活动宝宝四肢，做游泳动作。

❷ 重复二个八拍。

第七节：跳跃运动

宝宝与成人面对面，成人用双手扶住其腋下。

❶ 把宝宝托起离开床面轻轻跳跃。

❷ 重复二个八拍。

第八节：扶走运动

宝宝站立，成人站在其背后，扶住宝宝腋下、前臂或手腕。

❶ 扶宝宝学走。

❷ 重复二个八拍。

✳ 第8个月宝宝 ✳

宝宝看世界的角度几经完全不同了，他的双手也已经能空出来游戏及与人互动。他可以更灵活地探索世界了，所以这时候父母也开始扮演安全警卫的角色。而且，宝宝理解成人语言的能力也增强，开始慢慢地懂得用语意认识物体。

宝宝发育状况

◎感觉发育

宝宝出生时，大脑在细胞数目、形态结构上大体已与成人相近，已经具有视、听、触、摸等各种感觉发育。8个月的宝宝对于话语的了解兴趣，一周比一周更加浓厚了。他可以听出大人的训斥或者赞扬，辨别出友好或愤怒的说话声。用温柔的语气对宝宝谈话，他会很高兴；如果用很大类似于训斥的声音，宝宝会哭。此外，当宝宝高兴时，大人欢快的大笑，宝宝会跟着模仿。还能够根据听到的音乐提高对音乐歌曲的理解能力。在宝宝的大部分时间里，他都在探望身边的物体。宝宝还可以通过视觉、听觉来模仿人的活动。

◎运动能力

8个月的宝宝可以坐着玩，会扶杯喝水，会自己吃东西。能够翻身，并且在没有支撑的情况下自己坐起来，而且还很稳。可以左右转动身体，在不需要帮助的情况下拿起身旁的东西。手眼能够协调联合行动，并且协调能力增强，将眼睛看到的和自身的身体动作建立联结反应。用双手玩耍眼前的玩具。宝宝清醒时经常在玩自己的双手。还能够进行手指的精细动作。此外，不论宝宝是否有牙都会吃小饼干。

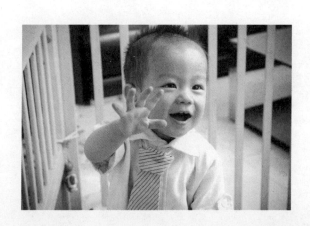

此外，宝宝抓握精确性越来越好，能把东西递给你，但是还没有学会怎样松手、怎样给你。在玩耍玩具时，可以两手交换进行精细捏取的尝试。在玩游戏时，宝宝喜欢自己动手，不期待大人的参与。尤其是在搭积木时，宝宝喜欢挑战，会把积木搭的越来越高，直到倒塌。对于那些需要自己动手操作、拼接组装的玩具，宝宝充满了好奇心，并且不断进行尝试，失败之后还会继续尝试，并能从中体会出快乐和满足。此外，在吃饭的时候，宝宝总是用手去抓勺子，想要自己吃饭，要好好利用宝宝的积极性锻炼宝宝的抓握能力。

◎认知能力

8个月的宝宝已经会区分"一个"、"两个"的概念了。给宝宝不同数量的同类物品，变换数量，宝宝可能会在表情、动作、语言方面告诉你他能够感受到数量的变化。宝宝对周围的一切充满好奇，但是注意力难以维持，很容易从一个活动转向另一个活动。此外，他们还懂得大人的面部表情，并且适时地表现出相应的表情。这个月，宝宝的认人能力更强了。而且，宝宝能明确表示自己的主见，不喜欢的东西就会推开，不喜欢的食物就不会开口，还会极力反抗。此外，宝宝还可以识图、认物、看图片和图画书，认识小动物和物品。

宝宝精心·喂养

辅食制作的安全要求

制作辅助食品除了要讲究烹调方法，使食物的色香味俱全外，最需要注意的是保证安全卫生，防止病从口入。为此，在为宝宝准备辅助食品时，要做到以下几点。

◎清洁

最好能为宝宝单独准备一套烹饪用具，充分漂洗，用沸水或消毒柜消毒后再用。

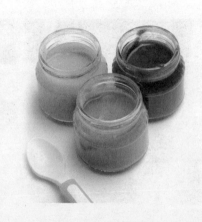

◎选择优质的原料

制作辅助食品的原料最好是没有化学物质污染的绿色食品，尽可能新鲜，并精心选择和清洗。

◎单独制作

宝宝的辅助食品一般都要求细烂、清淡，所以不要将宝宝辅助食品与成人食品混在一起制作。

◎用合适的烹饪方法

制作宝宝辅助食品时，应避免长时间烧煮、油炸、烧烤，以减少营养素的流失。应根据宝宝咀嚼和吞咽能力及时调整食物的质地。食物的调味也要根据宝宝需要来调整，不能以成人的喜好来决定。

◎现做现吃

隔顿食物味道和营养都大打折扣，还容易被细菌污染，因此不要让宝宝吃上顿吃剩下的食物。为了方便，在准备生的原料（如肉末、碎菜等）时，可以一次多准备些，然后根据宝宝每次的食量，用保鲜膜分开包装后放入冰箱保存。但是，这样保存食品的时间也不应超过两个星期。

慎吃市场上出售的成品辅食

目前市场上有很多专门针对婴儿开发的辅食，如蔬菜泥、肉泥、婴儿罐头、鸡肉松、鱼肉松等，给忙于工作的父母提供了很大的方便。但

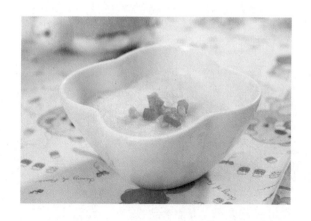

是，这些辅食却不是最好的辅食添加选择。即使其中不含添加防腐剂、香精等人工添加剂，也会存在"不新鲜"的问题。

市售辅食大多属于批量生产，生产日期与上架日期之间总会存在一定的时间差，等到被父母购买再喂给宝宝，时间又会向后推移。经过一些时日的拖延，这些辅食的新鲜度必定大打折扣。与现做现吃的辅食比起来，孰优孰劣，一目了然。

因此，给宝宝添加辅食时，妈妈自己制作的辅食才是最佳的选择。如果实在没有条件制作辅食，不妨将添加辅食的时间向后推一推，等自己有条件制作辅食时再给宝宝添加。

辅食应保持原味

辅食应保持原味，不加盐、糖以及刺激性调味品，保持淡口味。淡口味食物有利于提高婴幼儿对不同天然食物口味的接受度，减少偏食、挑食的风险。淡口味食物也可减少宝宝盐和糖的摄

入量，降低儿童期及成人期肥胖、糖尿病、高血压、心血管疾病的风险。

7～24月龄宝宝的肾脏、肝脏等各种器官还未发育成熟，过量摄入钠可能会增加肾脏负担。有研究观察到，出生早期配方奶喂养宝宝的肾脏稍大于母乳喂养宝宝，推测与配方奶宝宝钠摄入多，肾负荷过高有关。国外研究提示，1岁以上宝宝钠的来源主要是购买的商品化食品，如加工的肉制品、方便食品等。

食物中额外添加的糖，除了增加能量外，不含任何营养素，被称为"空白能量"。这些糖的过量摄入不仅增加宝宝龋齿的风险，也增加宝宝额外的能量摄入，增加儿童期、成年期肥胖的风险，并相应增加2型糖尿病、心血管疾病的风险。

强调婴幼儿辅食不额外添加盐、糖及刺激性调味品，也是为了提醒父母在准备家庭食物时也应保持淡口味，既为适应宝宝的需要，也为保护全家人的健康。

宝宝护理须知 ································

应对宝宝的"分离焦虑"

在宝宝8个月左右时，开始会对陌生人和陌生环境产生害怕的情形，一旦妈妈从他视线里消失，他就会表现出明显的不安并且哭闹，这就是孩子的分离焦虑。

◎给宝宝一个分离缓冲期

当因为工作或其他原因需要和宝宝分离时，应有一段缓冲时间，和接替照顾者有一个角色替换过程，让接替者渐渐被宝宝所接受，减少宝宝的焦虑和不适。

◎建立"妈妈会回来"的信任感

对于1岁以内的宝宝，父母应尽量减少离开宝宝的次数，特别是要尽量减少让宝宝一个人独处的次数，如果必须离开，便要先安抚宝宝，让他知道你一定会很快回来。当宝宝经历了多次妈妈离开又回来的情况后，他便会产生信任感，从而在下次妈妈离开自己时战胜分离焦虑。

◎培养宝宝独处的能力

给宝宝自己一个人玩的机会，比如在喂过奶、换过尿片之后，把宝宝安顿在客厅中，让他自己玩。当感觉宝宝厌烦玩某样东西时，父母再帮他拿一些别的玩具，让他尽量专注于自己的活动，不要打扰他，渐渐地宝宝能表现出独立的倾向。

◎妈妈不在身边，接替者采取的方法

● 给宝宝看全家福相片或父母相片，以缓解宝宝的焦虑情绪。

● 给宝宝一个认同的拥抱，当宝宝有分离焦虑哭得很伤心时，接替者可采取拥抱的方式，抱着宝宝、拍拍他的背、和他说说话，以表达自己的立场，给予宝宝充分的安全感。

● 和宝宝玩游戏，宝宝喜欢游戏，当他专注玩游戏时（比如吹泡泡、敲敲打打、读故事等），常常会忘了其他事情。

● 转移目标，带宝宝看看金鱼、积木、玩具，出去走走等。

◎妈妈不该采取的方法

● 不理睬宝宝的哭声，狠心走开。

● 硬掰开宝宝紧攥着爸爸妈妈的手，甚至埋怨着，然后离开。

● 把宝宝单独隔离到另一个地方，不让他跟着，然后趁机走开。

● 趁宝宝玩得高兴时，偷偷地走开。

怎样应对爱咬人的宝宝

8个月大的宝宝常常会咬人，随着宝宝的成长，咬人习惯会消失，但小宝宝还不能分辨自己行为的好坏，因此家长需要了解宝宝咬人行为背后隐藏的原因，及时给宝宝以正确的引导。

◎实验性的咬人

宝宝用咬人的方式来探索世界，有些宝宝吃奶的时候还试着咬妈妈的乳头，这对于宝宝来说就像是一个游戏。

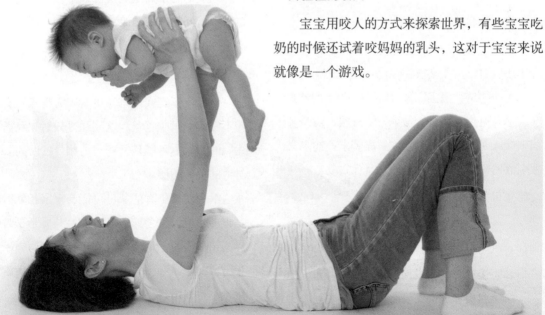

解决对策：可以让宝宝尝试，但不能放纵宝宝咬人，当宝宝咬人时，大人千万不能在宝宝面前笑，否则宝宝会认为受到鼓励和赞扬，认为咬人是一个有趣好玩的游戏，应该适时地跟宝宝说："不能这样，妈妈会痛哦。"宝宝通常马上就能知道哪种情况下不能咬人。

◎ **牙痒痒**

通常，宝宝在第4个月时就开始长牙了，牙床总是感觉不舒服，他们会通过咬人来缓解，试图摆脱自己的新牙。

解决对策：如果宝宝因为磨牙而咬人时，可以给他一些安全的东西来咬，比如磨牙圈、磨牙饼干或磨牙棒等，以缓解宝宝难以忍受的牙床不适感。

◎ **感觉不舒服**

宝宝身心不舒服，感觉疼痛，经常哭闹，哭急了还咬自己的手指或脚趾。

解决对策：当宝宝哭闹时，大人首先要查明宝宝是否有生理需求，是躺得不舒服，还是肚子痛，抑或是牙痛，及时帮他解决需求，如果是出牙引起的疼痛，可以给一些玩具或食物。

◎ **感觉很害怕**

宝宝还不会用语言表达自己的感受和想法，当他自己一个人独处时，可能因为对陌生环境的害怕和恐惧而咬人，以保护自己，战胜恐惧。

解决对策：大人要给予宝宝更多的耐心和爱

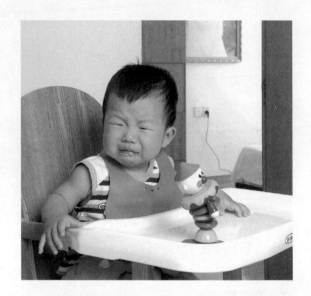

心，宝宝渴望被关注和爱护，当他需要保护时，大人要在他身边，这对宝宝非常重要。不要为了锻炼宝宝的胆量而逼迫宝宝独处，这会让宝宝更恐惧，最好的办法是给宝宝足够的安全感，渐渐地宝宝的恐惧感就会消失，不再咬人。

◎ **表达愤怒和不满**

当宝宝不安或愤怒时也有咬人现象，有的宝宝不咬妈妈只咬爸爸，这往往是表达"我需要关注"的意思，可能是爸爸与他相处的时间太少，对他的关心不够。

解决对策：有的父母可能与宝宝相处时间不是很多，但要学会如何最有效地共度亲子时光，提高亲情质量。最好每天固定一个专门属于自己和宝宝的亲子互动时间，全家一起专心做游戏或玩乐，这是增进感情很有效的方法。

特别关注：学爬

每个宝宝呱呱坠地时只能保持仰卧的体位，从最初"受制于人"到后来独立行走，中间必定经过"爬"这一环节。"爬"，看来是一种很简单的活动，但对宝宝来说并不简单，要尽一番努力才能完成。爬行对宝宝的各种能力发展非常重要，绝不能略过直接学走。

宝宝爬行不是可有可无

7 个月大的宝宝已经开始学爬了，宝宝们对爬行也十分感兴趣，一有机会就想试着挪动自己的身体。然而，有些父母却嫌宝宝爬来爬去不好看护，或急于让宝宝学会走路，总是有意无意地绕过教宝宝爬行的环境，直接教宝宝站立和走路。这对宝宝的发育和发展是很不利的。

医学研究证明，爬行对宝宝的大脑发育、手、足、眼的协调性和动作的灵活性都有十分重要的影响。如果宝宝在不会走路前多爬，不但可以增强宝宝颈部、四肢关节和小肌肉群的力量，增强宝宝的平衡感、动作的灵活和协调性，为日后行走打下扎实的基础，对宝宝的智力开发和情感发展也是助益多多。在实际生活中，那些会爬、早爬、多爬的宝宝们大多动作灵敏、协调能力好、认知力强、求知欲强，比较容易融入社会；而那些不爬或少爬的宝宝长大后大多显得呆板、迟钝、生活态度消极，不喜欢接触新人和新事，患感觉统合失调症的比例也大大高于爱爬和多爬的宝宝。

可见，爬行是宝宝成长过程中必不可少的一环，不能轻易被忽略。如果宝宝喜欢爬，父母千万不要阻止宝宝，反而应该鼓励宝宝，帮助宝宝，让宝宝尽情地享受爬行的快乐；如果宝宝不会爬、不喜欢爬，父母更要想办法教宝宝爬，引导宝宝多爬，帮宝宝补上对自己的一生有重要促进作用的一课吧！

爱 心 提 示

宝宝学习爬行的整个过程就是一个思考问题和解决问题的过程，宝宝从学爬中获得了更多的学习能力。宝宝爬行中实验了不同的方式，然后"选择"最好用的。宝宝学到了如何解决问题，及其因果关系——我的脚这样动，会比那样动爬得更快"。宝宝也学会了自我激励：动得越多，越能更容易地拿到玩具，也就越有增进自己的移动技巧的愿望。

注意爬行安全

宝宝一旦学会了独立爬行，爬行就成了他们最喜爱的活动，他会在家里的床上、地板上、沙发上甚至角落处爬来爬去。这时，做家长的可千万要注意宝宝爬行时的安全和卫生。

如果地板太凉或太硬，可铺上软硬适中的安全地垫；家中的橱门、厨房及卫生间的门要随手关闭，这些地方对学爬的宝宝具有诱惑力，同时又是一个充满危险的地方；使用安全插座，或电插座加上防护盖；收起桌上的桌布、摆设、玻璃制品、化妆品、烟灰缸等；同时也要提防小玩具或钱币等异物，以免宝宝不小心吞进肚子里；窗户应有护栏，或者使床远离窗户，防止宝宝爬上窗台；热的汤、饭菜上桌后，不要让他接近或爬上桌子，放在桌上的热水瓶、茶具、花盆等尽管宝宝够不着，但他有可能抓住桌布把它们拉下来。不要让宝宝用弄脏的小手直接拿东西吃。

让宝宝穿上便于活动的衣服，否则圆滚滚的造型，也会阻碍宝宝爬行。在宝宝前方放置吸引他的鲜艳玩具，逗他前进。轻轻托起宝宝肚子，帮助宝宝呈爬行的姿势。用手掌顶住宝宝的脚掌，让他有施力的感觉，也能帮助他掌握出力的诀窍。尽量不要让宝宝提前坐学步车，以免减少学爬的机会。

宝宝爬来爬去时，家长一定要在一旁看护。

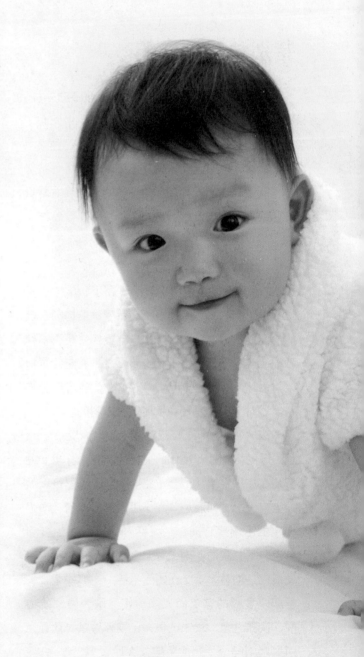

巩固宝宝爬行的能力

科学研究表明，婴幼儿早期是否进行充足的爬行训练，对其生长发育和智力发展有很大的影响。爬行不好的宝宝，成长中较容易出现走路爱摔跟头、经常磕磕碰碰等问题。所以父母一定要掌握科学的方法，给宝宝提供学爬的机会，努力锻炼宝宝爬的能力。

◎让宝宝被动爬行

先让宝宝趴在床上，用一条毛巾从他的肚子下穿过，父母抓住毛巾的两头轻轻提起，帮助宝宝挪动他的手脚，协调前进。使用这个方法，优点是宝宝能很快地学会标准爬姿，而缺点则是父母要时刻提着宝宝，比较耗费体力。

◎引诱宝宝前进

这个方法比较常用，也能起到不错的效果：先让宝宝俯卧，在他面前触手可及的地方放置一个他喜爱的玩具，让宝宝只需挪动一点儿身体就能够到，然后用语言引导宝宝努力前进。当宝宝拿到玩具时，父母要大力表扬，以增加宝宝向前移动的积极性。接下来，父母可以适当地将玩具放远一点儿，并鼓励宝宝继续拿玩具，如果宝宝够不到的话，父母可以用手推宝宝的脚，帮助他前进。

◎父母示范爬行

父母在教宝宝学爬时亲自为宝宝示范讲解爬行的要领，并和宝宝一起玩耍嬉戏。宝宝都喜欢模仿大人的行为，如果父母爬得很高兴，宝宝也会觉得爬行是一件很有趣的事情，会增加学习爬行的积极性。

◎宝宝会爬行后的强化训练

转向爬行：先把有趣的玩具给宝宝玩一会儿，然后当面把玩具藏在他的身后，引诱宝宝转向爬行。

爬行小路：把一小块地毯、泡沫地垫、麻质的擦脚垫、毛巾等东西排列起来，形成一条有趣的小路，让宝宝沿着"小路"爬，体会在不同质地的物质上爬行的感觉。

攀爬椅子：从地面爬行进展到爬上椅子，这是建立立体空间高度概念的最佳练习机会，也可强化宝宝手部和腿部的肌力。在攀爬时如果宝宝撞倒了椅子也不要紧，从这些经验中宝宝可以学到如何避免危险的自保本领。

◎让宝宝和其他宝宝比赛爬行

除了用一些常规的方法巩固训练宝宝的爬行能力之外，父母还可以带宝宝多参加一些社会活动，比如"宝宝爬行大赛"，让宝宝在与别的宝宝一起游戏的时候，感受爬行给他带来的无穷快乐。通过这样的比赛，不仅能锻炼宝宝的爬行能力，还为宝宝扩大了社交圈，提供了结交新朋友的机会。

❋ 第9个月宝宝 ❋

本月龄宝宝的大运动形式不断转换，更加灵巧；精细动作发展到拇指和食指分开抓握。宝宝从大运动发展到精细动作，运动功能出现了飞跃的发展。宝宝开始有更多情感需求，父母要花费更多的时间跟宝宝玩，以免宝宝寂寞。

宝宝发育状况

◎感觉发育

此时，宝宝看东西已能看清物体的整个画面，而不仅仅是一幅幅破碎画面的拼凑。视线能随移动的物体上下左右地移动，能追随落下的物体，寻找掉下的玩具，并能辨别物体大小、形状及移动的速度。能看到小物体，并开始区别简单的几何图形，观察物体的不同形状。开始出现深度视觉，实际上这是一种立体知觉。

◎运动能力

宝宝通过玩各种玩具，纤小的手指变得更加灵活了。此时的宝宝还特别喜欢敲打小鼓、小琴等，每当他敲出声音时就显得非常高兴，因此即使在饭桌上也把小勺和碗当作玩具来敲打。此外，宝宝还能灵活地运用五个手指抓起很小的东西来；能抓住栏杆从坐位站起，能够扶物站立双脚横向跨步；也能从坐位主动躺下变为卧位，

而不再是被动地倒下。宝宝总喜欢把手中的物件放入盒内或从盒里取出来，所以常常给妈妈找麻烦。他能"悠闲"地站上一小会儿，还能扶着家具走。由于站时视线比坐时更开阔，所以宝宝就更高兴了。宝宝在爬行时以手为主，像士兵匍匐前进一样，这是宝宝在爬行初期的正常现象，说明宝宝的臂力发育较好。

◎认知能力

9个月的宝宝"喜新厌旧"，特别需要新的刺激，遇到感兴趣的玩具就会试图拆开，还会将玩具扔到地板上。宝宝在这个阶段的数理逻辑能力也有所发展，很喜欢观察不同物品的构造，在摆弄物体的过程中能够初步认识到一些物体之间最简单的联系。宝宝对自己的名字有反应。此外，宝宝已经能听懂语调，对爸爸妈妈的一些指

令能做出相应的反应。随着音乐有节奏地摇晃，认识五官是9个月宝宝的认知能力。而且，他还能够认识一些图片的物品，有意识地模仿一些动作。不同于以往的哭闹，他还知道配合穿衣。

宝宝精心·喂养

宝宝特别喜欢吃某种食物怎么办

有些宝宝在添加辅食后，对某种甜的或咸的食物特别感兴趣，会一下子吃得很多，但会拒绝喝奶和吃其他辅食。对于这种宝宝，父母们可不能由着他。

不偏食、不挑食的良好饮食习惯应该从添加辅食时开始培养。在添加辅食的过程中，应该尽量让宝宝多接触和尝试新的食物，丰富宝宝的食谱，讲究食物的多样化，从多种食物中得到全面的营养素，达到平衡膳食的目的。

此外，不加限制地让宝宝吃还可能使宝宝吃得过多，造成胃肠道功能紊乱，甚至破坏宝宝的味觉，以后反而不喜欢这种食物了。

几种蔬菜混合做成菜泥好不好

把几种蔬菜混合在一起虽然可以实现营养互补，却会使食物的味道变得很复杂，不利于宝宝细细品味每种食物的特有味道，培养起对食物的认知和兴趣。如果宝宝出现过敏，相对复杂的成分也会给父母寻找致敏源造成困难。所以，如果是刚开始添加辅食，最好一次只让宝宝吃一种菜泥，待宝宝熟悉了蔬菜的味道，又没有过敏反应后，再尝试把几种蔬菜混合到一起做菜泥。

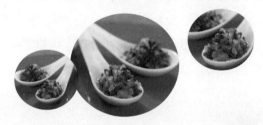

宝宝护理须知

纠正宝宝出牙期的坏习惯

在出牙期，即使宝宝有些不起眼的习惯，都可能使他失去一口健康、整齐的牙齿。父母与其等着宝宝出现了牙齿畸形，甚至影响了他的面容美观再去做矫正，不如从出牙期开始帮他改掉这些坏习惯。

◎舔舌

如果宝宝不停地用舌尖舔上下前牙，会导致开合。如果常舔下前牙，可导致下颌向前移位，形成下颌向前突的反合。如果用舌头同时舔上下前牙或经常吐出，会使上下颌均向前移位，导致双颌前突畸形及开合。

◎咬唇

如果宝宝有咬上唇的习惯，会导致下颌前凸，前牙反合，上前牙拥挤并向舌侧倾斜；如果宝宝有咬下唇的习惯，则会使下颌后缩，下牙拥挤，上牙前凸呈"鸟嘴状"。

◎用嘴呼吸

正常的呼吸应用鼻子进行，但如果宝宝患有鼻炎或腺样体肥大等疾病，鼻道不通畅，就会形成用口呼吸的习惯。长期用嘴呼吸，宝宝的舌头和下颌后退，会导致上颌前凸，上牙弓狭窄，牙列不齐。外观上表现为开唇露齿，上唇短厚，上前牙突出。

◎咬物

如果宝宝爱咬被角、枕头等，则容易在上下牙之间造成局部间隙。而且如果长久地使用一处牙齿啃咬物品，就会形成咬物处牙齿的小开合。

◎下颌前伸

许多宝宝喜欢模仿下颌前伸这个动作，久而久之就成了习惯，导致双颌形成反合。

爱 心 提 示

如果宝宝能于早期改正不良的口腔习惯，一般不会造成严重的牙颌畸形。即便已有轻度的牙颌畸形，在不良习惯改掉后也能自行恢复。父母首先要了解宝宝这些不良行为发生的心理原因，然后用各种方法帮助宝宝改正这些不良习惯。如果实在无法指导宝宝矫正这些不良习惯，可以寻求牙科医生的帮助。

宝宝乘车安全问题

◎给宝宝提供安全的乘车环境

不要让宝宝坐在副驾驶座位：副驾驶座位对宝宝来说很危险，带宝宝坐车时不要让宝宝自己坐在副驾驶的位置，即使由大人抱着也不行。因为相对于成人来说，宝宝的头部占身体的比重要大，颈部因此更易受到伤害，当车子急刹车时，副驾驶位置上的宝宝如果没有得到有效固定，颈部将遭受巨大外力，会伤及颈椎甚至脑部。

不是抱着宝宝乘车就能万无一失：有许多父母乘车时抱着宝宝，以为这样很安全。事实上，当汽车在 50 千米的时速下发生碰撞时，车内物体的重量将猛增 30 倍，意味着一个体重 10 千克的宝宝，在碰撞瞬间"变成"一个重达 300 千克的发射物，这时父母根本抓不住宝宝。

给宝宝使用安全装置：许多宝宝在交通事故中受伤甚至死亡，往往是因为父母没有给宝宝系好安全带，甚至没有使用任何安全装置。所以我们在这里强调，家长应充分认识到宝宝乘车时的脆弱性，无论路途远近，交通状况如何，有无监督，都应该给宝宝使用安全座椅和正确使用安全带。

不要给宝宝吃东西：在汽车行驶过程中，最好不要给宝宝吃东西，尤其是糖豆之类的细小零食，很有可能在汽车颠簸的时候卡在宝宝的咽喉或误入气管中。

◎有关宝宝乘车安全的一些误区

误区 1： 给宝宝系成人安全带

知道给宝宝系成人安全带，说明家长在安全意识上有了很大提高，但由于宝宝身材矮小，身体尚未发育完全，只是扎在腰部的那段安全带才起作用，在发生交通意外时就会造成宝宝的腰部挤伤或脖子脸颊压伤，如果系的太松，又不会起到任何保护作用，撞击后直接飞出去。

误区 2： 在车里堆满玩具

一些家长为了让宝宝能在车里老实地待着，特意在车内堆满了各种儿童玩具，这样虽然转移了宝宝的注意力，但一旦出现紧急制动或碰撞等情况，这些玩具就会成为宝宝的潜在安全隐患，所以尽量不要在车内放置一些硬质玩具，即便要放也要选一些类似毛绒玩具的物品。

特别关注：学站

站立是促使维持身体直立的肌肉工作，可以预防挛缩及加强下肢骨骼发育，为移动行走做准备。会站的宝宝在学走时，活动力会比直接学走的宝宝强几倍。站是走的前驱期，宝宝在学会了站及接下来走的动作之后，其活动力会比之前增加好几倍。

宝宝学站立的方法

家长可以观察宝宝想学站的时机。不需要刻意提前或是拖后。其实，运动能力发育比较早的宝宝，在 8 个月的时候就能够被扶着慢慢学习站立了，9 个月的时候可以自己扶着家具站起来。

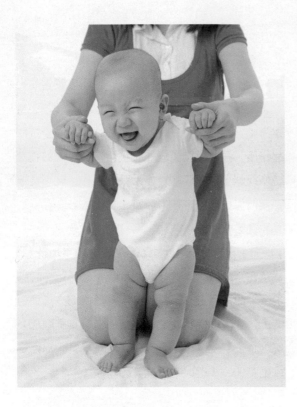

如果这个月宝宝还不会站的话，父母可以用一些方法对宝宝进行引导。

方法一： 家长可以用双手牵着宝宝的小手，慢慢将他拉站起来，让他感受到脚用力的感觉。当宝宝可以独立站一下时，家长可以给予及时的鼓励，让他有成就感。

方法二： 父母可将宝宝放在家中桌子前或是茶几前，最好选择高度与宝宝高度较适当者，再将宝宝喜爱的玩具放置在桌面上，让他站着玩玩具，借此训练他的耐力及稳定性。

方法三： 将宝宝喜欢的玩具放在有一定高度、宝宝需要站起来才能够得到的地方，这样宝宝在伸手去够玩具的时候会不自觉地往起站立。还可以尝试用绳子把玩具吊起来，引诱宝宝站起来去拿。在这种姿势不稳定的游戏过程中，宝宝的平衡感会越来越好。

方法四： 让宝宝靠墙站立，站稳后轻轻地松开手，不要忘记夸奖他："宝宝真棒！"

方法五： 让宝宝仰卧，拉着他的双手让他坐起—站立—坐下—躺下，这样的练习能够增强宝宝的肌肉力量，对站立和行走很有好处。

方法六： 做蹬腿运动时，爸爸或妈妈用双手从宝宝的腋下将其扶住，让宝宝在自己腿上弹跳，可以促进宝宝腿部伸展。

学习站立较晚的原因和解决方案

进入 11 个月的宝宝，大多数都已经自己能够站立了，最早的在五六个月就能站立了，但有个别宝宝至今还不会自己站立起来。这不排除宝宝个体之间的差异，以及爸爸妈妈们的一些认识。对宝宝们而言，生活是一连串体能上（以及智能上、情绪上）的挑战。大人们视为理所当然，轻而易举的一些动作，对宝宝们而言，却需要费相当力气才能克服这些障碍，取得成功。比如翻身，坐起来，以及站立。

对于 11 个月仍不会自己站立起来的宝宝，爸爸妈妈要从主客观上进行一下原因分析，一般不外乎以下几方面的因素：

体重的因素：过于胖的宝宝由于身体笨重，行动费劲，比较不容易站起；但如果宝宝四肢强壮、协调性好，即使重也可以站得很好。

锻炼的因素：一个成天被妈妈放在推车里、躺椅或游戏围栏中的宝宝，是没什么机会去练习站立的。

家具的因素：周围的家具如果很不牢靠，宝宝的鞋袜太滑溜，都有可能对宝宝学习站立产生障碍。

针对以上原因，妈妈爸爸可以采取以下解决办法：

对过胖的宝宝：爸爸妈妈要适当地控制一下宝宝的饭量，既是为宝宝的现在，也是为了宝宝的将来。

缺少锻炼的宝宝：妈妈要给宝宝一些自由的发展空间，这时你就会发现，宝宝同样站立得很好。

把家具固定好：为了鼓励宝宝，在稍高的家具上摆上宝宝心爱的玩具，诱使宝宝直起身子去拿。另一方面，也可以常常扶着宝宝让宝宝站在你的大腿上，这对建立宝宝的信心大有益处。

从发育角度看，一般宝宝会站立起来的平均年龄是 9 个月大，大多数在 12 个月以前都能完成这个过程。如果宝宝在 1 岁时还不能站立起来，爸爸妈妈就应该带宝宝去看医生了。

爱心提示

有的宝宝在家里会站，一到户外就不会了。在公园等比较宽阔的地方，宝宝身边没有可扶的东西，站立可能会让他觉得有点害怕。而且宝宝学站时期正是"认生期"的开始，让他来到不熟悉的地方，离开妈妈自己站立，是他不喜欢的事情。

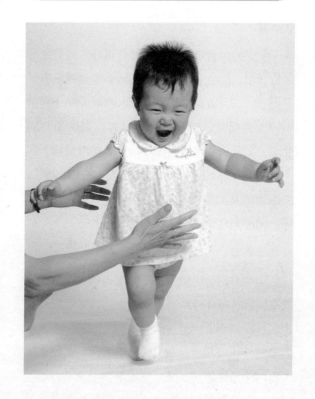

第 10 个月宝宝

宝宝一旦掌握一项新技能，就会不断地想使用这项技能。例如抓捏东西，宝宝会伸手抓取任何他能够碰到的东西，父母要感叹怎么没有卖宝宝手铐的。例如爬行，宝宝乐此不疲地探索新世界；爬行让宝宝有了一条新的社交途径，现在他已经不必等着你而是可以主动爬去找你了。

宝宝发育状况

◎ 感觉发育

宝宝的声音定位能力已发育很好，对清楚的定位运动，能主动向声源方向转头，也就是有了辨别声音方向的能力。大人手拿着风铃分别向不同方向摇晃，宝宝也会随风铃位置的变化而变动。而且，还能够对细小的声音做出反应。10个月的宝宝已经能较好的手眼配合完成活动了，懂得常见人及物的名称，会用眼注视所说的人或物。能准确地观察大人们的行为。

◎ 运动能力

10个月的宝宝的身体动作变得越来越敏捷，能很快地将身体转向有声音的地方，并可以爬着走。这个阶段的宝宝能够独自站起来，靠着学步车慢慢地走几步，一只手可以拿两块小积木，手指的灵活性增强，两只手也学会了分工合作。宝宝可以拉着栏杆从卧位或者坐位站起来，双手拉着妈妈或者扶着东西蹒跚挪步。有的在这段时间已经学会一手扶物蹲下捡东西。坐着会向前、向后、向左右蹭着移动，宝宝爬得也很好了。手的精细动作有了很大进步，能自由地伸张五指。拿东西更准确了。

宝宝的身体及手、手臂、手指、下肢、脚的活动变得协调。他喜欢扔东西。还能配合穿衣时伸手，穿鞋袜时伸脚。宝宝喜欢用粉笔画线条，开始时只会画曲曲弯弯的线，然后慢慢地会画圆和直线，再后来就会表达出嘴、眼睛等物。随着宝宝表达内容的增加，他的手指会更加灵活，大脑也会更聪明。

◎ 认知能力

此时的宝宝好奇心增强，看见大人做事，他也想跟着做。而且，宝宝的记忆力大大增强，能记得一分钟前被藏到箱子里的玩具。宝宝喜欢东瞧瞧西看看，这是他在探索周围的环境。对于他的玩具，宝宝已经会学着估计玩具的高度、距离，会去比较两个物品的不同。宝宝能认识自己的玩具、衣物，还能指出鼻子、眼睛、口、头等自己身上的器官。当有其他小孩在旁边想分享他的玩具时，宝宝会显出对玩具明显的占有欲。他开始观察物体的属性，得到关于形状、构造和大小的概念。甚至开始理解某些东西可以食用，而其他的东西则不能。此时的宝宝生活已经很有规律了，心里也有一个小算盘。宝宝觉察到妈妈和他是两个分离的个体，能在镜子里分辨出妈妈和自己的不同影像。宝宝的心情开始受妈妈的情绪影响。在玩游戏时，他们认识到自己的力量，这是其自我意识的最初表现，在宝宝的发展过程中具有重要作用。

10～12月龄宝宝一日膳食安排

10～12月龄宝宝每天添加2～3次辅食，母乳喂养3～4次。每天奶量约600毫升；鸡蛋1个，肉禽鱼50克；适量的强化铁的婴儿米粉、稠厚的粥、软饭、馒头等谷物类；继续尝试不同种类的蔬菜和水果，并根据宝宝需要增加进食量，可以尝试碎菜或自己啃咬香蕉、煮熟的土豆和胡萝卜等。不能母乳喂养或母乳不足的宝宝仍应选择合适的较大婴儿配方奶粉作为补充。

停止夜间喂养，一日三餐时间与家人大致相同，并在早餐至午餐、午餐至晚餐、临睡前各安排一次点心。大致可安排如下：

● 早上7点：母乳和／或配方奶，加婴儿米粉或其他辅食。以喂奶为主，需要时再加辅食

● 上午10点：母乳和／或配方奶

● 中午12点：各种厚糊状或小颗粒状辅食，可以尝试软饭、肉末、碎菜等

● 下午3点：母乳和／或配方奶，加水果泥或其他辅食。以喂奶为主，需要时再加辅食

● 下午6点：各种厚糊状或小颗粒状辅食

● 晚上9点：母乳和／或配方奶

为宝宝添加固体食物

经过前几个月的锻炼，宝宝的咀嚼能力得到了很大的提高，可以吃的东西也越来越多。这时候要多给宝宝添加一些固体食物，并可以增加食物的硬度，以继续帮助宝宝锻炼咀嚼动作，促进口腔肌肉的发育、牙齿的萌出、颌骨的正常发育与塑形及肠胃功能的提高，为以后吃各类成人食物打好基础。

这时的宝宝可以吃的东西已经接近大人，但还不能吃成人的饭菜，像软饭、烂菜、水果、小肉肠、碎肉、面条、馄饨、小饺子、小蛋糕、饼干、燕麦粥等食物，都可以喂给宝宝吃。

宝宝的主食可以从稠粥转为软饭，烂面条转为包子、饺子、馒头片等固体食物。水果和蔬菜不需要再剁碎或是磨碎，只要切薄片或细丝就可以，肉或鱼可以撕成小片给宝宝吃。水果类的食

物可以稍硬一些，不需要做成果汁或果泥。蔬菜、肉类、主食还是要软一些，具体硬度可以用"肉丸子"来作为代表。

爱 心 提 示

　　改变食物质感时，要注意观察宝宝的大便。如出现腹泻，即表明宝宝对目前食物性状不接受。如大便中有未消化的食物，需要降低食物的摄入量，或将食物做得更细小一些。

给宝宝一些手抓食物

　　很多妈妈觉得不应该让宝宝用手抓食物，觉得那样不卫生。其实，让宝宝用手抓食物，会使宝宝的手变得灵活，并能为宝宝1岁左右学会自己用匙吃饭做好准备。如果妈妈允许，宝宝会特别乐意用他自以为灵活的小手去抓东西来吃。不过要注意，每次只能给宝宝一样食物，因为有的宝宝会兴致大起而把所有食物一次性全放到嘴里去。

　　先让宝宝吃面包干或是入口即化的饼干。宝宝啃咬面包干时，唾液会把面包干泡湿，便于宝宝吃到食物。虽然吃到的是极少量，也是值得肯定的，主要是培养宝宝自己吃食物的习惯。然后给宝宝吃水果块、煮熟的蔬菜，这些食物必须是软的，且不需要过度咀嚼便可以吞食的。还可将成熟的香蕉片、熟软的桃子或哈密瓜、煮得软软的胡萝卜等，放到盘子里给宝宝用手抓着吃。

　　这样，到宝宝1岁的时候，他就会拿起勺子，充满自信地吃饭了。

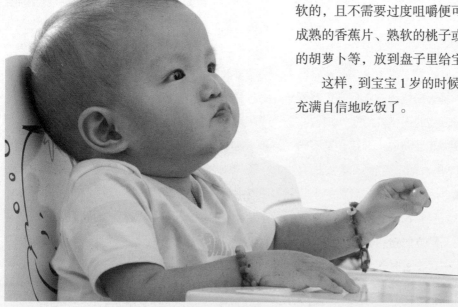

宝宝护理须知

教宝宝使用杯子

在宝宝 10~11 个月大的时候，父母应该训练宝宝用杯子喝牛奶或者喝水，这样宝宝在满周岁的时候就能很熟练地使用杯子了。

首先要让宝宝熟悉杯子。在刚开始时也许宝宝不爱用杯子，甚至把它当成玩具抢来抢去。我们可以先让其用鸭嘴杯学着喝，当宝宝能用这种杯子喝足够量的时候，可把杯盖拿下来，让他直接用杯子喝奶。妈妈要不厌其烦地训练，能喝多少就喝多少。当宝宝喝得好时，及时用抱、亲脸、拍手等方式鼓励和表扬，喝不好也不要批评，而是帮助他纠正不正确的动作。

大人可以用杯子喝水做示范给他看，宝宝喜欢模仿别人的动作，渐渐地他就会习惯用杯子喝奶了。从小训练比长大再去学习要好得多。而且每次喝完奶要给些温开水漱口，洗去口腔内的奶液，以保护牙齿。

逗宝宝开心要适度

很多父母都喜欢逗弄宝宝，但过分地逗宝宝，轻者会影响宝宝的饮食、睡眠，重者会伤及宝宝的身体，甚至危及生命。所以，逗宝宝开心要适度，需要把握好时机、强度与方法。

◎ 进食时不宜逗乐

宝宝的咀嚼与吞咽功能尚未完善，如果在他进食时与他逗乐，不仅会影响宝宝良好饮食习惯的形成，还可能将食物吸入气管，引起宝宝窒息甚至发生意外。如果在宝宝吃奶时逗弄他，宝宝可能会把奶水吸入气管，还会发生吸入性肺炎。

◎ 临睡前不要逗乐

睡眠是大脑皮质抑制的过程，宝宝的神经系统尚未发育成熟，兴奋后往往不容易抑制。如果宝宝临睡前过度兴奋，会迟迟不肯睡觉，即使睡觉，也会睡不安稳，甚至出现夜惊。

◎ 不要高抛宝宝

有些父母为了让宝宝高兴，就用手托住宝宝的身体往上抛，在其下落时用双手接住。殊不知，宝宝自上落下，跌落的力量非常大，不仅有可能损伤父母，而且父母手指也有可能戳伤宝宝，如果被戳到要害部位，还会引起内伤。更危险的是，一旦未能准确接住宝宝，后果不堪设想。

◎不要转圈子

有些大人喜欢用双手抓住宝宝的两只手腕，提起后飞快转圈。这种逗乐会使宝宝转得头晕眼花，有时大人自己突然站立不稳，甚至和宝宝一起跌伤，同时容易使宝宝的腕关节脱位。

爱 心 提 示

宝宝的玩具应少而精。给宝宝买玩具不要买得过早，玩具要买得少而精。宝宝每次玩玩具时，不要给他拿太多，只需选择一件比较适合他玩的即可。给宝宝的选择太多，他会无所适从，毕竟宝宝还小，不知道哪一样玩具最适合自己。

纠正宝宝扔东西的坏习惯

◎宝宝扔东西是学习的过程

在重复扔东西这一动作的同时，宝宝实际上也是在学习。比如，他会观察物体的坠落轨道、方式，并注意不同物体落地时的声音；他会逐渐发觉扔东西和发出声音之间是存在着必然联系的，从而学习了逻辑知识。所以，扔东西对宝宝而言，是必经的一个成长阶段，对于宝宝的智力

和心理成长都有很大好处。

◎不要放任宝宝扔东西

虽说扔东西是宝宝一个必然的成长过程，但父母在这件事情上的不同态度会导致宝宝往不同的方向发展。正确的态度应该是：在宝宝开始掌握这项技能的时候，提供给宝宝一些适当的玩具（比如线球、皮球等），并创造一个安全、宽敞的环境，让宝宝扔个够。在宝宝刚开始扔东西的时候，家长应当给予大力的表扬，这样可以增强宝宝的自信心和快乐情绪，让宝宝能愉快地玩耍、轻松地接受知识。但当宝宝慢慢长大后，应注意逐渐淡化其扔东西的行为，以免养成不良的习惯。

◎不要强化宝宝扔东西引起注意的意识

宝宝在扔东西的时候，可能会不慎损坏物品，比如落下的球砸倒了桌上的水杯，对此父母

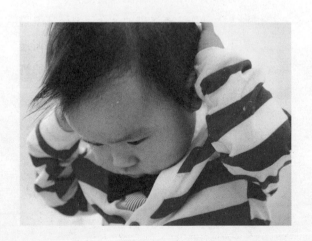

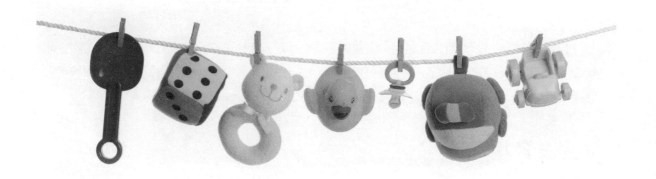

一定不要表现得过分夸张和紧张，这种反应会让宝宝感觉很特别，这将无形中强化了他用扔东西的方式引起他人注意的意识。以后一旦他想引起别人注意或想表现自己，都会想到用扔东西的方式来实现，这样最终会让他形成扔东西的坏习惯。

◎**扔东西已变成一种习惯，如何纠正**

如果宝宝已经形成了扔东西的坏习惯，那么父母可以采取以下措施：

❶ 耐心地告诉宝宝什么东西可以扔，什么东西不能扔。当宝宝扔了不能扔的东西或想要扔时，父母要用严厉的话语或表情告诉他"不能扔"，然后拿一个可以扔的东西给他扔。

❷ 如果宝宝是因为生气、发泄而扔东西，那么父母应该细心观察，了解宝宝生气的原因，对宝宝进行安抚。

❸ 有时宝宝扔东西只是为了引起父母的注意，所以只要稍微加强对宝宝的关注程度，让宝宝感觉到父母在注意他，就可以纠正宝宝乱扔东西的坏习惯。

❹ 父母要告诉宝宝扔出的东西要自己捡回来，这样可以有效地减少宝宝乱扔东西的毛病。如果用直接诉说的方式宝宝无法理解的话，父母可以亲自做示范。

❋ 第11个月宝宝 ❋

　　11个月可以说是一个阶段性时期，宝宝之间的个体差异也十分显著。宝宝非常好动，努力蹒跚学步，而且手的动作更加灵活了，除了喜好模仿外，也更渴望与人交流、玩耍。由于活动范围的扩大，宝宝可能会做出一些意想不到的动作，家长要时刻注意宝宝的安全，避免发生意外。

宝宝发育状况

◎感觉发育

　　这一时期宝宝的感觉发育状况比之前更好了。在视觉方面，宝宝喜欢看图片和周围的事物。对出现在身边的事物很感兴趣，好奇心增强，喜欢把房里每个角落都了解清楚，都要用手摸一摸。他喜欢把家里的抽屉打开，把每件东西都拿出来看看、玩玩。当他看见箱子就会钻进去，还喜欢把塑料袋套在自己头上，常常因为拿不下来而着急。

◎运动能力

　　宝宝可以在大人用一只手牵着的情况下走路，走起路来摇摇晃晃，还没有什么平衡感。而且，宝宝还会试着在大人的帮助下逐步爬楼梯，但还不会左右脚交替迈步。他愿意蹲着玩儿，可以将蹲姿和站姿互换，但是有时还不稳。扶着东西，宝宝能够稳稳当当地站立、走动，喜欢到处翻看。发育快的宝宝，能什么也不扶地独自站立

十几分钟，也有少数宝宝，到了这个月龄仍然不会站立，但其他方面发育都正常。这时候的宝宝喜欢推着小车走，喜欢敲打东西。11个月的宝宝最喜欢小玩意儿，会把东西装入容器内，再将其取出来。对盒子、瓶子的盖子感兴趣，并试图打开它。宝宝的手更加灵活，有的宝宝能把较轻的门推开和关上，也能拉开抽屉。听父母用书讲故事的宝宝，懂得将书打开再合上。他喜欢用摇、打击、扔探索周围物体。宝宝的精细动作能力已经很强了，他喜欢拿着笔在纸上乱画，并且在这过程中非常兴奋。

◎认知能力

　　宝宝这时的认知能力也发展较快。他乐意模仿大人面部表情和熟悉的说话声，自言自语地说一些别人听不懂的话，但是能表达自己的情感。宝宝可以意识到他的行为使妈妈高兴或不安，因

此他会想办法让妈妈开心起来。有时，他会独立的像个"小大人"，而有时又表现得孩子气。宝宝开始会进行有意识的活动，将事物之间建立联系的能力继续增强。而且，宝宝会选择喜欢的玩具，逐步建立了时间、空间、因果关系，有初步的自我意识。此外，宝宝还会听名称指物，当被问到熟悉的东西时，他会用手指去指。

宝宝精心喂养

训练宝宝自己吃饭

到这个月，宝宝有了很强烈的想自己吃饭的愿望。这个时候，妈妈应该着手训练宝宝自己吃饭了。那么，如何训练宝宝自己吃饭呢？

妈妈一开始训练时就要布置好环境，替宝宝准备一个固定的进餐位置和适合他尺寸的餐桌和餐具，并替他围上围兜，以免弄脏衣服。此外，餐桌不宜铺设桌布，以免宝宝分心或是不小心拉扯掉落。给宝宝准备婴儿专用的餐具，因为它可以增强宝宝进食的兴趣。鲜艳明快的色彩会直接刺激宝宝的视觉器官，加上儿童餐具大都设计成精致的卡通造型，宝宝的注意力很容易被吸引，并能从中产生愉快的心情。

给宝宝做一些能够用手拿着吃的东西或一些切成条或片的蔬菜，以便他能够感受到自己吃饭是怎么回事。如：土豆、红薯、胡萝卜、豆角等，还可以准备香蕉、梨、苹果、西瓜（把籽去掉）、熟米饭、软的烤面包、小块做熟了的嫩鸡片等。妈妈可以让宝宝自己试着使用汤匙，自己从旁协助。

刚开始自己吃饭时，宝宝会搞得桌上、地上都是饭菜，父母不能老是怕麻烦，而省略学习过程，或是因为担心宝宝做不好而代劳，从而剥夺了宝宝自己学习吃饭的机会，这是不利于培养宝宝良好的饮食习惯的。

爱心提示

宝宝学习使用餐具是一个循序渐进的过程，妈妈一定要有耐心！刚刚开始时，如果宝宝不小心把食物撒出，妈妈也别慌，因为宝宝自然会从失败中吸取教训。当宝宝自己吃饭时，要及时给予表扬，即使他把饭吃得乱七八糟，还是应当鼓励他。而且，妈妈还要表现出自己吃饭的乐趣，使吃饭的气氛变得轻松而愉快。

边吃边玩，不好好吃饭怎么办

想让这样的宝宝一口气吃完饭是比较困难的，但一味纵容，顿顿都追着喂食更不应该，这样会助长宝宝边吃边玩的坏习惯。对待这样的宝宝，大人要适当给予制止，可以绷着脸用严肃的表情告诉宝宝这样不好，但不要恐吓或责备宝宝，更不要一个人喂食，一个人在旁边用玩具逗着，这样更难纠正宝宝边吃边玩的习惯。

宝宝不爱喝水怎么办

如果宝宝拒绝喝水，一定不要强迫他，对水产生反感的话，以后就更难喂了。可以采用一些技巧和方法：

游戏法：给宝宝喝水时自己也拿一杯水，和宝宝"干杯"，多数宝宝都喜欢这样玩。

榜样法：榜样的力量是无穷的，在家庭中，父母就是宝宝的榜样。爸爸妈妈可以在喝水的时候故意到宝宝面前，并做出夸张的动作，告诉宝宝水有多好喝，宝宝可能就会模仿大人的做法。

投其所好：用宝宝喜欢的颜色图案的杯子或瓶子装水，对喜欢的东西，宝宝一般是不会拒绝的。

宝宝护理须知 ……………………………

如何引导宝宝配合大人穿衣服

这么大的宝宝还没有主动穿衣服的意识，肢体的协调性也比较差，有的宝宝觉得穿衣服的过程很不舒服，产生抗拒情绪，又是哭闹又是打挺，父母给他穿脱衣服就比较费劲了。这时父母重点要教宝宝学会配合。

◎**用衣服本身吸引宝宝**

在给宝宝穿衣服时动作一定要轻柔，同时要多跟宝宝说话，告诉宝宝衣服的颜色、各部位的名称，有什么样的作用，应该穿在哪里、怎么穿等等，以此来引起宝宝的兴趣，同时还能加强宝宝对语言的理解能力。

◎**把穿衣服当成游戏**

把穿衣服变成一项游戏，比如在给宝宝穿裤子时，可以自己编一些儿歌，一边抓住宝宝的小脚丫往裤腿里塞，一边说："小鸭小鸭钻山洞，钻到一半不见了，妈妈到处找小鸭。"然后问宝宝："宝宝的脚丫哪里去了呢？怎么不见了？你自己找找看。"这时候宝宝的注意力就会集中在裤腿上，然后趁机将宝宝的脚丫从裤腿里拽出来，惊喜地跟宝宝说："原来小鸭在这儿呢！"宝宝认识到穿衣服是这么有意思的一件事，以后也就乐意配合了。

◎训练"脱"的动作

对这么大的宝宝来说，"脱"是一个很重要的动作。可以在宝宝头上戴一顶帽子，并抱着他照镜子，指着帽子说："宝宝戴帽子"，然后示范把帽子摘下来，说："宝宝摘帽子。"再重新给宝宝戴上帽子，引导他自行拉下帽子。当宝宝能主动拉下帽子时，就说明他有了主动参与的意愿，这对引导他配合穿衣服很有好处。

怎样帮宝宝克服害羞心理

从心理学角度来讲，害羞是人类一种情绪表达和自卫方式，即使小婴儿也不例外。据统计，大约有1/5的宝宝天生就害羞。一般的宝宝6～7个月后见到陌生人后会变得不怎么爱笑；7～9个月的宝宝见到陌生人时开始显得紧张；再大一点的宝宝习惯了只跟自己熟悉的家人玩耍，排斥与陌生人接触、说话。

帮助宝宝克服害羞心理，父母可以尝试以下办法：

❶ 多带宝宝到外面去，让宝宝多接触陌生的人和事物。看到邻居时和邻居打招呼，告诉宝宝这是谁，并鼓励宝宝和邻居亲近。如果宝宝一开始无法适应，并表现出抗拒时，不要强迫他，让他在一旁安静看着父母与邻居谈话。当宝宝看得多了，慢慢就会习惯了。

❷ 放开手脚让宝宝自由探索世界。任由他在屋里爬来爬去，把玩各种安全的物品，把东西扔得到处都是；任由他自己进食，即使掉的比吃的多；任由他从地上捏蚂蚁、抓土……只有让宝宝对世界有更多的认识，才能建立起对外部环境的信任，产生自信。宝宝有了自信，就容易克服婴儿期的害羞心理了。

❸ 培养宝宝独立解决问题的能力，如摔倒了让他自己爬起来，想喝水时让他自己去拿水杯等等。不管宝宝有没有做好，父母都要予以鼓励和支持。一旦有了独立解决问题的能力，宝宝就不会轻易焦虑，害羞也就自然化解了。

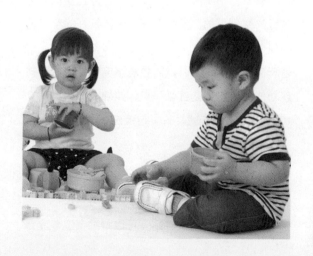

特别关注：学走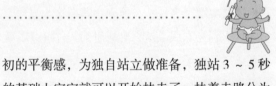

沿着宝宝发育的阶梯拾阶而上，从爬行、攀站、扶走，最后到了宝宝发育中最令人振奋的阶段——走路。通常到了1岁半~2岁，几乎所有的宝宝都可以在没有扶持物的情况下自己走路。如果宝宝过了2岁还走得不是很好，就应该到医院检查是否有生长发育迟缓的问题。

宝宝什么时候会走

走路是宝宝发展的一个自然生长过程，我们把它分为几个阶段，第一个阶段称为力量的准备阶段，第二个阶段称之为技巧阶段，第三个阶段称为统合阶段。

◎力量的准备阶段

从第一个阶段来说，宝宝行走是建立在充分爬行的基础上的。我们知道一个爬行好的宝宝他的腿部力量是非常足的。在力量准备阶段首先就是腿部力量的准备，我们要观察宝宝是否能够扶着物体站立，这是首要一点，如果能够扶物站立10秒以上，首先就具备了行走的第一要素。

◎技巧阶段

再来说技巧方面，技巧方面分为扶站、独站和扶走、独走四个方面，有了腿部力量以后，宝宝能够扶着站立，扶着站立可以帮助宝宝建立最初的平衡感，为独自站立做准备，独站3~5秒的基础上宝宝就可以开始扶走了。扶着走路分为两种不同的情况，一种是扶物行走，另一种就是由家长来牵手行走，以达到为宝宝独立行走做准备。

◎统合阶段

最后就是技巧与力量的统合阶段，宝宝在具有一定力量基础和行走技巧上相互作用和成熟的过程，就是宝宝迈出人生第一步的过程，我们说在这个时候宝宝就可以行走了。

爱心提示

如果宝宝还没有达到学走路的年龄，那就不能强迫宝宝去学走路，否则很可能造成宝宝肢体变形。宝宝练习走路的最佳时间就在饭后1小时、精神愉快的时候，每天2~3次，每次行走5~6步即可。

练习走路的要点

◎学走要顺其自然

宝宝身躯各个部分的骨骼都处于快速生长

阶段，双脚什么时候能直立、开步，是有个体差异的。国内外专家都认为，有的宝宝 10 个月就能走了，有的满周岁了还走不好，都属正常现象，完全用不着担心。所以，对于宝宝何时能开步走，应该耐心地等待，顺其自然。

◎ 挑选合适的鞋子

现在市场上出售的大多数儿童运动鞋，鞋底硬而厚，鞋面也比较硬，不适合初学走路的宝宝。因为宝宝的骨骼还没有长定型，硬底鞋和皮鞋不利于宝宝小脚的正常发育。专家认为宝宝学步还是以穿软底鞋为好。

◎ 鼓励宝宝大胆走路

假如宝宝已经有迈步的强烈愿望，而爸妈从一个极端走向另一个极端，总是认为宝宝还太小，不给他们走路的机会。那么，不光宝宝腿脚的肌肉得不到锻炼，脑子思维能力也会受到影响，于健康成长没有帮助。所以，当宝宝出现要走路的意愿时，家长要积极鼓励宝宝大胆迈步。

◎ 学步时要注意安全

保护宝宝，不让他们意外受伤是爸妈的职责，注意学习走路环境的安全性是必要的。我们可以给宝宝戴上填有缓冲材料的帽子，预防因头部触地而使大脑受到震荡。同时，还应该把家具的棱角用海绵或其他软性材料包裹起来，把热水瓶藏起来，把刀具、锐器锁进橱柜……

宝宝会在跌跌撞撞中逐步成长起来，会在学习过程中取得经验、总结经验，一步步走向成功。我们即使不教，他们也会自行摸索前进，学会走路。

父母如何教宝宝走路

宝宝平均学习走路的时间在第 11～15 个月。

步骤一：刚开始，宝宝会先尝试扶着东西走路，而且可能只是左右移动一两步，等熟练控制双脚的感觉之后，才会继续尝试扶着桌子或沙发朝着某个目标前进。

步骤二：为加强宝宝走路的技能，牵着他的手，让他在你的两腿间或身旁走，慢慢放开一只手，然后再放开另一只手。胆子小、怕摔的宝宝，通常需要有人帮忙，才敢踏出小小的步伐。

步骤三：等宝宝对走路有信心时，家长可以在距离两三步的地方，呼唤宝宝自己走过来。如果宝宝勇敢地自己走出来，家长就要立即给予肯定，然后再拉长走路的距离。

步骤四：接着，家长可以尝试站在他的一旁，只牵他一只小手，或者适时放手，鼓励宝宝自己走路。不过，家长要记得把步子放慢，毕竟宝宝的步伐比您的要小很多！

练习一两个月后，宝宝会从双脚分开、双腿僵硬的走法，进步到比较有节奏、会弯膝、双脚较靠近、脚跟脚趾轮流着地的坚定行进步伐。然后，宝宝会练习直接从爬行到站立，最后开始走，并且在走的过程中学会弯腰捡东西。

宝宝使用学步车学走路的利弊

◎让宝宝使用学步车的好处

❶ 为宝宝学走路提供了方便的工具，使宝宝克服胆怯心理，成功独立行走。

❷ 比宝宝扶桌腿或其他物品学走路相对安全点，不易摔跤。

❸ 在某种程度上解放了父母，父母不必再夹着、扶着、拉着宝宝学走路，能够抽出更多时间去忙别的事情。

◎让宝宝使用学步车的弊端

❶ 把宝宝束缚在狭小的学步车里，限制了其自由活动的空间。

❷ 在正常的学步过程中，宝宝是在摔跤和爬起中学会走路的，有利于提高宝宝身体的协调性，让他在挫折中走向成功，这样使宝宝产生一种自豪感，对增强其自信心很有好处，而学步车则减少了宝宝锻炼的机会。

❸ 增加了危险性。如果将宝宝搁置在学步车中，父母去忙其他的事情，容易使宝宝发生意外，如撞伤及接触危险物品等。

❹ 不利于宝宝正常的生长发育。宝宝的骨骼中含胶质多、钙质少，骨骼柔软，而学步车的滑动速度过快，宝宝不得不两腿蹬地用力向前走，时间长了，容易使腿部骨骼变弯形成罗圈腿。

❺ 许多宝宝不具备使用学步车的协调、反应能力，容易对身体造成损害。另外，在快速滑动的学步车中，宝宝会感到非常紧张，这不利于宝宝的智力发育和性格的形成。

我们的观点：不建议给宝宝使用学步车

学步车绝不是一个可完全信任的保姆，对于成长中的宝宝来说，学步车无疑是弊大于利的。所以我们建议各位年轻的父母，在给宝宝添置玩具和生活用品时，还是不要把学步车考虑在内了。宝宝的成长发育是一个科学的、有规律的、循序渐进的过程，容不得急躁和粗心。俗话说"七滚八爬周会走"，过早或不正确地使用学步车反而会得不偿失，犹如"揠苗助长"一样，影响宝宝的正常发育，并且还有可能对宝宝造成危险。这个时期宝宝的成长是至关重要的，会影响到宝宝的一生，所以希望父母们能够尽最大努力腾出时间来陪伴宝宝，用传统的方式慢慢地教宝宝学步，而不要轻易给宝宝使用学步车。

爱　心　提　示

宝宝使用学步车时，即使家长尽最大努力去看护宝宝，意料之外的状况也是会发生的。学步车赋予了原本不擅移动、不知危险的宝宝快速运动的能力。坐在学步车中宝宝每秒的移动距离可达 1 米，宝宝的头部所占比重大、较重，又暴露在车身架外面，缺乏安全保护，一旦从楼梯上翻下或因地面不平而翻倒，宝宝的头部很容易受伤。

✳ 第12个月宝宝 ✳

时间过得飞快，转眼之间小宝宝已经来到人世间整整一年了。在这一年里，宝宝在体格和智力发育方面有了飞速发展。不论在生长发育和活动能力，还是在心理发育方面，都出现了一些重要的转折性变化，如从站立到开始独立行走，能说出一个到几个词，开始具有逻辑思维能力，萌发要参与社会交往、与人交往的意愿，这些都标志着宝宝开始进入了身心发展的一个重要时期。

宝宝发育状况 ⋯⋯⋯⋯⋯⋯⋯⋯⋯⋯⋯⋯

◎ 运动能力

这时的宝宝已经能独自站立片刻，不用扶也能走几步，开始喜欢走路，而且还会弯腰、招手、蹲下再起。宝宝在走路时常常把他的小手高高举起，过一段时间小手才会慢慢放下来，最后也能"甩开膀子"行走自如。这是宝宝在依靠小手寻找平衡。宝宝还喜欢爬到沙发和椅子上去玩。在学走路的时候，宝宝喜欢把玩具拉过来推过去。宝宝还喜欢到户外活动，观察外边的世界，喜欢模仿大人做一些家务事。如果家长让他帮忙拿一些东西，他会很高兴地尽力去拿，并想得到大人的夸奖。当拿到一本书时，宝宝会几页几页地翻开，听翻书的声音。

12个月的宝宝手指更灵活，能穿珠子、投豆子，用小手来维持身体平衡。他还会用动作来辅助语言，表达自己的意思和情趣。对于很小的物品，宝宝还会把它放在口很小的容器里。在这个时期，宝宝开始偏向使用某只手，而且还喜欢玩自己的手指，用手指指一指或压一压身边的物体。当拿到某种玩具时，边扔边捡也是他的一个爱好。他会从中找到游戏的乐趣。在搭积木时还会以不同的方法进行操作。

◎ 认知能力

这一时期宝宝最主要的一个成就是获得客体永久性的概念，即知道一个物体或人在眼前消失并不表示永远消失，物体或人依然存在。此时是宝宝掌握初级数概念的关键期，在妈妈数数时，他也会跟着数。反复多次，宝宝就会记住，在爬楼梯或者看东西时，就会自己数起来。当和大人玩游戏时，他会根据之前大人的位置去寻找。此时的宝宝开始学习颜色了，首先要学的是红色。学会以后，在大人说完"红色"两个字后，他就会指住代表红色的物体。此时的宝宝对各种味道也很熟悉了。当妈妈喂他吃药时，他会扭头表示不喜欢，并且极力抵抗；当吃到甜的东西时，他就会很喜欢，并期待更多的此类食物。宝宝喜欢看电视，尤其是对幼儿节目特别感兴趣。

宝宝精心·喂养

学习自己用勺子吃饭

前一段时间宝宝学习了用手抓食物，到1岁左右时，可试着让宝宝自己用勺子进食。他会兴趣盎然地学习，因为他喜欢学习新鲜事物。勺子的选择很重要，浅的勺子容易装进食物，也容易将食物送进口中。刚刚开始用勺子装食物时，由于宝宝手的协调性欠佳，显得"笨手笨脚"，要经过1周左右的训练才能装进食物，而要将食物准确地送到口中又需要几个星期。当宝宝成功地自己用勺子吃东西后，他会很开心，感觉其乐无穷。

聪明的妈妈会这样做，先给宝宝戴上大围嘴，在宝宝坐的椅子下面铺上塑料布或不用的报纸。刚开始时，给宝宝一把勺子，妈妈也拿一把，教他盛起食物，喂到嘴里，在宝宝自己吃的同时喂给他吃。用较重的不易掀翻的盘子，或者底部带吸盘的碗。宝宝一开始可能会吃得饭菜到处都是。但在宝宝成功时，要给予热烈的鼓励。当宝宝吃累了，用勺子在盘子里乱扒拉时，妈妈要及时把盘子拿开。不过，可以在托盘上留点儿东西，让他继续做实验。

给多少吃多少，吃起来没饱

宝宝吃饭没饥没饱可能有两方面原因：一是情绪受某种因素影响而受到压抑造成的，如心里没有安全感或紧张等，于是便开始热衷于食物，把压抑感宣泄在食物上，试图缓解自己的不安；二是宝宝体内可能存在着某种疾病，导致无论怎样吃都没有饱腹感，这个时候大人一定要注意。

如果宝宝是心理因素引起的过量进食，父母要设法纠正，但不可以生硬对待，而是要消除宝宝精神上的饥饿感，多和宝宝在一起玩耍、互动，给予宝宝更多的关爱，这样宝宝自然会慢慢不再过量进食。如果这样还不奏效，那就要带宝宝去医院检查，看看是否由疾病所致，以保证及时治疗。

讲给宝宝听，在潜移默化中培养宝宝对蔬菜的好感，也许宝宝就会变得爱吃蔬菜了。

宝宝只喜欢吃肉，不喜欢吃菜

到了1岁左右，不爱吃蔬菜、偏好肉食的宝宝渐渐多了起来，特别是从开始添加辅食时就很少吃蔬菜的宝宝更是如此。蔬菜味道寡淡，而肉食味道鲜香，我们大人尚且偏好吃肉，何况宝宝。

有的宝宝不爱吃菜是因为曾经被成团的菜叶或粗纤维（如芹菜）卡到过，所以变得不愿意再吃了。如果是这种情况，那就把菜煮软一点、切碎一点，让宝宝容易吞咽。如果是因为不喜欢菜的味道，那就不要单独给宝宝吃菜，可以把菜和肉混合做馅料，包成包子或饺子，或者把碎菜叶加入粥里，这样宝宝就能在不知不觉中吃下菜了。

还可以使用心理诱导法，平时给宝宝各种各样的菜当玩具玩，或编一些关于蔬菜的有趣故事

宝宝爱吃零食，不给就哭闹

宝宝爱吃零食多数是被大人给惯坏的，如果一开始就不给宝宝买零食吃，宝宝也不会吵着要。但如果已经养成了吃零食的习惯，就要想办法改正，毕竟市售的零食营养和安全都无法保证。不过强行制止是没有用的，只会让宝宝闹得更凶。

要想满足宝宝吃零食的愿望，又不至于使宝宝的健康受到损害，最好的办法就是自己做一些可以替代零食的营养食品。如用新鲜蔬果榨汁代替市售的果汁，用西米加水果做成布丁，自己用微波炉烤饼干和薯片……如果自己做得比外面卖的还好看、好吃，宝宝还怎么会吵着要出去买零食吃呢？

宝宝护理须知 ···

穿开裆裤到底好不好

开裆裤是一种由来已久的产物，在婴儿阶段，开裆裤确实有许多的好处，舒服是对宝宝而言的，宝宝不用整天包着小屁股，不用担心尿布把屁股捂出红疹。另一方面，父母在照顾宝宝时也方便，

可以随时给宝宝把尿，换尿布的时候非常省力。很多小孩儿一直到了两三岁还穿开裆裤。的确，只要宝宝一蹲下就能解决大小便的问题，那么，周岁后的宝宝究竟还适合穿开裆裤吗？

◎开裆裤无法保证宝宝的卫生

开裆裤看似方便，然而却是既不卫生也不安全的衣服。宝宝探索周围的世界，大部分是通过自己的小手。小手在对外界探索的过程，也包括对自己身体的了解。不可避免的，穿开裆裤的宝宝小手会触摸到自己的阴部，给阴部的卫生带来隐患。把环境中的污物、病原带到尿道口和肛门。除了小手，宝宝日常活动中，阴部与外界物体的接触，如桌椅、墙壁、玩具、地板、家人的衣服表面等，其实也是病原体大量聚集的地方。相互接触的过程就是一个相互污染的过程。尿道口和肛门由于分泌物的湿润，在局部形成了一个有利于细菌、病毒生长的环境，成为病原体的温床和培养地。病原体能通过阴部娇嫩的黏膜、皮肤入侵到体内，使宝宝生病。

◎**开裆裤不利于宝宝排便习惯的养成**

宝宝的神经系统未发育完善，对大小便的控制力不强。在父母的训练下，宝宝能配合大小便的动作，但这主要是条件反射为主。在某些刺激的情况下，如寒冷、害怕、受惊吓、兴奋等，宝宝会出现尿道和肛门括约肌的放松，出现遗大小便的情况。因此，开裆裤也不利于宝宝形成规律的排便习惯。

◎**开裆裤存在安全隐患**

除了不卫生，开裆裤还不安全。宝宝的活动量大，但开裆裤对宝宝的阴部却起不到任何的保护作用。宝宝阴部是身体中最柔弱的部位之一，也是最容易受到伤害的部位。没有了衣服或尿布的保护，外界物体的碰、撞、刺、夹、烫、擦等都会伤害到宝宝的阴部、阴茎。蚊虫的叮咬，一些宠物，如猫、狗等的抓、咬，都会影响到宝宝的健康，有的还会给宝宝带来终身的残疾。

晚上很晚都不睡觉

对待很晚都不睡觉的宝宝，强迫或呵斥哄睡是不起作用的，甚至还有可能导致宝宝产生睡眠障碍。父母应该采取一些方法来帮助宝宝尽早入睡。

● 调整睡眠时间：白天不要让宝宝睡太多，如果午觉睡得很久，或者傍晚又睡一觉，那势必造成宝宝到了晚上该睡觉的时间仍然精力旺盛。这种情况下就要对宝宝白天的睡眠时间进行适当的调整。午觉早睡一些早起一些，傍晚尽量不要再睡。

● 睡前不要让宝宝太兴奋：睡前宝宝的大脑活动很兴奋就不容易入睡，所以晚上不要过分逗弄宝宝，尤其是爸爸，尽量不要和宝宝玩得太疯。

● 哼摇篮曲、讲故事：父母可以将宝宝搂在怀里，轻声地给宝宝哼摇篮曲或讲故事，在轻柔的声音中宝宝比较容易入睡。

● 营造良好的睡眠环境：把卧室的灯关闭或调暗，将一切能够吸引宝宝注意力的东西收起来，如玩具、食物等。从而让宝宝认识到夜幕降临、万籁俱寂就是该睡觉的时候了。

● 父母以身作则：宝宝的很多行为都是模仿自父母的，看到父母不睡觉，自己也就不想睡觉了。因此，父母应该给宝宝树立一个好榜样，每天晚上到了睡觉的时间就关闭电视，停止一切活动，和宝宝一同入睡。

如何护理总是流鼻涕的宝宝

感冒时会流涕是我们都熟知的，但父母不要一看到宝宝流鼻涕就认为宝宝感冒了。引发流涕的原因是多种的，处理方法也应该有所不同。

◎有些流涕是正常生理现象

正常人每天会分泌数百毫升的鼻涕，只不过这些鼻涕都顺着鼻黏膜纤毛运动的方向流向鼻后孔了。一部分通过咽喉被吞下，一部分被咳出变成痰，还有一部分蒸发干结，这样一般也就没有鼻涕从鼻腔流出了。但宝宝的鼻腔黏膜血管比成人的要丰富，分泌物也较多，加上神经系统对鼻黏膜分泌及纤毛运动的调节功能尚未健全，而且小宝宝又不会自己擤鼻涕，所以经常会流清鼻涕。这是一种正常的生理现象，不必担心。

◎不要随便给宝宝吃药

如果没有确认是感冒引起的流鼻涕，父母不要随意给宝宝吃感冒药，是药三分毒，能不吃就不吃。

◎异常的流涕情况

脓样黄绿色鼻涕：伤风感冒时起初是清水样鼻涕，后期会流黄色的鼻涕，这种情况下常提示有病毒感染，只要用药杀灭病毒，感冒好时也就不再流涕了。但如果宝宝的鼻孔下长期挂着两行鼻涕，或流出黄绿色的脓鼻涕，那就是病态的表现了，可能患有副鼻窦炎。

白鼻涕：如果宝宝经常流白鼻涕，可能是由于缺乏维生素A和维生素B导致的，及时补充这两种维生素可以使流鼻涕的情况得到改善。

鼻塞、鼻涕中有血丝：如果宝宝流鼻涕的同时出现鼻塞、呼吸不畅、烦躁不安，甚至流出的鼻涕中带有血丝，则可能是有异物（玩具小零件）附在鼻腔中。这时要立刻带宝宝去医院检查，千万不要当作感冒、气管炎、肺炎等疾病来治疗，以免耽误最佳抢救时间，造成不可挽回的损失。

◎宝宝流涕的护理

❶ 父母要经常用柔软的手绢或纸巾帮助宝宝擦拭流出的鼻涕。宝宝的皮肤比较娇嫩，反复擦拭可能会造成鼻头红肿或破损，为防止这种情况发生，每次擦完鼻涕后用湿毛巾捂一捂，然后再抹上护肤油，防止鼻部皮肤皲裂疼痛。

❷ 不方便擤鼻涕时可以用吸鼻器帮助宝宝把鼻涕吸出来。

❸ 不要轻易使用滴鼻剂，因为使鼻子通气的药物中一般都含有麻黄素，由于鼻腔和咽部是相通的，滴药时药剂很有可能流入咽喉，被宝宝咽下。麻黄素被宝宝身体吸收后，会产生一定的毒副作用。

0~3岁

婴幼儿护理枕边书

CHAPTER

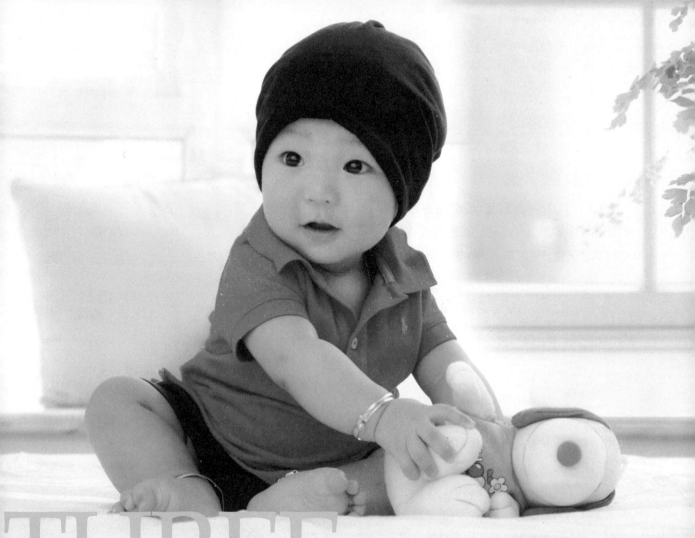

THREE

第 3 章

1 ~ 3 岁幼儿护理：
全方位培养优秀宝宝

✳ 第 13~15 个月宝宝 ✳

　　13 ~ 15 个月的宝宝，仍然处在感觉动作教育阶段，在他还没有学会怎样进行思考的时候，他需要先学会的是怎样行动。在这些感觉运动的基础上，各种动作及各式各样的活动，不仅能够满足他好动的天性，还能有力地促进宝宝大脑的健康发育，从而促进其智力的发展。

宝宝发育状况

◎ 感觉发育

　　他感知的事物增多，注意力和记忆力增强，思维活动逐步发展。随着大脑发育，宝宝开始学习如何把触觉同其他感觉联系在一起协调使用。宝宝总是手舞足蹈地去捕捉物体，却不能准确地知道物体的远近距离。所以，当他看到天上的月亮时，就会伸出小手去抓。除此之外，宝宝在视觉上还能体验四季不同的风景。

◎ 运动能力

　　宝宝动作的发展从被动趋向主动，逐步学会走路，但不太稳，易跌跤，摔倒后自己会爬起来。宝宝的平衡能力提高了，凭借直觉，他似乎明白怎样保持平衡状态。除了在平地上走，宝宝还喜欢爬台阶，下台阶时还知道用一只手扶着下。这样的活动使宝宝身体得到了锻炼，使手、脚更加

协调地运动。手的伸缩发育趋于成熟，能随意松手，能自然地向前方抛球。手眼及脚部的动作协调能力也增强，能双手协作玩弄物体和玩具，而且还能把玩具拿出来、放进去。他还会自己拿勺吃饭，能用两手端起自己的小饭碗，能用一只手拿着奶瓶喝奶、喝水。

◎ 认知能力

　　宝宝的认识能力日益增强，认识并正确指出经常接触的人、动物、玩具、餐具等事物，还认识并指出他自己的五官、四肢及身体某几个部位。尤其是当被提醒后，宝宝还会以动作或表情与人交流。因此宝宝很乐意将自己学到的人体部位知识向人展示，是这个时期宝宝常见的行为。

宝宝精心·喂养

1～2岁宝宝一日膳食安排

1～2岁宝宝应与家人一起进食一日三餐，并在早餐和午餐、午餐和晚餐之间，以及临睡前各安排一次点心。13～24月龄宝宝每天仍保持约500毫升的奶量；鸡蛋1个，肉禽鱼50～75克；软饭、面条、馒头、强化铁的婴儿米粉等谷物类约50～100克；继续尝试不同种类的蔬菜和水果，尝试啃咬水果片或煮熟的大块蔬菜，增加进食量。

大致可安排如下：

早上7点	母乳和/或配方奶，加婴儿米粉或其他辅食，尝试家庭早餐
上午10点	母乳和/或配方奶，加水果或其他点心
中午12点	各种辅食，鼓励宝宝尝试成人的饭菜，鼓励宝宝自己进食
下午3点	母乳和/或配方奶，加水果或其他点心
下午6点	各种辅食，鼓励宝宝尝试成人的饭菜，鼓励宝宝自己进食
晚上9点	母乳和/或配方奶

放手让宝宝独立吃饭

宝宝已经能自己用勺子对付着吃饭了，甚至已经开始学着用筷子了。妈妈可放手让宝宝独立吃饭，培养宝宝的自理能力。

◎ 把勺子交给宝宝

当宝宝开始在妈妈喂饭时抢勺子，就可以把勺子交给宝宝，并给宝宝准备一套专用的餐具，如底部带吸盘的碗，给宝宝学吃饭做准备。

◎ 容忍宝宝吃得一塌糊涂

当宝宝自己吃饭时，要及时给予表扬，即使他把饭吃得乱七八糟，还是应当鼓励他。如果妈妈确实担心宝宝把饭吃得满地都是，可以在宝宝坐着的椅子下铺几张报纸，这样一来等他吃完饭后，只要收拾一下弄脏了的报纸就行了。

◎ 不一定让宝宝自己吃饱

刚开始，宝宝可能并不能自己吃饱饭。妈妈可在宝宝吃累了，用勺子在碗里乱扒拉时，把碗拿开，再由妈妈喂会儿饭。不过，妈妈可以在碗里留点儿东西，让他继续"做实验"。

◎ 学吃饭是循序渐进的过程

手灵巧的宝宝超过1岁半就会拿筷子了，但

还不会拿筷子也不要紧。学会自己吃饭是个循序渐进的过程，只要妈妈放手让宝宝自己学习，他很快就会自己拿勺子甚至拿筷子吃饭了。

◎让宝宝习惯吃固体食物

完全提供和大人一样的食物，让宝宝习惯吃固体的食物。只是有些食物需要帮宝宝切成合适的块状，但不要切得太细，并确定这些丁状食物是否安全。即使宝宝不小心吞食了整块，这些丁状食物也仍然能够消化。

培养宝宝良好进食习惯

◎定时进食

对人工喂养儿定时喂奶就是训练定时进食

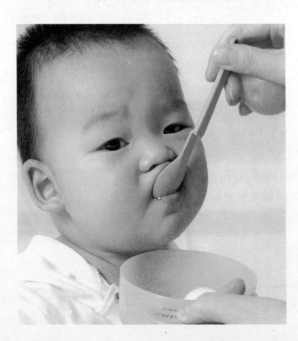

的一个良好的开端。随着宝宝逐渐长大到添加辅食的时候，也应一直保持定时喂养的习惯，并将哺喂辅食的时间与喂奶的时间间隔排开，但定时喂养的习惯不变。

◎固定场所进食

稍大一些的宝宝应养成在餐桌就餐的习惯，同时家长要以身示范培养宝宝遵守用餐规矩。尽管可能会抛撒一些饭菜，但要鼓励宝宝自己动手进食，家长绝不要央告宝宝吃饭或拿着饭碗追着宝宝喂饭。

◎定餐定量

根据宝宝的年龄，结合能量及营养素的需要，制定出相应的定量食谱，安排好正餐、餐间点心，以及小量零食，但膳食花样应有设计，使宝宝感到新鲜、兴趣以促进食欲。所用定量食谱应有弹性，即在一定时间范围内控制总的膳食量，而不必计较某一两顿饭量。所定食谱是否合理，应以宝宝体重及健康状况为评价参考，而不是家长的感受。

◎创造愉快进餐的环境

家长应始终采取循循善诱的态度，营造良好的进餐气氛，避免哄骗、强制或打骂宝宝以完成进食。

◎家长以身作则

家长在进餐时不挑食、不偏食，不表述或暗示对食物的倾向性。鼓励宝宝多选食蔬菜及豆类。

宝宝护理须知

宝宝走路姿势很奇怪，怎么办

宝宝终于迈出了自己的第一步，在自豪之余，可能有的宝宝走路的姿势让妈妈非常担心：走不稳、脚尖向内、脚尖向外甚至是 O 型腿与 X 型腿……这些大部分都是正常现象，妈妈不要过于担心，当宝宝越来越自信地迈出双脚时，他也就会越走越漂亮了。

◎走路跌跌撞撞

宝宝在 1 岁 1 个月～6 个月时，走路跌跌撞撞是很正常的。在学会走路后，还需要大约 3～6 个月的时间，宝宝才能很好地控制脚步。跌跌撞撞正是宝宝练习走路的过程，只是妈妈需时刻注意，以免宝宝摔跤后受伤。不过，宝宝 2 岁左右走路还跌跌撞撞，就需要去看医生了。

◎双脚呈"内八字"

宝宝在刚学会走路时，双脚呈"内八字"的走路姿势很常见。在最初的几年中，宝宝走路时，头往前探，使他的双脚朝内。大约 3 岁左右，当宝宝的大腿和小腿肌肉更结实后，这种走路的姿势就会消失。妈妈也可以在宝宝坐着玩的时候，注意让他盘着腿坐，而不要让他叉着腿，或者给宝宝穿硬帮的鞋，可有效纠正宝宝这种走路的姿势。

◎双脚呈"外八字"

这个年龄的宝宝走路"外八字"是正常生理现象，妈妈不必太担忧，随着身体平衡、协调能力完善后，慢慢会自行消失。然而，如果一直这样，可能表明有缺钙和维生素的迹象，此时就需带着宝宝就医确诊了。

◎走路像个鸭子

宝宝此时还是平足，导致他走起来脚后跟着地，像个鸭子。这是正常的生理现象，随着宝宝的成长，脚底的肌肉得到锻炼，会慢慢改善。一般而言，95% 的宝宝在 5 岁前，脚底会自然出现弧度。相反，如果宝宝是弓足，很可能表明存在神经系统紊乱的问题，妈妈最好带宝宝去医院就诊。

哄宝宝睡觉

入睡困难也是宝宝天性所决定的，妈妈如何哄宝宝睡觉，是一天中的重要任务。

◎了解宝宝的睡前习惯

这个年龄的宝宝睡前都有特定的习惯，如有的宝宝睡前要喝奶，喝完了奶以后也要继续叼着奶瓶一边吸空奶瓶，一边入睡；有的宝宝一定要妈妈陪着睡，只要妈妈稍一离开就会立刻醒来，甚至有的宝宝在让妈妈陪睡的同时，小手在妈妈的怀里摸着，或摸着妈妈的头发才能睡着；有的宝宝拿着心爱的娃娃或毛巾被，抱着就能睡着了。为了让宝宝尽快入睡，此阶段的妈妈可尽量顺从宝宝的习惯，随着宝宝的成长，活动量的增加，这些小习惯会不知不觉地改掉了。

◎宝宝半夜醒来的处理办法

当宝宝在夜里醒来时，应首先尽量找出他醒来的原因（比如尿床了、饿了、在白天的焦虑情绪、鼻子不通，或者甚至是睡衣不舒服等）。如果宝宝仅仅是因为妈妈不在身边而哭闹，就不要从床上抱起他，尽量让他在自己的床上重新入睡，这样宝宝可以学会自己入睡。妈妈可以轻轻拍宝宝的后背，低柔地和他说说话，并哼唱歌曲，安慰他一小会儿就走开，然后每隔 5 ~ 10 分钟再回来看看他，直到宝宝重新入睡。

值得注意的是，妈妈千万不要因为宝宝半夜醒来哭闹而陪他玩，这样只会养成宝宝夜里玩耍的坏习惯，更不利于宝宝的睡眠。

◎让宝宝形成合理的生物钟

大多数城市家庭睡觉比较晚，宝宝能够早上床睡觉的可能性是很小的。此时，可以适当推迟宝宝的睡觉时间，让宝宝可以和父母玩到 9 点半，晚睡一会儿，早上再推迟一会儿起床，这种生活方式，既可以延长亲子时间，让宝宝得到更多的关爱，又能保证宝宝的睡眠。只要把宝宝的这种睡眠时间固定下来，形成生物钟，让宝宝每天都能够在差不多的时间段里小睡、吃饭、玩耍，并准备上床睡觉，对宝宝不费劲地入睡也非常有好处。

左撇子一定要纠正吗

随着宝宝手指精细动作能力与灵活度的不断加强，有些父母会发现宝宝做什么都喜欢用左手，比如，左手拿笔，左手拿饭勺等。父母很担心宝宝长大后成为左撇子，总是随时纠正。

其实，在这个年龄段，父母最好还是任由宝宝的喜好为主，如果父母经常不断地提醒宝宝要使用右手，甚至把东西从宝宝的左手中夺取放到宝宝的右手里，这样会减少宝宝挑战新事物的兴趣，不利于宝宝身心健康的发展。况且，现代社会不强求人们一定要用右手，因此无论是习惯左手还是右手都不是重要的，重要的是宝宝自由健康快乐地成长和生活。

如果父母们实在不愿意自己的宝宝长大后是左撇子，可在宝宝稍大些，开始对写字产生兴趣时，有意识地诱导宝宝用右手写字。

第 16~18 个月宝宝

此阶段的宝宝会走、会跳、会跑，接触外界环境相对增多。心智发展较迅速，语言、记忆及思维想象力、精细动作等发展加快，对外界环境产生好奇心，喜欢模仿，向智能发展过渡。在此期间，父母要科学准确地引导，采取科学有效的培养方法来逐步激发宝宝的各种智能，使他们的心智发展上一个台阶。

宝宝发育状况

◎感觉发育

在外界环境光线的不断刺激下，宝宝的视力逐渐在发展，他可以看到细小的东西，如爬行的小虫、蚊子，能注视 3 米远的小玩具。宝宝的听觉发育很好，听到音乐会学着成人做点头、指导、摆平等动作。宝宝的感知能力也较之前提高了，他能够辨认出形状、颜色而且感知大小、多少。

◎运动能力

这个时期的宝宝喜欢各种活动，只要是他看到的就会参与进去。此外，这个时期的宝宝可以熟练地乱涂乱画，会搭两三块积木，穿衣服时能够很好地配合，对爬楼梯很感兴趣，而且喜欢四肢并用地上楼梯。1 岁半的宝宝已经能够独立行走了，还会牵拉玩具行走、倒退走，会跑，但有时也会摔倒。如果宝宝 1 岁左右已经会独立行走，现在走得已经相当稳了，可能会试图跑起来。宝

宝会运动腕关节了，手腕的运动能力使得宝宝能够用勺子舀起碗里的饭，送到嘴边。宝宝还喜欢玩指认身体器官的游戏，还特别喜欢认下巴颏、胳肢窝等在宝宝听来很有趣的身体部位名称。

◎认知能力

16 个月的宝宝开始对挫折和失败有了鲜明体会。1 岁半的宝宝记忆力、观察力和想像力也有所发展。到宝宝 17 个月时，也许已能从一堆熟悉的物品中鉴别出不同形状、颜色和用途的物品，有了初步的分类概念。这个年龄段的宝宝，大约能够认出 10 种以上的常见物品，并能说出其名称。当宝宝看不到这些物品时，也能想象出这些物品的样子。宝宝现在还会有一些特别的生活习惯，比如特别喜欢一个玩具熊，走到哪儿都得带着。

宝宝精心·喂养

宝宝不爱吃饭怎么办

宝宝不爱吃饭妈妈很担心。可是，也许宝宝不爱吃饭正是由于妈妈自己的错误喂养导致的。以下做法妈妈应该尽量避免，以免造成宝宝不爱吃饭的状况。

◎催宝宝吃饭

一些宝宝吃得慢，催他快吃会破坏他的胃口。当宝宝已经表明自己吃饱时，就不要逼他再多吃。妈妈需要做的是给宝宝吃有营养的食物，让他自己决定要吃多少。妈妈对宝宝要有信心，他比父母更清楚自己吃多少才够。永远不要坚持让宝宝吃完盘子里的所有食物，那可能让宝宝吃得太多，从而导致肥胖。

◎进餐程序不规律

有的妈妈怕宝宝饿着，喜欢在快吃饭或刚刚吃完饭的时候给宝宝吃零食。这样会破坏宝宝的食欲，降低宝宝吃饭的兴趣。如果宝宝正餐没有吃饱，也别在饭后很快就给他零食吃。妈妈可给宝宝制定一个规律、固定的进餐程序，等到下一次加餐或者正餐时再给他吃东西，宝宝有些饥饿会激发他吃饭的兴趣。

◎饭前给宝宝喝太多的水

饭前喝太多水会破坏宝宝的胃口，妈妈切忌在吃饭前的 1 小时内给宝宝喝太多牛奶、鲜榨果汁。如果宝宝口渴，只给他喝点温开水就可以，也可以让宝宝在饭前喝点汤，以促进胃液的分泌。

◎午餐安排在宝宝的午睡时间

如果宝宝要午睡了，妈妈就不要再安排宝宝的午餐了。因为那时候宝宝很可能会太困而不想吃东西。为避免宝宝太饿，妈妈可以给他一些零食或牛奶，把正常该吃的饭菜留到他醒来之后再吃。

爱 心 提 示

如果宝宝就一顿饭不吃，妈妈不必要太担心，积极准备下一餐即可。但如果宝宝长期吃得少，并且体重偏低，或者妈妈怀疑宝宝不吃饭是由于某些身体原因导致的，可以去咨询一下医生，寻求医生的帮助。

多给宝宝吃含铁的食物

据调查，我国7个月到2岁的宝宝贫血发生率为最高，其中人工喂养的宝宝比母乳喂养的宝宝贫血率几乎高出一倍。

如果宝宝常常表现为疲乏无力，面色苍白，皮肤干燥、角化，毛发无光泽、易折、易脱，指甲条纹隆起，严重者指甲扁平，甚至呈"反甲"，或出现口角炎、舌炎、舌乳头萎缩；甚至出现易怒、易动、兴奋、烦躁时，就有可能是缺铁性贫血。此时，妈妈可以去医院给宝宝做一个简单的血液化验来确定一下，看是否需要在医生的建议下给宝宝吃铁补充剂。

◎ 含铁丰富的食物

富含铁的食物有：牛肉、羊肉、猪肉，动物肝脏、心、肾，蛋黄、黑鲤鱼、虾、海带、紫菜、黑木耳、南瓜子、芝麻、黄豆、绿叶蔬菜（西蓝花、菠菜），水果干（杏干、无花果干、葡萄干、梅干等），谷类面包等，妈妈应保证宝宝每天吃10种以上的食物，如两种主食、两种肉类、三种蔬菜、两种水果、牛奶或花生酱等。

爱 心 提 示

维生素C能促进铁吸收，因此，动、植物食品混合吃，可让铁的吸收率增加1倍。比如，宝宝吃饭后，让他喝杯稀释后的果汁（1份果汁兑10份水），或者给他吃一份含有新鲜水果和水果干的水果沙拉，可给宝宝补充充足的铁。

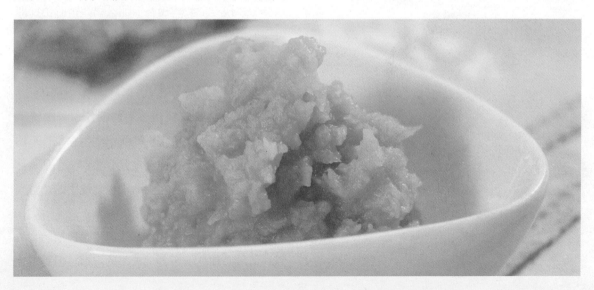

宝宝护理须知

培养宝宝早晚漱口的习惯

宝宝的乳牙应当受到精心的保护，宝宝从1岁开始就应接受早晚漱口的训练，并逐渐养成这个良好的习惯。

训练时先为宝宝准备好杯子，家长在前几次可为宝宝做示范动作，把一口水含在嘴里做漱口动作，而后吐出，反复几次，宝宝很快就学会了。

在训练过程中，家长注意不要让宝宝仰着头漱口，因为这样很容易呛着宝宝的气管，甚至发生意外。另外，家长要不断地督促宝宝，每日早晚坚持不断漱口，这样日子一长就能养成好习惯。

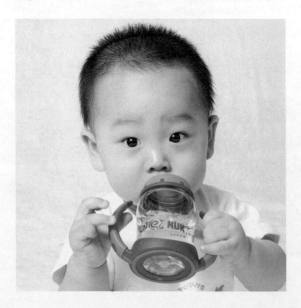

教宝宝养成良好的卫生习惯

常常会听到家长抱怨自己的宝宝不让洗脸、不让洗澡洗头，为此一筹莫展。其实许多习惯都有赖于家长的培养，只要形成习惯，宝宝会主动去维持已经形成的生活秩序。那么，怎样使宝宝从一开始就爱上讲卫生呢？

◎ 尽量满足宝宝最初的愿望

1周岁后的宝宝对什么都感兴趣，也很乐于自己洗手洗脸，这时妈妈一定要尽可能满足这个要求，让他自己拿着毛巾擦拭，或带他去洗手池自己洗手，给予宝宝充分的自由体验。有时宝宝也会撒娇说："妈妈做！"那么妈妈适时协助即可。如果宝宝自己能够将小手洗干净，家长一定要适时给予表扬。

◎ 动之以情、晓之以理

宝宝总是喜欢模仿大人的动作，每次洗手时，可以愉快地跟宝宝说"我们洗手去喽！"然后大人自己先洗，这样宝宝就会感到洗手是一件非常愉快的事情，肯定会要求也要洗手的。时间长了，宝宝会主动提出洗手的要求。

很多时候，细菌往往都是通过手传播的，所以，父母必须让宝宝养成洗手的习惯。但是宝宝太小的时候，并不了解自己双手是布满灰尘、细菌的，所以每次在宝宝进食前及如厕后带他去洗手，都要告诉他这样做的原因，时间一长，饭前便后洗手就会成为宝宝的习惯。如果宝宝开始主动去洗手，一定要奖励，因为这标志着洗手的好习惯已经初步养成了。

另外，洗手和洗脸的习惯可同时培养，最初妈妈要用毛巾给宝宝擦拭，慢慢地让宝宝试着自己去擦脸。如果能够擦得很好，再教宝宝用肥皂洗脸。宝宝可能会将洗手间周围弄得到处都是肥皂泡和水，这时妈妈不要去骂宝宝，而应耐心地给宝宝讲解，并多做示范。

◎让洗漱成为趣事

父母可以准备一个专用的小盆，每天都是在差不多固定的时间、固定的地方给他洗脸洗手，给他洗手时不妨用游戏的口吻，让他感觉洗手就是一个游戏。几乎每个宝宝都喜欢玩水，只要利用好这一点，他们肯定会主动要求洗手洗脸的。

刚开始学刷牙的时候可以先带宝宝到商店内挑选一支他喜欢的卡通人物牙刷及牙膏。而在他尝试刷牙时，尽可能将气氛弄得轻松点，例如与宝宝一起刷牙使宝宝感觉到刷牙是一件既有趣又好玩的事。

宝宝并不需要每天都洗澡，特别在天气寒冷时，只要宝宝在上完厕所后，能保持外阴部清洁，就可以隔天，甚至隔两三天再洗澡。宝宝刚开始可能不爱洗澡，妈妈可以增加一些洗澡的乐趣，

以此来吸引宝宝主动要求洗澡。

◎教宝宝学会使用纸巾

当宝宝想打喷嚏或咳嗽时，父母可以先教他用自己的双手遮盖口与鼻，这样便不会口沫横飞。而当看见宝宝想用袖子抹鼻涕时，可以给他一张纸巾，教他怎样抹去鼻涕。与他外出时，父母可以提醒他带纸巾，久而久之，当他想打喷嚏或咳嗽时，他就会知道怎样做了。

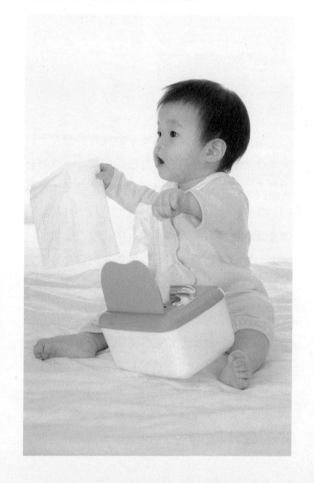

✻ 第 19~21 个月宝宝 ✻

人体各部位的发育速度，以大脑为最快。当宝宝长到 19 ~ 21 个月大时，大脑的各项生理功能已基本发育完成。因此，对 19 ~ 21 个月大的宝宝进行早期教育与训练就显得非常重要，不存在因开发得太早而产生负面影响。但大脑的早期开发也是有前提的。首先不要强迫宝宝去做训练。另外，训练时要注意各方面基本能力的均衡培养，比如不能忽视培养宝宝的自理能力、社会交往能力等。如果宝宝在某一方面有天赋，应该及早引导，但同时其他能力的培养也不能忽视。

宝宝发育状况

◎ 感觉发育

这个时期的宝宝，正处于生理及心理发生巨大变化的时期，开始有了自己的思维、个性及自主行为。他们喜欢通过触摸、闻和品尝来体验事物，而且对量还有感觉。宝宝的观察能力提高了，能发现问题并且喜欢纠正大人的错误。宝宝的控制能力比以前好多了，想吃时能比较容易地把食物放进嘴里。

◎ 运动能力

19 ~ 21 个月的宝宝身体能力进一步发展，脚步也稳固多了，上下楼梯也自如多了。小手能够上下摆动，会敲打、拖拉，知道用棍取物，抓放自如。有的宝宝还能够连续跑五六米，还可以带着玩具或其他物体跑跑走走。看到障碍物时，能够有意识地绕开或小心地跨过去。手眼协调能力也有进步。大动作的发展逐步向平衡方面发展。手比以前灵活了，喜欢拿纸撕着玩，可以在成人的带领下把纸攥小纸团，会大把大把地抓豆豆，逐渐地可以几个几个地捡豆子了。

◎ 认知能力

宝宝对物体、数字也有了初步的认识，因此要多参与到生活化的场景中，在故事、游戏、歌曲等活动中学习数学知识。宝宝的辨认能力更强了，能分辨一些颜色，分辨出不同的物体，比较出不同物品的差别，而且对物品的大小已经有比较清晰的意识了。宝宝能分辨圆形、方形、三角形，认出书中常见的物体，理解对应、所属关系。

宝宝有一定的是非观，知道做什么事爸爸妈妈会生气。他会发现一些看起来很明显的事物。但是，

宝宝现在还没有时间的概念。他只关注当前发生的事情。

宝宝精心·喂养

正确吃鸡蛋

鸡蛋是人们广泛食用，营养丰富而又方便的食品。其蛋白质含 13%～15%，在体内分解成氨基酸后，其比例与人体蛋白质相近，非常容易被身体利用。蛋类含脂肪 11%～15%，呈现融状存在于蛋黄中，常温下是液体，易于吸收。鸡蛋含磷、镁、钙、铁、铜、锌等元素，存在于蛋黄中。鸡蛋含丰富的维生素 A、维生素 D 和维生素 B$_2$，也含有少量维生素 B$_1$，其他维生素也大多存在于蛋黄中。可以说，鸡蛋是比较理想的营养食品。

注意不要因鸡蛋营养丰富就让宝宝多吃（一天不要超过 2 个）否则会影响吃其他食物，造成某种食物营养摄入不足。1～2 岁的宝宝，每天需要蛋白质 40 克左右，除普通食物外，每天添加 1 个或 1 个半鸡蛋就足够了。如果吃得太多超过了宝宝的需要，宝宝的胃肠就负担不了，就会导致消化和吸收功能障碍，引起消化不良和营养不良。只有将鸡蛋与其他各类食物搭配着吃，才能满足平衡膳食的原则。

鸡蛋吃法多种多样，就营养的吸收和消化率来讲，煮蛋为 100%，炒蛋为 97%，嫩炸为 98%，老炸为 81.1%，开水、牛奶冲蛋为 92.5%，生吃为 30%～50%。由此来说，煮鸡蛋是最佳的吃法，但要注意细嚼慢咽，否则会影响吸收和消化。不过，对宝宝来说，还是蒸蛋羹、蛋花汤最适合，因为这两种做法能使蛋白质松解，极易被宝宝消化吸收。

别让宝宝吃得过饱

现在宝宝还未有自我抑制能力，看到喜欢吃的食物就会不停口地吃得太多。如果宝宝吃得太多，为了消化过多的食物，消化道必然扩张，有限的血液和氧气从头部转移到消化道、脑细胞会因此而暂时缺血。所以吃得越多，胃肠需要血液越多，脑供血越少，对大脑的危害也就越大。

另外，父母一味地让宝宝"傻吃"还会抑制大脑智能区域的生理功能，主管胃肠消化的大脑相应区域兴奋的时间过多，必然抑制语言、思维、

记忆、想象等大脑智能区域，智力就会越来越差。如果宝宝经常吃得太饱，热量过剩，还会引发肥胖症，可导致脑疲劳，造成大脑早衰，影响大脑的发育，宝宝的智力就会偏低。所以父母一定要有计划地供给食品，使宝宝能始终保持正常的食欲。

宝宝护理须知

为宝宝建立睡前程序

一套规律的睡前程序有助于宝宝在临睡前渐渐平静下来，做好睡觉的准备。

◎让宝宝宣泄过剩精力

对于好动的宝宝来说，在睡觉之前发泄一下过剩的精力是有好处的。让宝宝四处跑上一小会儿，或让爸爸跟宝宝一起玩个"骑马游戏"，都是让宝宝释放能量的方法。但要在任何剧烈活动之后，妈妈要给宝宝在睡觉之前安排平静安详的活动，让宝宝安静下来。

◎给宝宝洗个澡

在宝宝剧烈活动后，给宝宝洗个澡可能让他很快放松、安静下来，为上床睡觉做准备。但如果宝宝洗澡时过于兴奋，或不喜欢洗澡，妈妈就需要增加其他可让宝宝放松的活动作为宝宝的睡前程序了。

◎睡觉前刷牙

培养宝宝睡觉前刷牙的习惯作为睡前程序的一部分，对宝宝的健康也尤其重要。一个让宝宝学会刷牙的窍门是，刷牙时妈妈可跟宝宝说，如果他能自己刷一半牙齿，妈妈就为他刷另一半，让他感觉自己受到了特别优待，爱上自己刷牙。

◎和宝宝一起读睡前故事

把宝宝抱在怀里，和宝宝一起读睡前故事是每个妈妈必选的睡前程序，宝宝不仅可以从睡前故事中学习新词，促进语言能力的发展，而且还能从和妈妈一起度过的亲子时间中受益。

◎给宝宝唱摇篮曲

妈妈的声音，轻柔、平静的旋律能让宝宝很快安静放松下来。妈妈可以一边唱摇篮曲，一边轻轻拍宝宝的背，这样可以让困倦的宝宝很快进入梦乡。

◎在房间里开一盏夜灯

宝宝睡着后，就把照明灯关掉，打开一盏夜

灯。这个年龄的宝宝夜里在一个黑漆漆的房间醒来什么都看不见的话，会觉得摸不清方向，表现得烦躁甚至半夜惊醒，一盏夜灯的微弱光亮可以给宝宝安全感。

给宝宝掏耳屎

一般来说，耳屎会随着宝宝的咀嚼、张口或打哈欠的活动，借助于下颌等关节的运动而自行脱落，排出耳道，妈妈并不需要担心。但如果耳屎堆积的速度超过排出的速度，宝宝耳屎多就会成为一个需要解决的问题了。

◎给宝宝掏耳屎的方法

方法：在宝宝临睡前，让宝宝躺在床上或者把他抱在妈妈膝盖上，使宝宝的头侧过来，给

他滴 1 ～ 2 滴耳药水。药水滴入后，让宝宝保持这个姿势 2 分钟，使耳屎得到充分的软化，使耳屎松动，并自行排出耳道。

爱 心 提 示

妈妈不要把棉签或任何其他东西塞进宝宝的耳道，这样很危险，很可能造成宝宝脆弱的鼓膜破裂，而且用棉签可能会把耳垢推得更深，使问题更严重。如果宝宝的外耳有耳屎，妈妈可用棉签清除，但用湿面巾擦更好。

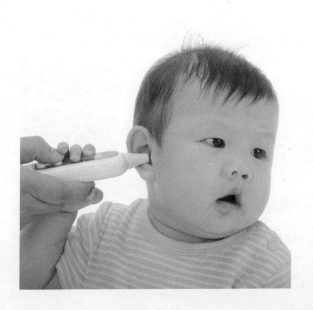

别让宝宝依赖童车

童车对妈妈来说是个很好的辅助工具，在宝宝出行时让宝宝坐在系好安全带的童车里，无疑是方便、安全的选择。但宝宝在出行时过分依赖童车，会让宝宝产生惰性，因为他们会认为最好的行进方式是坐童车，而不是自己走路。

◎童车可能导致宝宝运动不足

宝宝也和大人一样，每天都需要锻炼，散步是已经学会走路的宝宝最好的锻炼方式之一。如果宝宝户外出行过于依赖童车，会导致宝宝运动不足，可能出现宝宝肥胖的现象。相关数据表明，

4岁以下宝宝的肥胖现象日益突出。除了营养过剩外，宝宝长期运动不足也是一个不容忽视的因素。因此，妈妈在宝宝出行时，在公园等合适的场所，应让宝宝少坐童车，尽量让宝宝自己多走路。

◎童车不利于宝宝观察能力的发展

坐在童车中的宝宝比妈妈抱着时的视觉范围变低、变小，不利于宝宝观察能力的发展。此外，宝宝坐在童车中也减少了与妈妈及外界的交流机会，长大后可能性格孤僻。因此，童车虽然设计巧妙，但是毕竟不能取代父母直接的接触和呵护。要让宝宝健康成长，最好还是让宝宝少坐童车。

爱 心 提 示

宝宝学会走路后应逐步减少坐童车的次数，当宝宝到3岁时就应该远离童车，依靠宝宝的力量自己走路。

特别关注：生活能力培养

培养宝宝穿、脱衣能力

穿衣物时，衣裤要扯平，外衣要扣好，系好鞋带，戴正帽子；脱下的衣裤鞋袜要按顺序整齐地放在固定的地方。

要根据宝宝的年龄特点，逐步培养宝宝穿戴衣物的能力。1岁后要鼓励宝宝自己穿戴衣物。可先学习戴帽，脱帽，脱鞋，脱袜子，脱去简单的内衣内裤和上衣；再学穿鞋，穿袜子，自己穿上松紧裤子。逐渐培养起自我服务的能力。

要给宝宝仔细讲解每一个动作。如脱衣，要先把着宝宝的手放在背后，使宝宝一只手抓住另一只袖子往下拉，另一只手往上抽；解扣子，右手指按住扣子，从扣眼里往下按，左手往外拉衣服。

要循序渐进。如12～14个月宝宝能抓起帽子戴在头上，但过1～2个月才能戴正。宝宝在学穿鞋时刚开始分不清左右，穿袜时不会扯后跟。因此，要仔细、耐心、循序渐进地教宝宝。如让宝宝脱掉已脱去一只袖子的上衣或已拉到膝盖的短裤，穿鞋前将鞋先摆好，系鞋带的鞋可改成结扣子的鞋（用松紧带穿进结带的洞里，在末端钉上扣子，以便穿、脱）；同时应先做示范动作，然后让宝宝自己练习。并给宝宝讲解衣物的名称、颜色及各种穿衣的动作，以提高宝宝独立穿衣的兴趣，及早掌握与穿衣有关的语言和技能。

如何让宝宝不尿床

宝宝经常夜间尿床是一件让家长感到非常头疼的事，但并非不可避免。宝宝夜间尿床是因为这个年龄段的宝宝在熟睡时不能察觉到体内发生的信号。

家长应为宝宝制定合适的生活制度，尽量避免能够导致宝宝夜间尿床的因素。如晚餐不能太稀，少喝汤水，入睡前 1 小时不要让宝宝喝水，上床前要让宝宝排尽大小便；入睡后家长要定时叫醒宝宝排尿，一般宝宝隔 3 小时左右需排一次尿，也有些宝宝晚上不排尿，所以家长要掌握好宝宝排尿的规律。

夜间排尿时，一定要在宝宝清醒后让其坐便盆排尿。很多 5～6 岁甚至更大些的孩子尿床，都是由于婴儿时夜间经常在朦胧状态下排尿而形成的习惯。一般宝宝通过以上办法都可以成功地避免尿床。也有些宝宝刚开始可能不配合，一叫醒他就哭闹，不肯排尿，这时家长一定要有耐心，要注意观察宝宝排尿时间、规律，在宝宝排尿之前叫尿，时间长了，形成习惯，就不会尿床了。即使偶尔宝宝的被褥尿湿了，家长也不要责备宝宝，以免伤害宝宝的自尊心，造成宝宝心理紧张，使得症状加重。

爱 心 提 示

在宝宝尿床期间，要用隔尿垫把床上的褥子保护好，宝宝如果尿床了，要及时更换裤子和床单，避免尿液刺激皮肤。这会让宝宝习惯穿着干睡衣睡觉，对克服尿床有一定的好处。

宝宝自己洗手

饭前便后洗手是良好的生活习惯，妈妈应适当引导，教宝宝自己洗手，让宝宝养成勤于洗手的好习惯。

◎洗手准备

妈妈应该给宝宝准备一个带台阶的小凳子，让宝宝够到洗脸池。宝宝会很喜欢自己涂肥皂，并搓出泡泡。妈妈可以给宝宝准备酒店里那种大小合适的肥皂，给宝宝自己洗手用。但注意提醒宝宝，香皂不能吃，更不能放进嘴里。

◎让宝宝洗另一只手

刚开始时，妈妈可先给宝宝洗一只手，让宝宝自己学会去洗另一只手，这样给宝宝提供接近和适当参与劳动的机会，是培养和训练宝宝自理能力的有效途径。

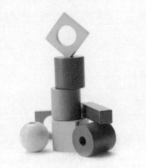
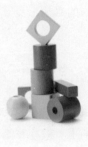

◎保证洗手时间

每次洗手需要双手涂满肥皂反复搓揉 10 秒钟以上，然后再用流动水冲洗干净。为了让宝宝耐心将每个手指头都洗干净，让洗手变得更愉快，妈妈可以在他洗手时编一首洗手歌，也可以针对每根手指头讲一个小故事。

◎教宝宝擦干手

为宝宝专门准备一条小毛巾，现在市面上也有干手玩偶买，可增进宝宝自己擦手的乐趣。寒冷的冬季要给宝宝涂上护手霜，保护宝宝娇嫩的肌肤，防止宝宝皮肤开裂。

宝宝学会自己整理玩具

让宝宝学会自己整理玩具，不但能培养宝宝生活有条理的好习惯，对宝宝责任心和独立性格的培养也非常重要。

◎先准备个收纳箱

妈妈的条理性可以给宝宝学会整理玩具做好榜样。收纳箱有助于把宝宝需要玩的不同玩具都收纳好，又不会占用太多的空间。妈妈可以先准备一个收纳箱，把某项游戏要用的所有材料都装进去，然后把游戏箱放柜子里或架子上，也可以在箱子外面贴上标签，方便查找。

◎把玩具送回家

妈妈在让宝宝整理玩具时，可以以游戏的形式进行，寓教于乐。如在玩过家家游戏后，妈妈对宝宝说："宝宝有家，娃娃也有自己的家，我们让娃娃也回家好不好？"然后和宝宝一起拿出收纳箱，将洋娃娃、汽车等玩具放入箱子中，再与宝宝一起将游戏箱子摆好。最后别忘了用拥抱、亲吻好好表扬宝宝一番。

◎自己的事情自己做

整理玩具是宝宝自己能做的事情中的一部分，妈妈要学会放手，让宝宝自己的事情自己做。宝宝是否做自己的事情，与其说是宝宝的能力问题，不如说与宝宝的家长有关。很多家长认为宝宝现在还小，所以什么事情都包办了，在去幼儿园的路上父母或爷爷奶奶帮宝宝背着书包上学已经是司空见惯的事情，这样做会导致宝宝把本来应该自己做的事情习惯性地推到别人身上。妈妈不妨放手，不仅让宝宝学会自理，而且让宝宝独立地做自己能做的，或教宝宝做原本应该属于宝宝做的事情，如教宝宝整理玩具、准备上幼儿园的东西、自己拿小书包等等，培养宝宝的自理能力。

✽ 第22~24个月宝宝 ✽

快满2岁是宝宝成长过程中的又一个里程碑。此时，宝宝的脑神经细胞体积增大，大脑机能逐步发挥作用，能控制大小便，能按大人的要求控制自己的行动，并知道什么应该做、什么不该做。

宝宝发育状况

◎感觉发育

这时期的宝宝触觉和冷热感觉有了发展，当宝宝摸到热的东西就会产生条件反射，然后就会马上缩手。此外，宝宝对疼痛也有强烈的感觉，能告诉妈妈哪里疼。触觉也较先前有所发展。当他摸到不同质地的东西后，就会产生不同的心理反应。对方位的定位也很准确，当妈妈说到某一方向时，他能够迅速举起相应的手。

◎运动能力

22～24个月阶段的宝宝能控制大小便，按大人的要求控制自己的行动，知道什么应该做，什么不该做。让宝宝双脚并跳时，他能双脚同时离地和同时落地两次以上。宝宝可不扶栏杆或其他东西，自己上下楼梯。此外，宝宝还可以独脚站立，虽然两侧下肢姿势不同，但是能保持平衡。宝宝还有能跑能跳的平衡能力，喜欢踢球。在精细动作方面，宝宝的手指动作发展特别快，能使

用日常生活用具，穿脱简单的衣服鞋袜，玩各种玩具以及握笔绘画等。吃饭时，宝宝还喜欢学成人用筷子夹菜。

◎认知能力

这个阶段的宝宝到户外玩耍后知道自己的家门口，认识走回家的路。此外，宝宝还有了一些概念，能分清长短、上下、前后了。还知道爸爸是男的，妈妈是女的，还有他自己的性别。在记忆方面，宝宝具有主动性。但是记忆的东西不能维持很长时间，需要反复记忆才能够记住。宝宝能指对人体的7个部位，如大人说鼻子，他便指鼻子。还能表示出钥匙或钱币的用途，如拿着钥匙时，他会走近房门，准备开门。这时的宝宝，有极强的模仿力，也有极强的模仿欲望，妈妈要干什么，他就要干什么。此外，宝宝已经会数数，但妈妈需要给宝宝加强数的概念。

宝宝精心·喂养

对宝宝眼睛有益的食物

眼睛是人体的重要器官，宝宝的视力处于发育阶段，保护眼睛就更加重要。经常吃些有益于眼睛的食物，对保护眼睛也能起到很大的作用。

◎ 含蛋白质丰富的食物

它是组成人体组织的主要成分，组织的修补和更新需要不断地补充蛋白质。瘦肉、禽肉、动物内脏、鱼、虾、奶类、蛋类等含有丰富的动物性蛋白质，而豆类含有丰富的植物性蛋白质。

◎ 含维生素 A 丰富的食物

维生素 A 的最好来源是各种动物的肝脏、鱼肝油、奶类、蛋类以及绿色、红色、黄色的蔬菜和橙黄色的水果，如胡萝卜、菠菜、韭菜、青椒、甘蓝、荠菜、海带、紫菜、橘子、柑、哈密瓜、芒果等。人体摄入足量的维生素 A，不仅利于消除眼睛的疲劳，还可以预防和治疗夜盲症、干眼症、黄斑变性。

◎ 含维生素 C 丰富的食物

维生素 C 是组成眼球水晶体的成分之一，如果缺乏维生素 C 就容易导致水晶体浑浊患白内障。因此，应该在每天的饮食中注意摄取含维生素 C 丰富的食物，维生素 C 含量较高的食物有鲜枣、小白菜、卷心菜、菜花、青椒、苦瓜、油菜、西红柿、豆芽、土豆、萝卜、柑橘、橙、草莓、山楂、苹果等。

◎ 含钙丰富的食物

钙具有消除眼肌紧张的作用。食物中的豆类及豆制品，奶类，鱼、虾、虾皮、海带、墨鱼等水产品，干果类的花生、核桃、莲子，食用菌类的香菇、蘑菇、黑木耳，绿叶蔬菜中的青菜秧、芹菜、苋菜、香菜、油菜薹等含钙量都比较丰富。

爱 心 提 示

经常给宝宝吃一些耐咀嚼的食物，增加咀嚼力度可以促进视力的发育。因为咀嚼时会增加面部肌肉包括眼部肌肉的力量，产生调节晶状体的强大能力，从而降低近视眼的发生概率。

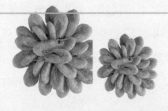

甜食影响食欲

甜食是大多数宝宝喜爱的食品，这些高热量的食物虽好吃，却不能补充必需的蛋白质，而且严重地影响了宝宝的食欲。有些宝宝酷爱吃甜食，喜欢喝各种饮料，如橘子汁、糖水、蜂蜜水等。甜食吃得太多就会使大量的糖分摄入体内，无疑使糖浓度升高，血糖达到较高的水平，会兴奋饱食中枢，抑制摄食中枢，因此，宝宝难有饥饿感，也就没有进食的欲望了。

此外，随着天气变热，各种冷饮陆续上市，常喝冷饮同样会造成宝宝缺乏饥饿感。一是冷饮中含糖量颇高，使宝宝甜食过量；二是宝宝的胃肠道功能还比较弱，常喝冷饮会造成胃肠道功能紊乱，宝宝食欲自然就下降了。

宝宝健康喝水法

宝宝很容易脱水，而且在他玩得高兴的时候，可能忽略自己的口渴，妈妈要让宝宝喝足够的水。一般宝宝一天喝 6～8 小杯的水，天气很热或宝宝活动量特别大的时候，可能需要补充更多水分。

吃饭和吃零食后给宝宝喝水可预防蛀牙。白开水及矿泉水是宝宝喝水的最好选择，如果宝宝不愿意喝白开水，可以给他喝用水稀释过的果汁，并且只在宝宝吃饭的时候给他喝。因为如果在两餐间喝果汁或一天喝上几次，果汁中的酸会损害牙齿。千万不要给宝宝喝含咖啡因的碳酸饮料，咖啡因会增加宝宝小便的次数，从而使他体内的水分入不敷出，不利于宝宝的健康。

宝宝护理须知

宝宝不爱理发怎么办

这个年龄的宝宝不爱理发是很正常的现象，为完成理发这个巨大的"工程"，以下各种方法可供妈妈参考。

◎让宝宝了解理发

宝宝对不了解的东西总会害怕。妈妈可先自己理发，让他觉得好奇而不害怕。在宝宝理发时，妈妈可自己坐在椅子上，让宝宝坐在妈妈的腿上，可减轻宝宝对理发的恐惧感。

◎妈妈给宝宝理发

妈妈可以准备一个电动理发器，亲自动手给

宝宝理发。给宝宝理发的时候，可以把洋娃娃也放在那里，或者可以先假装给爸爸剪头发。宝宝看到洋娃娃或者爸爸也被剪发了，就觉得没什么可害怕的了。当然，妈妈要掌握比较好的理发手法，以免弄疼宝宝，适得其反。

◎ 去儿童专用理发店理发

现在有儿童专用理发店，设计独特，能很好地分散宝宝的注意力，专业理发师也会很快地给宝宝理完发。妈妈也可以经常带宝宝去一家固定的理发店，与理发师熟悉熟悉，消除陌生感，宝宝也就没有那么害怕了。

◎ 挑选宝宝睡觉的时机

如果宝宝非常不喜欢理发，妈妈可以等他睡着了给他理发。等宝宝睡觉后先剪一边头发，然后把他的头转过去，再剪另一边头发，记得动作要轻柔，防止宝宝突然醒来误伤他。

怎样给好动的宝宝洗澡

这个年龄的宝宝有了自己的主见，不再乖乖地任由妈妈摆布，因此给宝宝洗澡反而变得越来越棘手。特别是给好动的宝宝洗澡，妈妈需要掌握一定的技巧。

◎ 准备一个合适的浴盆

宝宝长大了，妈妈也应舍弃以前的小澡盆，给宝宝准备一个大浴盆，或者直接用大人用的浴缸，给好动宝宝更大的活动空间。妈妈可以在澡盆或浴缸底部放一块塑料吸垫，防止宝宝在里面打滑。

◎ 准备一个小凳子

好动宝宝就是不愿意老老实实地坐在浴盆里，妈妈不妨在浴盆中放置一个专用的浴盆小凳子，这也许能使好动宝宝乖乖地待在肥皂泡沫里。

◎ 让洗澡变得更有趣

在宝宝的浴盆中放入一些浴室专用玩具，如带响的塑料鸭子、洗澡书或海绵玩具等，让宝宝觉得洗澡就像做游戏一样有趣。当宝宝和他的玩具玩得不亦乐乎时，妈妈也能够从容地给好动的宝宝洗好澡。

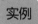

实例

给宝宝洗澡

准备一个不怕水的胶皮娃娃，在宝宝洗澡的时候，把娃娃放进澡盆里，然后妈妈给宝宝洗澡的时候，告诉宝宝洗哪里了，要宝宝也给娃娃洗澡澡，这样不但可以让宝宝认识自己的身体，还能培养宝宝的自理能力。宝宝在刚开始时可能不太会，妈妈可以拿着娃娃示范。

◎让宝宝自己洗澡

宝宝现在什么都想"自己来"，此时妈妈可鼓励宝宝，让他学会自己动手，比如让宝宝自己调节水温（但要注意让宝宝远离水龙头），自己抹沐浴液等，并指导宝宝用泡沫抹满全身。随着宝宝身体协调能力成熟，好动的宝宝也许能更快地学会自己洗澡。

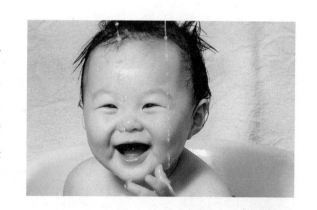

特别关注：训练排便

宝宝排便训练前的准备

◎让宝宝了解有关身体的知识

一定要让宝宝明白大小便是从哪里排出来的，告诉宝宝身体都有哪些部位以及它们各自的功能，包括人体的排泄部位。把宝宝的身体各部位一一指给他看并告诉他怎样称呼这些部位的办法，让宝宝了解自己的身体。让他们看你是怎样大小便的，当然，最好让同性的父母为他们示范。不必顾虑这样做会使宝宝神经受刺激，你可以做得很自然。宝宝对此不会有什么想法。

◎教宝宝使用排泄用语

宝宝需要学会用语言或手势告诉父母他们要大小便。说话晚的宝宝显然更多的是用手势。

宝宝怎样表达都可以：上厕所、大便、小便、解手、拉屎、尿尿，使用哪个词都可以，只要大家能明白宝宝的意思就行。

◎训练宝宝的排便意识

你的宝宝知道他什么时候想要排便吗？他能知道自己是拉便便还是尿裤子了吗？这些是保证训练成功的重要技能。许多宝宝不到1岁时就能够发出他就要排便的信号。当他们长大一些时，这些外部信号往往消失了，但他们的父母可能可以意识到宝宝在做什么——特别是当他们总是走到屋角排便时。父母可以利用这些早期的表现帮助宝宝理解或讲出他们大小便的感觉。

◎培养宝宝的坐便习惯

看似简单的坐马桶，宝宝学起来可不是件容

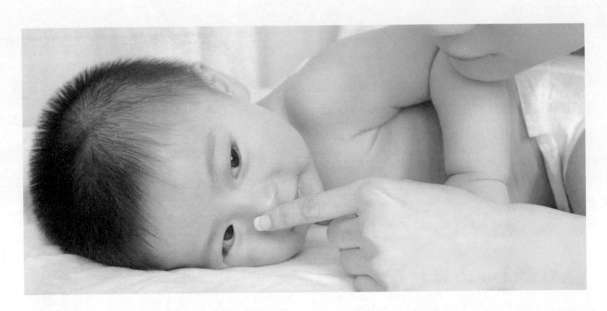

易事。大多数宝宝在 2 岁前还不能进行蹲便盆训练，女孩可以比男孩早一些。蹲便盆训练通常要持续 3 个月，到 3 岁左右 98% 的宝宝都能成功地使用马桶了。

◎ 训练宝宝蹲马桶时，父母应注意

❶ 当宝宝具备坐马桶的条件成熟、心理上最合作时再开始训练。

❷ 父母要与幼儿园或保姆协作，以使这种训练不间断地持续下去。

❸ 父母要给宝宝自由，不要过于频繁地提醒他们使用马桶，这样会给他们造成压力。

❹ 掌握好训练的时机，例如在午觉后或饭后 20 分钟时训练他们蹲马桶，效果会更好。

❺ 当宝宝配合或成功时要及时称赞鼓励他们。

❻ 当宝宝学会使用马桶时可以给一点小小的奖励，表示对他们成长为"大孩子"的一种承认。

排便训练男女有别

由于大肠、小肠的发育过程所致，宝宝还不太会将大小便分开，通常是一次完成。所以一开始，不论是男宝宝或是女宝宝，建议妈妈先让宝宝坐在自己的便桶上，让宝宝自由、没有时间限制地尿尿或者便便。

◎ 站着尿尿

爸爸妈妈要多一点耐心清理"残局"。等到宝宝渐渐习惯了在痰盂里面大小便，而且已经具备足够的耐心和注意力的时候，爸爸妈妈便可以开始引导宝宝练习如何"尿得更准一点"。最好能够让男宝宝有男性的模仿对象去指导。

◎ 蹲着尿尿

很多女宝宝看见其他小男生是站着尿尿的时候，女宝宝一般的反应是非要自己也如此试试不可。几次下来，宝宝会发现这样站着尿尿会很不舒服，裤子脏了湿了自己会很不漂亮，然后对站着尿尿的兴趣就会消失殆尽。此时，妈妈可以适时地告诉宝宝，妈妈都是坐着的，这样既不会弄脏自己漂亮的衣裤和鞋子，而且坐着其实更加轻松愉快，并值得男生羡慕呢。

爱 心 提 示

训练女宝宝大小便的一个需要注意的事项是，千万不要给宝宝穿太复杂的衣裤，让她难脱难解。

培养宝宝良好的便后卫生习惯

宝宝本来好奇心最旺盛，他也会为自己新具备的能力沾沾自喜，陶醉在游戏之中。不过，宝宝告别尿布并非标志着如厕训练画上了句号。如厕后的清洁问题是宝宝面临的又一挑战。培养宝宝良好的便后卫生习惯，妈妈应该做好以下几点：

❶ 慎重选用卫生纸。应该使用柔韧性好、吸水性强的儿童专用手纸，以免伤害宝宝敏感的肌肤。

❷ 准备专用毛巾，放置在明显位置，让宝宝随时自己擦手。

❸ 反复教宝宝盖好马桶盖，再放水冲（以免细菌随水花散发到空气中）。

❹ 让宝宝记住，每次便后都应该洗手。

❺ 注意宝宝洗手质量，让他边洗手边从 1 数到 10，以保证洗手时间。

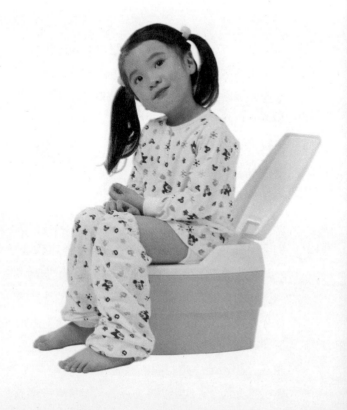

❋ 第 25~27 个月宝宝 ❋

对于 2 岁多的宝宝来说，他同时具有许多明显矛盾的特点。既有依赖性，又有独立性；既可爱，又可恶；既大方，又自私；既成熟，又幼稚。另外，他们还总是处于两个世界中，即温暖安逸并且依赖父母的过去世界和充满刺激、独立自主的未来世界。由于许多令人兴奋的事情都发生在这个阶段，所以该阶段无论是对父母还是对宝宝来说都是一个挑战。但这个挑战并不令人讨厌，反而令人惊奇。

宝宝发育状况

◎ 感觉发育

25 ~ 27 个月大的宝宝能清晰地分辨并且记住生人和熟人的面孔。听觉神经的成熟，使得宝宝能分辨出各种不同的声音，甚至能分清自行车的声音和汽车的声音。视觉方面，宝宝能够分辨出筷子的长短、人的高矮、书的厚薄等，能够分辨出如上下、前后等方向。

◎ 动作能力

25 ~ 27 个月的宝宝运动能力逐步提高。他们会用脚尖走路，能够单脚站立，还可以双脚起跳。走路的步态与前期相比自如很多，起步跑、双脚跳跃、上下楼梯都渐渐摆脱了家长的扶持。如果有什么东西掉在地上了，他会马上蹲下去把它捡起来。这时的宝宝很喜欢大运动量的活动和游戏，如跑、跳、爬、跳舞、踢球等。并且很淘气，常会推开椅子，爬上去拿东西，甚至从椅子爬上

桌子，你会发现他总是闲不住。

他只用一只手就可以拿小杯子很熟练地喝水了，他用勺的技术也有很大提高。他能把 6 ~ 7 块积木叠起来，会把珠子串起来，还会用蜡笔在纸上模仿着画垂直线和圆圈。

◎ 认知能力

宝宝认识了更多的色彩，大多数宝宝可认识 5 种以上的颜色——红、绿、蓝、黄、黑。但这个年龄段的宝宝，如果还不能分辨颜色，并不意味着发育异常。宝宝能从动态的录像播放中认出自己和熟悉的人，而不仅仅是从静态的镜子里和照片中认识自己，这是宝宝对自我认识的又一进步。通过思考解决问题是宝宝这一阶段发育上的里程碑，这一能力使父母通过讲道理引导宝宝的行为成为可能。

宝宝精心·喂养

合理安排2～3岁宝宝膳食

2～3岁宝宝每天应安排早、中、晚三次正餐，在此基础上还至少有两次加餐。一般分别安排在上、下午各一次，晚餐时间比较早时，可在睡前2小时安排一次加餐。加餐以奶类、水果为主，配以少量松软面点。晚间加餐不宜安排甜食，以预防龋齿。

儿童膳食注意点：①两正餐之间应间隔4～5小时，加餐与正餐之间应间隔1.5～2小时；②加餐份量宜少，以免影响正餐进食量；③根据季节和饮食习惯更换和搭配食谱。

2～3岁宝宝各类食物每天建议摄入量（克/天）

食物	2～3岁
谷类	85～100g
薯类	适量
蔬菜	200～250g
水果	100～150g
畜禽肉类、蛋类、水产品	50～70g
大豆	5～15g
乳制品	500g
食用油	15～20g
食盐	不超过2g

养成喝白开水的习惯

2～3岁宝宝新陈代谢旺盛，活动量多，水分需要量也大，建议每天饮水以白开水为主，避免喝含糖饮料。宝宝胃容量小，每天应少量多次饮水（上午、下午各2～3次），晚饭后根据情况而定。不宜在进餐前大量饮水，以免充盈胃容量，冲淡胃酸，影响食欲和消化。

家长应以身作则养成良好的饮水习惯，并告知宝宝多喝含糖饮料对健康的危害。同时家里常备凉白开，提醒宝宝定时饮用，家中不购买可乐、果汁饮料，避免将含糖饮料作为零食提供给宝宝。由于含糖饮料对宝宝有着较大的诱惑，许多宝宝容易形成对含糖饮料的嗜爱，需要给予正确引导。

家庭自制的豆浆、果汁等天然饮品可适当选择，但饮后需及时漱口，以保持口腔卫生。

为宝宝烹饪的基本原则

为宝宝准备饭菜时，要注意合理搭配、营养全面、食物新鲜、色泽好看、味道鲜美，符合宝宝的个性口味。此外，妈妈还需注意以下原则：

◎ **少盐少油**

一个人口味的轻重是在婴幼儿时期就已经形成习惯。而宝宝生来喜欢吃味道鲜美、清淡的饮食，后来对食物的偏好是在日常生活中养成的。值得注意的是，摄入太多的盐会导致高血压，摄入过多油脂会出现脂肪肝，也影响宝宝食欲，甚至引起宝宝厌食，因此，妈妈在烹饪时注意少盐少油，培养宝宝良好的饮食习惯。

◎ **易于咀嚼**

宝宝咀嚼和吞咽功能还不是很好，妈妈烹饪时注意菜不要过硬，并注意切得稍微小一些。宝宝咀嚼肌容易疲劳，如果菜过硬，宝宝容易疲劳，会因为咀嚼困难而拒绝吃菜；宝宝口腔容积有限，块大的菜进入口腔会影响口腔运动，不利于咀嚼，宝宝会把菜吐出来，妈妈应该注意这一点。

◎ **适当调味**

宝宝味觉发育完全，有品尝美味佳肴的能力，喜欢吃有滋有味的饭菜。如果妈妈一味追求原汁原味，给宝宝准备饭菜时不放调料，大人吃起来难以下咽，宝宝也同样会感到难以下咽。给宝宝的饭菜也要适当调味，使用一些香料不但可以减少盐的量，还能促进宝宝的食欲。

◎ **品种多样**

现在食物品种丰富多样，妈妈在商场上几乎能买到所有的食材。为宝宝烹饪时，可不断地变换花样，给宝宝准备不同的食物，不但能让宝宝接受更多的品种，杜绝宝宝挑食，还有利于补充各种营养素。

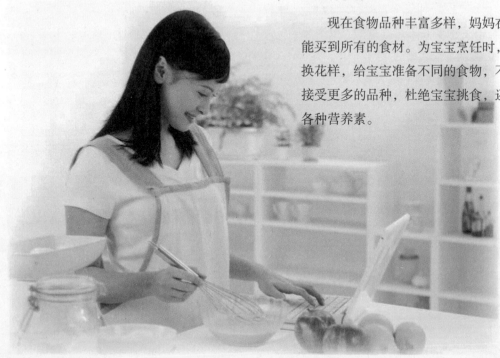

宝宝护理须知 ·····

过渡到大床，让宝宝独立睡觉

如果宝宝睡眠比较安稳，妈妈就可以考虑让宝宝转移到大床，学会自己独立睡觉了。也许一开始让宝宝独立睡觉比较困难，但耐心一些，宝宝最终会适应一个人睡觉。

◎让宝宝参与过渡

为了让宝宝不觉得妈妈不要他了，可以让宝宝也参与到过渡准备中来。如让宝宝自己选床或被褥、床单，并跟宝宝强调这些都是属于他的，激发宝宝的独立愿望。把宝宝要睡的新床布置得舒服而宜人，也可以给宝宝安心的感觉。

◎与宝宝一起面对睡觉分离

宝宝现在正是依恋妈妈的年龄，一直与妈妈一起睡觉的宝宝，如果现在强行让他独自睡觉，他就会害怕得哭上几个小时，可能会导致宝宝睡眠障碍。

前面说过，宝宝的独立感和依赖感同步增强，使得宝宝一方面要独立于父母，一方面又希望父母一步也不要离开。如果妈妈让宝宝到其他房间睡觉，宝宝是不会答应的，如果妈妈坐在他的小床边，宝宝也许会乖乖躺着，但妈妈刚一起身想要往门口走，他就会立刻爬起来。即使把宝宝哄着了，半夜醒来看不到妈妈，宝宝也会大声啼哭。宝宝开始有了记忆，尤其对不良刺激比较敏感，这种恐惧感会让宝宝从此不再离开妈妈半步，或开始半夜噩梦惊醒，不利于宝宝的成长。

如果可以，妈妈可以先把婴儿床换成大一点的床，放在父母卧室里面，先与宝宝同房睡觉。等宝宝熟悉自己的床后，再进行分房，让宝宝独立睡觉。

爱心提示

如果宝宝害怕单独睡觉，妈妈应陪伴着宝宝，给他讲故事或者放松地坐在他的小床边，一直到宝宝睡着为止。特别注意的是，在宝宝入睡之前，不要急于悄悄离开，那会引起宝宝的警觉，使他更难入睡。等宝宝适应一个人睡觉后，妈妈可以不等宝宝睡着就可以离开了，但要消除他的忧虑："妈妈就在外面，宝宝不要害怕"之类。只要有足够的耐心，坚持下来，宝宝最终都会独立睡觉的。

不要让宝宝睡软床

随着生活水平的提高，越来越多的人睡上了柔软舒适的"沙发床"，特别是那些年轻的夫妇们，过去那种木板床早已被淘汰。有了宝宝以后，一般家庭都会让宝宝与父母共同睡在一张大床上，有的还干脆为宝宝买一张单人"沙发床"。在大多数人看来，让宝宝与自己同享舒适的睡床是天经地义的事，是对宝宝最好的照顾。而事实上，宝宝正处在发育时期，睡软床并不是好事，宝宝睡软床会对生长发育产生诸多不利的影响。

首先，宝宝正处于生长发育的时期，骨骼硬度较小，容易发生弯曲变形。如果长期睡软床，会由于睡觉时偏向一侧，造成脊柱突向该侧形成畸形。

其次，在软床上睡觉，尤其是仰卧睡觉时，床垫因体重的关系而下陷，脊柱的变形弯曲使韧带和关节负担加重，睡醒后大人会感觉腰部酸胀或疼痛。对于宝宝而言，也同样会有这种不适的感觉。

因此，父母如果真的疼爱自己的宝宝，就不应该让宝宝睡软床，以免对其身体发育造成不良的影响。宝宝应该睡硬木板床，床面要平坦，为了宝宝睡着舒服，父母可以在床面上铺上 1～2 层垫子，其厚度以卧床时身体不超过正常的变化程度为宜，千万不要铺海绵垫。

教宝宝学会骑三轮车

宝宝现在仍然喜欢那些自己能推的、带轮子的玩具，妈妈可以让宝宝学会骑三轮车，从而提高宝宝的运动兴趣，促进宝宝腿部肌肉和全身协调性的发育。

◎ **教宝宝学骑车的步骤**

❶ 宝宝学会用双脚一前一后地交替"走路"，并能够学习用脚踏板之时，就可以开始教宝宝学骑三轮车了。

❷ 妈妈可用手扶着手把中央，这样可以避免宝宝的手不自主地活动而改变方向，也可以稍微用力引导宝宝学习向前蹬车。

❸ 宝宝学会自己蹬车后，妈妈可以在一旁监护，尽量少扶，让宝宝自己学着左右转动和后退，熟练之后，会双足同时踏进，配合双手调节方向，身体依照平衡需要而左右倾斜。也有的宝宝一骑上三轮车就会骑了，这与宝宝的个体协调性有关。

❹ 在宝宝学会骑三轮车后，妈妈可以让宝宝练习骑三轮车的技能：骑车走直路，会拐弯，遇到障碍物会停车等，促进宝宝驾驶平衡和四肢协调的能力。

◎ **注意宝宝的安全**

宝宝骑车时，安全最重要。妈妈可以给宝宝准备一个大小合适的头盔及护膝、护肘等安全用品。宝宝骑车时，最好有人在旁边照看，随时处理宝宝发生的状况。在宝宝熟练骑车后，一定要告诫他不能将车骑到马路上，并注意车辆，以防出现意外。

✳ 第 28~30 个月宝宝 ✳

这个阶段的宝宝拥有天才般的记忆力，父母应该对宝宝进行形象记忆训练、瞬间记忆训练，全面开发宝宝的记忆潜能。在语言训练的基础上增加空间知觉能力训练，发展宝宝的方位识别能力和空间位置感觉。

宝宝发育状况

◎ 感觉发育

这个时期的宝宝在视觉方面表现出对颜色的明显偏好。触觉方面，宝宝已经能很准确地去感触东西，可以自己去取各种东西，如衣服、餐具、玩具等。听觉方面，对于听到的事物有了一定的概念，但并不是所有听到的句子都能明白，表现出一定的模糊性。

◎ 运动能力

28～30个月的宝宝足部运动能力越来越强，喜欢用脚做事。见到地上的东西，总是喜欢踢一踢。宝宝喜欢蹦来蹦去，会从高处往低处蹦，也开始从低处往高处蹦，还能够越过障碍物。宝宝走路时不但走得很稳，还会甩开两臂行走，还会向后退着走好几步。这时的平衡感觉已经良好，站在离地100厘米的高凳上，能保持平衡向前走

上几步。现在宝宝不满足于正常速度的跑步，他要快速奔跑了。宝宝很可能会趁你没留意，爬到了茶几、桌子、沙发背上，这已经不是什么新鲜事了。这里就要特别看护宝宝的安全。

◎ 认知能力

这个时期由于手、眼、脑的协调能力提高使宝宝观察、归类概括等思维动作得到提高。能理解左右、高矮、多少等概念。特别到2岁半左右，宝宝进入计算能力的关键期，这时期宝宝已经掌握口头数数、点数、按数取物等能力。在颜色的认知方面，易受宝宝喜欢的颜色是红、黄、绿、橙、蓝。他们从家长那儿模仿学到了一些有关时间的词语，但却不能把它用在正确的地方，说明了宝宝对时间概念的认识还未清晰。

宝宝精心·喂养 ┈┈┈┈┈┈┈┈┈┈┈┈┈┈┈┈┈┈

为宝宝补充健脑食品

营养学家指出，经常食用以下常见的食品，对健脑很有好处。

◎蛋类

如鹌鹑蛋、鸡蛋。鸡蛋含有丰富的蛋白质、卵磷脂、维生素和钙、磷、铁等，是大脑新陈代谢不可缺少的物质。另外，鸡蛋所含有较多的乙酰胆碱是大脑完成记忆所必需的。

◎动物肝、肾脏

富含铁质。铁质是红细胞的重要组成成分。经常吃些动物肝、肾脏，可使体内铁质充分，红细胞可为大脑运送充足的氧气，就能有效地提高大脑的工作效率。

◎鱼类

可为大脑提供丰富的蛋白质，不饱和脂肪酸和钙、磷、维生素 B_1、维生素 B_2 等，它们均是构成脑细胞及提高其活力的重要物质。

◎大豆和豆制品

含有约40%的优质蛋白质，可与鸡蛋、牛奶媲美。同时，它们还含有较多的卵磷脂、钙、铁、维生素 B_1、维生素 B_2 等，是理想的健脑食品。

◎坚果类食品

包括花生、核桃、葵花籽、芝麻、松子、榛子等，含有大量的蛋白质、不饱和脂肪酸、卵磷脂、无机盐和维生素，对改善脑营养供给很有益处。

◎小米

含有较丰富的蛋白质、脂肪、钙、铁、维生素 B 等营养成分，有"健脑主食"之称。

宝宝吃零食的原则

零食并非一无是处，在宝宝的饮食结构中，零食扮演着不可替代的角色。它能够补充一些身体必需的营养素，尤其是矿物质、微量元素和多种维生素。同时，还能从零食中获得全天所需能量的20%左右。但吃零食也要遵循一些原则。

◎零食不要代替正餐

许多宝宝零食不离口，走路时吃、玩耍时吃、看电视时吃、聊天时还吃。这样吃零食不仅影响了正餐，甚至还以零食代替了正餐。

◎合理安排吃零食的时间

可在两餐之间，上午九十点钟和下午三四点

钟，离正餐时间还有两个多小时。由于宝宝代谢较成人快，此时，他们可能会有轻微的饥饿感。如果能够让他们适量地吃些零食，就会起到防止饥饿和增加营养的作用，也不会出现影响正餐进食的情况。

◎不可无缘无故地给宝宝零食

有的妈妈在宝宝哭闹时就拿零食哄他，也爱拿零食逗宝宝开心或安慰受了委屈的宝宝。与其这样培养宝宝依赖零食的习惯，不如在宝宝不开心时抱抱他、摸摸他的头，在他感到烦闷时拿个玩具给他解解闷。

◎选择有营养的零食

要选择富有营养的食品作为零食，如牛奶、酸奶、水果、蛋糕、肉松、牛肉干等。各种薯片、话梅干、果冻等食品营养价值比较低，不宜长期作为宝宝的零食。

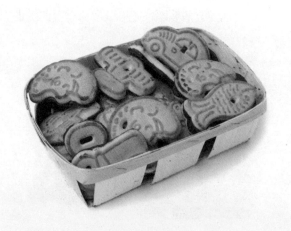

限制宝宝吃糖果

过量食用糖果是宝宝出现蛀牙、厌食、偏食的重要原因，妈妈不但要限制宝宝吃糖，给宝宝吃含糖食品时，还要注意吃糖的方式。

◎控制宝宝所有的甜味食品

妈妈应注意控制宝宝吃的所有甜味食品，而不是一边严禁宝宝吃任何糖果，一边又给他吃大量其他含糖食品。不仅是糖果、蛋糕、冰激凌等含糖的食品，果汁饮料的危害性和最甜的糖也相差无几。

◎控制宝宝吃糖的方式

缩短宝宝吃甜味食品的时间可减少对牙齿的伤害。一般来说，一块蛋糕要比能让宝宝舔上整个下午的棒棒糖好得多，因为蛋糕里糖形成的酸还没来得及侵蚀牙齿珐琅质，就离开了口腔。

而甜味食品的残渣停留在口腔中，对宝宝的牙齿也有很大的损害。咀嚼性强的甜味食品，如蛋糕、葡萄干、大枣和其他水果干等，都可能很顽固地留在牙缝里，妈妈在给宝宝吃完这些食物后，记得让宝宝漱口，刷牙是更彻底的办法。妈妈在宝宝要吃糖时，也可以选择能很快在嘴里融化的糖，例如奶糖等，并且鼓励宝宝在短时间内吃完所有的糖，比如五分钟吃完两颗糖，而不是每半小时吃一块，吃上一个小时。一定要让宝宝吃完糖后尽快喝水，并在下次刷牙时彻底清洁牙齿。

宝宝护理须知

警惕餐具铅中毒

铅污染对宝宝的危害往往是潜在的。在产生中枢神经系统损害之前，往往因缺乏明显和典型的表现而容易被忽视。更为严重的是，铅对中枢神经系统的毒性作用是不可逆的。当宝宝血铅水平超过1毫克/升时，即会对智力发育产生不可逆转的损害。铅目前还是国际公认的致癌有毒物质。

日常生活中对餐饮用具除应注意清洁、卫生、消毒外，还应避免给宝宝使用过于靓丽的彩釉陶瓷和水晶制品，尤其不宜长期储存果汁类或酸性饮料，以免"铅毒"损伤身体。此外，宝宝的奶瓶、水杯等也不宜用水晶制品及表面图案艳丽夺目的产品。

日常饮食中可给宝宝多吃一些大蒜、鸡蛋、牛奶、水果、绿豆汤和萝卜汁等，对降低铅污染的毒害有一定的好处。由于平时根本无法辨别儿童餐具是否安全、卫生，因此最好选择无色透明或者颜色浅的餐具。

让宝宝与宠物安全相处

如今，很多家庭都只有一个孩子，宠物就成了宝宝很好的伙伴，但是由于宠物的毛不仅容易导致宝宝过敏，而且其身上寄生的细菌也会传染给宝宝，一旦它们凶性大发还容易伤到宝宝。很多家长都很困惑，是不是该完全不让宝宝接触宠物，在婴儿时期这样做是对的，然而等宝宝会走、会说话，并且能够自己洗手的时候，就没有必要禁止宝宝和宠物接触了，否则宝宝会变得很讨厌动物。但在宝宝和宠物的接触中，父母不要把宝宝和动物单独留在房间里，也不要让宝宝跟猫狗同床，因为动物身上的跳蚤或是其他疾病，有可能会传染给宝宝。还要注意避免让宝宝碰到狗或猫的排泄物，以免导致宝宝感染、生病。

如果宝宝不喜欢猫狗等宠物，也可以养小鸟或金鱼等，让宝宝参与到宠物的喂养中，这样不仅可以培养宝宝的爱心，还可以增加宝宝的责任感。

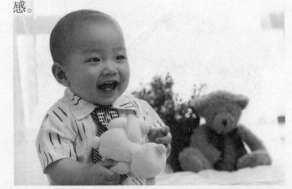

❋ 第 31~33 个月宝宝 ❋

这一阶段，宝宝的思考能力和创造能力开始发展，手部操作能力快速提高，对此可以通过分类组合训练、色板拼图训练、美术音乐训练来促进。这时宝宝大脑的神经回路变得复杂且优秀，如果加强以上训练，将有利于宝宝思考力、智商及创造力的提高。

宝宝发育状况

◎ 感觉发育

在身体触觉和技能方面，大部分 32 个月的宝宝已经能比较熟练地吃完一餐饭，虽然会弄得到处都是饭菜。宝宝已经具备了自己洗脸洗手的能力。宝宝还能够穿上外衣，但还不会系纽扣，或者即使系上纽扣了，也常常对不齐，使衣服前襟错落着。宝宝会穿袜子和穿鞋了，但大部分宝宝还不能辨别出哪只是左脚的，哪只是右脚的。

◎ 运动能力

这一时期的宝宝，基本动作发展较为显著，逐渐完成了跑、跳、踢、抛接球，自由上下楼梯等多种动作，并逐渐稳定与协调，小手对物体的操作也日趋精细和准确，穿木珠、折纸、拼图形、撕纸、解扣子、穿鞋都是这一时期宝宝发展的特点。

宝宝现在经常从台阶上往下跳，还对爬高特别有兴趣。宝宝现在已经会骑小三轮车，但是有的宝宝不太会拐弯。有时你把宝宝独自关在房间里，他已经能独自转动门把手拉开门跑出来。当家里吃饺子和面时，宝宝会乐意帮助你捏面团。

◎ 认知能力

宝宝认识了更多的色彩，大多数宝宝可认识 5 种以上的颜色——红、绿、蓝、黄、黑。但这个年龄段的宝宝，如果还不能分辨颜色，并不意味着发育异常。宝宝能从动态的录像播放中认出自己和熟悉的人，而不仅仅是从静态的镜子里和照片中认识自己，这是宝宝对自我认识的又一进步。通过思考解决问题是宝宝这一阶段发育上的里程碑，这一能力使父母通过讲道理引导宝宝的行为成为可能。思维和解决问题能力上的不断提高，使宝宝有了比较强烈的自我心理感受。

宝宝精心·喂养 ··

少给宝宝吃冷饮

几乎所有的宝宝都爱吃冷饮，特别是在夏天。时值盛暑，吃些冷饮能使人暑热顿消，心舒气爽，对于防暑降温大有裨益。然而，无限量地吃冷饮不仅对宝宝健康无益，相反，还会使他的健康受到损害。

◎贪食冷饮容易引起肥胖

冷饮中含糖较多，同时雪糕和冰淇淋中脂肪含量也很高。对于食欲旺盛的宝宝，冷饮吃太多虽然不会影响正餐的量，但却等于在正餐之外，又增加了许多糖和脂肪的摄入，久而久之，会导致超量和肥胖。

◎冷饮不解渴

当人体的血浆渗透压提高时，虽然体内并不缺水，也会感到口渴，直至将体内渗透压调节到正常水平为止。而宝宝喜欢的冷饮中含有较多糖分，同时还含有脂肪等物质，其渗透压要远远高于人体，因此，食用冷饮并不能解渴，只是当时觉得凉爽，并临时掩盖了口渴的感觉，但几分钟过后，胃肠道温度复升，便又会感到口渴，而且会越吃越渴。所以，解除宝宝口渴的最好办法是饮用凉开水，而不是无限制地吃冷饮。

◎过食冷饮可引起营养不良

冷饮或含糖饮料中虽然也含有一些营养物质，但常以碳水化合物为主，而人体所需要的蛋白质、矿物质、微量元素和各种维生素含量都极少。有些冷饮脂肪含量又过高，使得其中的营养素严重失衡，如果长期嗜食冷饮或含糖饮料，就会影响正餐的摄入，势必会导致营养不良。

◎过食冷饮可引起肠胃不适

宝宝食用冷饮后，胃肠道局部温度骤降，可以使胃肠道黏膜上的小血管收缩，局部血流减少。久而久之，消化液的分泌就会减弱，进而就会影响胃肠道对食物的消化吸收。不明原因的经常性腹痛是许多宝宝夏天易得的病，这大多与过量食用冷饮有关。另外，夏天宝宝的胃酸分泌减少，消化道免疫功能有所下降，而此时的气候条件又恰恰适合细菌的生长繁殖，因此，夏季是宝宝消化道疾病的高发季节。

根据季节特点安排饮食

春季来临宣告了大白菜、土豆等冬季当家菜季节的结束，新鲜的蔬菜如小水萝卜、菠菜、油菜、豌豆苗、莴笋等开始陆续上市，可选用以增添膳食花样，促进食欲。也应经常选用豆制品、肉类、蛋类等蛋白质含量高的食品。

夏季气温较高，影响宝宝食欲，这时饭菜应注意色彩鲜明、形式多样、清爽可口，菜肴宜多采用西式的拼盘菜，借助鲜明的色调引起宝宝食欲。另外，夏季出汗较多，容易造成体内水溶性维生素 B_1、C 等的流失，所以应在膳食中重点补充。喝粥时，可进食少量咸鱼、咸鸭蛋等以补充因排汗损失的盐分，使体内保持水盐平衡。每餐做到稀干搭配以补充水分。午餐时间，可安排西瓜之类水果，起到清热降暑的作用。

秋季五谷丰收，水果大批上市。此季节菜肴的味道可稍浓一些，多选食一些薯类和根茎类的蔬菜如莲藕和胡萝卜等，以补充维生素 A 和碳水化合物（糖类）。

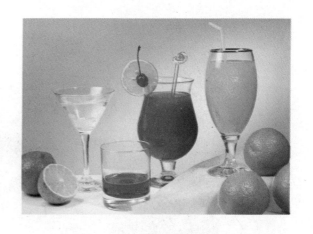

冬季是开展体育锻炼的好时机，为增强宝宝的御寒能力，需要多选一些高蛋白、高热能的食物，如肉、蛋类、奶及豆制品，多安排几次汤菜和烩饭，使宝宝吃得又暖和又容易消化。冬季气候干燥，应经常吃些蔬菜水果，以提高维生素 C 的摄入量，有利于防止上呼吸道感染。

宝宝护理须知

教宝宝擤鼻涕

从发育角度上看，大部分宝宝到了 2 岁左右就能学会擤鼻涕了，有些宝宝甚至会更早。但是，如果妈妈没有教会宝宝正确的姿势和礼仪，或者宝宝对此没有兴趣，宝宝可能会一直学不会擤鼻涕。

到了宝宝 2 岁后，妈妈就可以尝试一些方法来教宝宝自己擤鼻涕。

◎ **教宝宝学会擤鼻涕的方法**

❶ 让宝宝模仿。如果宝宝对擤鼻涕感兴趣，喜欢模仿妈妈擤鼻涕的行为，妈妈一定要多加鼓励。

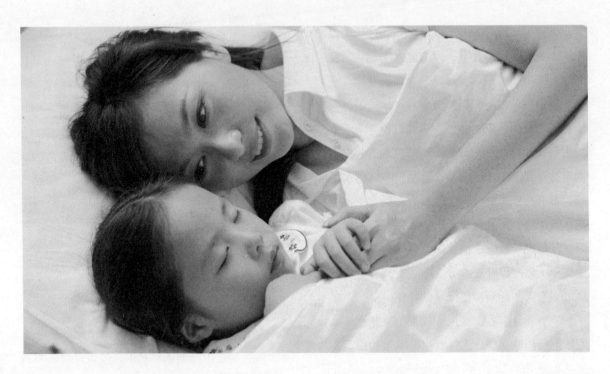

❷ 让宝宝学着妈妈的动作，用双手拿住纸巾，用手指把鼻子包住，引导宝宝说："哼哼"。他很快就会学会靠哼鼻子从鼻孔里清出液体。

❸ 当宝宝掌握"哼"的要领后，妈妈可以让宝宝用手按着一边的鼻孔，擤另一边的鼻涕，擦干净后让宝宝用手按住另一边的鼻孔，擤另一边的鼻涕，这样重复做 2~3 次就可以了。刚开始时，妈妈可以帮助宝宝，让宝宝自己慢慢熟练动作。

❹ 记得要让宝宝轻轻地擤鼻涕。如果擤的力气太大，会把鼻子里的鼻涕弄到后上方的中耳或鼻窦里面去，从而增加感染的风险。

❺ 教宝宝将用过的纸巾马上扔进垃圾桶，培养宝宝的卫生习惯。

培养宝宝午睡好习惯

宝宝精力旺盛，不爱睡觉是常有的事。但总体来说，睡午觉是很有必要的，即使是成年人也应该睡午觉，而且有的幼儿园要求宝宝午睡，妈妈可以适当引导，培养宝宝午睡的好习惯。

◎ 安排一段安静的休息时间

妈妈可以在午饭后给宝宝安排一段安静的休息时间。注意午饭后不要带宝宝到户外活动，也不要打开电视。妈妈可以把窗帘拉上，让室内光线暗下来，陪伴宝宝一起躺到床上就好。在这个年龄，宝宝有独处的需要，在忙碌的一天里独自休息一下有助于宝宝感觉安心而自在。不管宝宝是否真的能睡着，都会是妈妈和宝宝在这一天的平静时段。

◎和宝宝一起睡午觉

如果想要宝宝睡午觉，最好的方法就是妈妈陪着宝宝一起睡午觉。如果宝宝能够躺在妈妈身边，不闹着妈妈陪他玩耍，妈妈就可以闭上眼睛睡觉。如果宝宝让妈妈陪着玩，妈妈可以闭着眼睛，搂着他轻轻地哼摇篮曲或轻声地讲故事。注意讲故事时语速要慢，声调要低，故事情节要平和，让宝宝安静下来。这样无论宝宝多不情愿上床睡觉，为了和妈妈在一起亲密，获得搂抱和疼爱，宝宝多半会放弃玩耍，选择睡觉的。

◎在固定的时间午睡

白天宝宝是否真的能够入睡并不是最重要的，重要的是让宝宝养成到点上床休息的习惯。如果妈妈希望宝宝睡午觉，就要坚信宝宝总有一天会闭上眼睛入睡，即使现在不睡，也要按时躺到床上去。这样每天总是在固定的时间上床休息，宝宝会自然养成午睡习惯的。

◎不可以强迫宝宝午睡

如果宝宝就是不愿意睡午觉，妈妈也不必为此烦恼，宝宝自身会调节睡眠，不睡午觉的宝宝大多夜间睡觉时间比较长，睡得比较沉，几乎一夜不醒。妈妈不能因为午睡健康，就强迫宝宝午睡，甚至生气地把宝宝抱上床，按到那里睡觉。如果宝宝实在是不闭眼睛，妈妈可以陪着宝宝躺半个小时，但更长的时间没有意义。

爱 心 提 示

宝宝不睡午觉，可能是睡觉不能吸引他，让他停止嬉戏玩耍。妈妈可根据宝宝的特性，找到适合宝宝的方法，如给宝宝讲故事、安排专门的午睡地点，告诉宝宝午睡后可以陪他玩耍等。

宝宝学会上卫生间

大部分宝宝能够自己控制大便，有一部分宝宝白天已经能够控制小便了。已经学会自己坐马桶的宝宝，自己能把裤子脱下来，坐在儿童马桶上排便，男宝宝已经会模仿着爸爸站着小便了。妈妈可以引导宝宝离开便盆，学会自己上卫生间。

◎定时让宝宝坐在马桶上

饭量及吃饭次数规律的宝宝，一般大便的时间也有规律。有的宝宝早晨起床后就马上排便，有的宝宝则早饭后排便，也有的宝宝午睡起来后才大便，妈妈可以根据宝宝的习惯，大致估计好时间，按时让宝宝坐在马桶上，在马桶上顺利排便，让宝宝养成规律排便的习惯。这种好习惯对宝宝适应陌生的环境、预防便秘都非常有好处。

◎ 引导宝宝习惯在卫生间排便

可能有的妈妈会认为，只要宝宝能够控制大小便，把尿便排在便盆中，是否上卫生间大小便并不重要，甚至有的妈妈带宝宝在户外活动的时候，让宝宝随意在户外大小便。其实，宝宝能够上卫生间大小便，对宝宝的发育有着深远的意义。让宝宝上卫生间尿便，会使宝宝认识到把尿便排在卫生间的马桶中，是一种正确的行为。这样可以让宝宝认识到秩序的重要性，使宝宝以后知道规范自己的行为，这就为宝宝长大后严格遵守社会公德，打下了牢固的心理基础。

爱 心 提 示

注意不要让此年龄段的宝宝一个人待在卫生间，以免出现意外。此外，妈妈也要做好卫生间的安全措施。首先，要确保卫生间的门能从外面打开，以防宝宝被锁在里面；宝宝排完便后，要将马桶盖盖好，并用马桶锁锁上。防止宝宝在父母不知情的情况下跑到马桶边玩耍，出现意外状况。

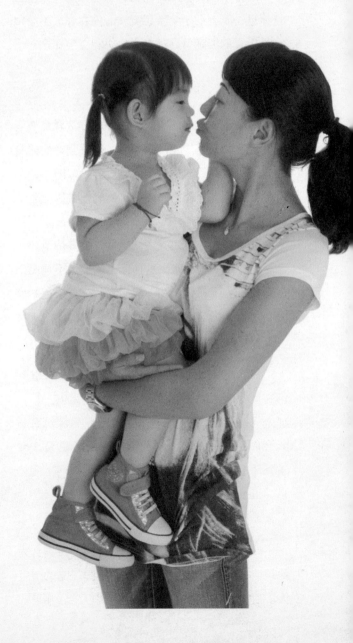

❋ 第 34~36 个月宝宝 ❋

对将近 3 岁的宝宝而言，要重点训练其语言的发展、手脑的协调以及肌肉的发育。应让宝宝从小多做一些动手的创造性训练，多与小伙伴玩，着重培养他为人处事和处理具体事件的能力。宝宝训练的重点不仅仅局限于智能的开发，也要注意营造一个平等、民主、融洽、关爱的家庭氛围，以培养宝宝健全的人格、良好的行为习惯与责任感。

宝宝发育状况

◎感觉发育

34～36 个月大的宝宝思维能力也有了很大提高，经常会触类旁通地想到其他事情，此时经常做一些联想的游戏，可以开发宝宝的想象力，锻炼宝宝思维的活跃性。

◎语言能力

34～36 个月大的宝宝，注意力能集中 10～15 分钟，懂得"饿了"、"累了"、"热了"的叙述，能说 7～8 个字组成的句子，用字总数达 1000 个左右。

3 岁是宝宝语言能力发展的爆发期。父母们有时会突然发现，自己蹒跚学步的宝宝似乎一夜间词汇量有了迅猛增加。宝宝学习语言不是慢慢地一字一句地学习，而是存在突然的"语言爆发期"现象。

有时，宝宝搭积木，边搭边说："宝宝搭高楼。"父母无须为宝宝一边活动、一边自言自语的行为而忧虑。因为，对于几岁的小宝宝而言，这并不是病态。

◎运动能力

这一阶段的宝宝运动神经变得很发达，能参加较复杂的运动，如攀爬、踢球入门、走 S 线、投掷等运动。眼、手、脑的协调能力也进一步增强。可以用剪刀剪碎纸，握笔时懂得用左手按住纸，并能画出圆形和四边形，甚至画五官。乐意进行自我服务，能自己吃饭，自己穿脱鞋袜，扣扣子等。

宝宝精心·喂养

给宝宝补充营养的误区

许多妈妈怕饮食中的营养成分不够全面，不能满足宝宝生长发育的需要，因此会买些营养品或补品给宝宝吃，如牛初乳、微量元素补充剂等，认为这些食品是补药，会促进宝宝的生长发育，并且多吃一点也只会有好处。其实，这些补品的营养价值并不高，甚至有些补品还含有激素，有引起宝宝性早熟的可能。

不管是给宝宝补充什么营养剂，在此之前都应该了解宝宝的身体状况，缺什么补什么，并在医生的指导下进行。其实，只要给宝宝的饮食达到全面均衡，宝宝不挑食、偏食，饮食所提供的营养是能满足宝宝生长发育所需的。只有当宝宝出现某些缺少症状时，妈妈才能根据医生的指导额外补充。另外，宝宝会在特定的时期对某些营养素需要相对较高，如长牙、骨骼发育时，需要的钙会比较多，这时妈妈可以给宝宝多吃含钙丰富的食物，并进行适当的锻炼。如果还存在缺钙的现象，便可带宝宝去看医生，在医生的指导下额外补充钙剂。

对于身体比较瘦弱的宝宝，妈妈首先要查明宝宝瘦弱的原因，是先天不足、喂养不当还是宝宝患有某种疾病，只有找对原因，才能对症治疗。

千万不能因为宝宝体质弱，就盲目给宝宝吃营养品，甚至把成人吃的营养品也给宝宝吃。

爱心提示

2岁左右的宝宝最好选用奶粉，尽量不用鲜奶。因为鲜奶中牛奶蛋白质中的酪蛋白太高，不利于宝宝消化，而且鲜牛奶中蛋白质、钙、钠、钾等的高含量与宝宝未成熟的肾脏能力不相适应。2岁之后，晚上喝牛奶应在睡前2小时喝。

宝宝参与制作食品可防挑食

让宝宝参与制作食物，不但可以提高宝宝的动手能力，还能促进宝宝的食欲，防止宝宝挑食。

◎ **选购新的食物**

妈妈可以首先带宝宝去超市买各式各样的蔬菜和水果，并可以选择一种新的食物。这样可以在训练宝宝观察力和动手能力的同时，激发他对新食物的兴趣。比如妈妈可以挑选宝宝从来都没有吃过的奶酪时，可以与宝宝一起在超市购买后，让宝宝仔细观察，给宝宝尝尝味道，然后让宝宝参与进来，用奶酪制作食品。

◎宝宝自己"做"食物

妈妈用奶酪做早餐时，可以让宝宝将番茄沙司涂抹在打开的面包上，然后均匀撒上奶酪碎末，再将一根火腿肠放在面包中心位置，妈妈再把宝宝的半成品放入微波炉中。这样做出来的早餐宝宝可能会更喜欢吃，因为他觉得这是他自己"做"的食物。此外，妈妈还可以让宝宝用双手

撕碎蔬菜、用面粉制作成面团和面片、帮妈妈择菜等等，慢慢的，宝宝会帮妈妈做更多的事情。

◎注意厨房安全

由于厨房的危险系数较高，一般不鼓励宝宝进厨房玩耍，妈妈可以让宝宝在饭厅的餐桌旁参与制作食品。但也要注意餐桌上的安全问题：先把刀具、叉子等尖锐物品收起来，告诉宝宝不要乱动，不要随便扔东西等，保证给宝宝自己做食品的东西是安全的，以免出现意外状况。

宝宝护理须知 ·········

锻炼身体增强体质

随着神经系统和运动系统的日趋成熟，宝宝已经具备了较好的活动能力，如果此时期引导宝宝进行适当的锻炼，不仅能强健体魄，对宝宝的大脑发育也有很好的促进作用。妈妈可以根据宝宝的特性，根据宝宝的兴趣、爱好和习惯，选择不同的锻炼方法。

◎散步

对宝宝来说，散步是最简单有效的锻炼方式。3岁的宝宝基本上能步行250～300米了。

妈妈在送宝宝去幼儿园时，可以让宝宝步行一段路程，也可以在饭后带宝宝去小区的花园散步。散步的时候注意让宝宝独自行走，妈妈只要跟在宝宝左右即可。

◎攀登活动

妈妈可以带宝宝去公园的斜坡，让宝宝跑上跑下；也可以带着宝宝爬楼梯、滑梯，熟练后，还可以让宝宝自己站着上秋千。这些攀登活动会让宝宝肢体更加灵活。

◎投球活动

投球活动可能是宝宝最喜欢的运动之一。妈妈可以在院子里，在距离宝宝80～120厘米、与宝宝眼睛等高处，放一个小筐，或者儿童式篮球筐，让宝宝向里面投球。随着宝宝年龄的增长，可以提升小筐或篮球筐的高度。

◎全身运动

如果妈妈用心，可以与宝宝一起在家里做体操。宝宝尽管还不能做得很正确，但可做到一定程度。妈妈还可以让宝宝传球，或做站起、蹲下、在房间里翻跟斗、沿着画的线爬行等全身运动。运动时，要充分鼓励宝宝，让宝宝坚持下去。

◎游泳

如果居家附近有一年四季都可以游泳的游泳池，妈妈可以经常带宝宝去游泳，以增强宝宝体质。

◎其他运动

气温适宜时，妈妈要多带宝宝去户外活动，并充分利用三轮车、沙场、秋千、攀登架等，根据宝宝的兴趣和习惯，带着宝宝进行户外锻炼活动。

正确对待宝宝的反抗期

心理学家把2～4岁的宝宝称为"第一反抗期"的宝宝。其实，宝宝所谓的"反抗行为"，大部分都是父母自己的看法，或者正是那些整日将宝宝关在家中、不给宝宝创造玩的机会的父母，反抗着宝宝的自立。

◎用具有创造力的游戏消耗宝宝的精力

宝宝有着强烈的好奇心和想像力，他会把椅子放倒当楼梯爬，将妈妈的昂贵大衣当披风，想看看她喜爱的洋娃娃肚子里是什么东西……这些不符合父母原则但是很有创造力的行为，只要在安全的范围内，父母不要过于干涉，更不要训斥宝宝，要有耐心引导宝宝进行其他有创造力的游戏，消耗宝宝过剩的能量。

◎考虑对宝宝的要求是否符合他的生理要求

宝宝开始有了自我意识，有了独立的人格，能够把自己从周围环境中分辨出来，并开始说"不"。他不明白为什么夏天能穿短裤而冬天为什么就不行？穿上大衣会让他行动非常不方便，为什么妈妈一定要逼着他穿？隔壁的小朋友可以吃冰激凌为什么自己就不可以？此时，父母就应该反思对宝宝提出要求的当时，宝宝所处的环境如何，是否符合他的生理要求，现在宝宝想要做的事情在什么场合下能够让他平和地做好呢？只要因势利导，会收到双方满意的效果。

◎强行压制宝宝的反抗，以倔对倔不可取

对于宝宝的反抗，如果一味强迫宝宝按照父母的意志行事，以倔对倔，要么造成宝宝过于怯懦，要么造成宝宝过于叛逆，都不利于宝宝心理的发展。妈妈最好顺其自然，以一种宽容和理性

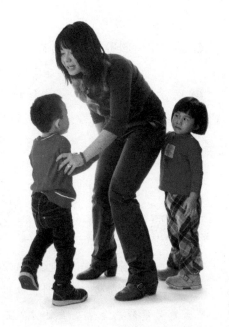

的态度对待他，对一些不适于宝宝干的事情，父母应该善于诱导让宝宝去做其他事情，以转移宝宝的注意力，不要强迫命令。但对于宝宝的一些不合理的要求或不正确的行为，父母应该态度明确，向宝宝说明哪些行，哪些不行，特别是超出了行为规则或存在一定的安全隐患时，则应当严格加以制止，以免造成不必要的严重后果。

教育宝宝防坏人

❶ 要经常对宝宝讲一些深入浅出的道理，让他们认识到社会上既有好人也有坏人，而坏人脸上并没有"我是坏人"的字样，也没有像电影里坏人的那种形象。要教育宝宝，如果大人不在身边，有陌生人前来领你，或同你去公园玩，或

说同你到父母那里去时，不要相信陌生人的话，不要跟陌生人走，不要吃陌生人的东西。如果遇到陌生人硬拉你走，要大声叫喊周围的叔叔阿姨。

❷ 让宝宝知道自己的家庭住址、家长的姓名和工作单位，并反复念叨，牢牢记住，做到准确无误。另外还要告诉宝宝自己家附近有什么明显的标记，有哪几路公共汽车可以到达，万一迷路，就比较容易找到自己的父母，也可以及时安全回家。

❸ 告诉宝宝，如果遇到陌生人跟踪你，就应跑到就近的商店找大人求救，也可以找巡警帮助，或者随便找一户人家，在门口假装大声叫"爸、妈，我回来了"，坏人就会吓跑了。

科学安排宝宝看电视

◎宝宝看电视的益处

● 电视画面生动、音乐动听、发音标准，能够很好地吸引宝宝去模仿和理解，对扩大宝宝的词汇量有好处。

● 看电视可以使宝宝直观地认识各种物体和社会角色，拓宽他的知识面。

◎宝宝看电视的弊端

● 宝宝的视觉调节功能还没发育完善，电视屏幕的亮光和闪动会使宝宝的视力受到影响。

● 看电视经常坐着不动，可能会造成宝宝肥胖。

● 看电视只是一种被动注意，宝宝看电视多了就会变得不爱动脑、缺乏主动性，失去思考力和创造力。

◎引导这个年龄的宝宝科学看电视

这个年龄的宝宝本身没有太强的主观判断能力，不可能一开始就主动要求看电视，之所以迷恋电视，主要原因就是受了家长的影响，所以，爸爸妈妈要在一开始给宝宝做正确的引导，这样才不会导致"电视宝宝"的产生。

❶ 首先自己不要迷恋电视，如果做不到不看电视，那么至少不要在宝宝在场的情况下看电视。

❷ 让宝宝适当地接触电视，每周看电视不要超过2次，每次不要超过30分钟。

❸ 选择知识性、趣味性较强，积极向上的电视节目，如动画片、动物世界等；杜绝恐怖、武打等刺激宝宝神经的节目。

❹ 陪宝宝一起看，不要把他一个人扔在那里。

❺ 吃饭时不要看电视，以免影响宝宝进食和消化；睡觉前不要看电视，以免刺激宝宝大脑，难以入睡。

爱 心 提 示

看完电视后，家长要帮宝宝做做眼睛保健操，缓解视觉疲劳。另外，电视屏幕产生的大量静电会随灰尘吸附在宝宝脸上，伤害宝宝的皮肤，所以看完电视后还要给宝宝洗脸。

特别关注：入园准备

入园，是宝宝从家庭走向社会的第一步，他有那么多需要适应的问题：没有爸爸妈妈，没有亲人，只有陌生的老师和同龄的小朋友；没人整天围着自己转，相反，吃点心、玩玩具都得等待和排队……这个适应期是宝宝成长所必须经历的，爸爸妈妈绝不能因为心疼和担忧而让宝宝当

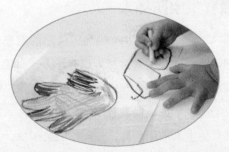

了逃兵。明智的父母应该为宝宝及早做功课，帮助宝宝更容易、更迅速地喜欢上集体生活。

何时让宝宝上幼儿园

一般幼儿园招收最小的宝宝是1岁半。从宝宝的能力发展来看，2~4岁是入园的参考年龄。在这个年龄范围内，妈妈可以根据宝宝的自身状况来判断宝宝是否已经做好了上幼儿园的准备。

◎宝宝能上幼儿园的条件

● 会独自行走、蹲下、弯腰拾东西；

● 具有一定的自理能力，能够自己用勺吃饭，能控制尿、便；有尿、便了，能告诉妈妈；

● 基本上能够进行对话，并能表达如饿了、不舒服、想睡觉了等最基本的要求和意愿；

● 能够听懂妈妈的话，并能遵从指示，如上床睡觉了、要吃饭了、去卫生间排尿；

● 能够认识自己的衣服、鞋子；

● 会独自玩玩具；

● 对与小朋友接触不排斥，对集体生活有一定的适应能力。

◎宝宝太早上幼儿园的心理影响

宝宝2岁之前是和妈妈建立依恋关系的高峰时期，在这个阶段他在与妈妈的亲密接触中建立良好的安全感。如果让宝宝太早入园，可能出现分离焦虑，导致宝宝出现非安全依恋行为，影响今后情商的发展。如果确有必要将宝宝2岁以前

送入了幼儿园，父母一定要在其他时间加强亲子交流，弥补由此带来的分离焦虑。如在宝宝回家后，抽出一定的时间做充分的亲子沟通，透过亲子阅读，做做亲子游戏，增近亲子关系，让宝宝得到来自家庭特别是妈妈的关怀，让宝宝的情感得到平稳过渡。

爱心提示

妈妈不要单纯用生理年龄来判断是否合适送宝宝去幼儿园，关键是要靠自己敏锐的观察力来看宝宝心理的发展，看他有没有对集体生活的需求，一旦有需求，就可以用半年左右的时间给宝宝做些入园训练，提前给宝宝做好入园准备。

入园前的准备

家长都应该在宝宝入园前两个月甚至更长的时间内，对宝宝进行相应的训练，积极地做好入园准备。

◎帮宝宝做好心理准备

宝宝上幼儿园，对于每个家庭来说是件大事，任何焦虑、不安、恐惧等不良因素都会使宝宝不愿意去幼儿园。要使宝宝顺利地适应幼儿园的生活，入园前的心理准备是首要的。

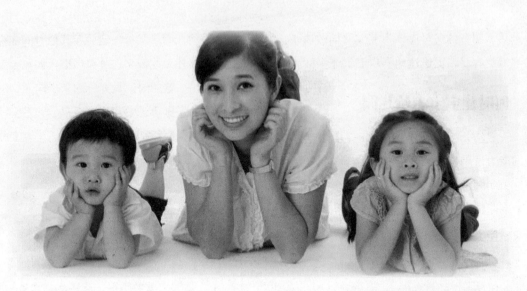

熟悉幼儿园环境

带领宝宝看看幼儿园的生活；参观班级活动，观看小朋友们的上课、玩耍；瞧一瞧盥洗间、午睡房等地方；喂一喂饲养角中的小动物；玩一玩幼儿园里的大型玩具……要让宝宝感觉到，幼儿园是一个美好的地方，知道小朋友在幼儿园中做什么，逐渐建立起"幼儿园"的概念。

描述幼儿园的生活

全家都对去幼儿园的行为表示肯定和赞赏；把宝宝要入园当作家里的一件喜事来讨论、迎接；常常给宝宝描述幼儿园的有趣之处，还可以利用故事和儿歌，使宝宝向往幼儿园的生活；家长不要表现出忧虑或不安，因为家长的情绪很容易感染宝宝。

多参加集体活动

宝宝在去幼儿园之前，家长应该多让宝宝与其他小朋友一起玩耍，并教给他一些处理矛盾的方法（比如小朋友们同时看中一件玩具，应相互商量着轮流玩，切不可强抢等）。最好帮助宝宝认识一两个同一个班级的同伴，这样，宝宝在进入幼儿园时，班级里有熟悉的同伴，宝宝的陌生感和不安全感便会减少很多。

◎ **做好充分的生活准备**

在宝宝入园前，父母要调整宝宝的作息，培养各项生活自理能力，以减少宝宝入园后的焦虑和自卑。

调整作息时间

选择好幼儿园后，家长应详细了解幼儿园的作息制度，如早上入园时间、上下午吃点心的时间、午餐时间、午睡时间等，然后在入园前的两三个月中逐步把宝宝在家的作息习惯调整到与幼儿园一致。

吃饭训练

训练宝宝独立吃饭，固定吃饭的时间和地点，并限定宝宝的用餐时间，并且家长要鼓励宝宝对各种不同的食物都愿意尝试。教会宝宝在吃不饱时大胆向老师提出要求。

如厕训练

训练宝宝自己上厕所。宝宝入园时天气还较热，一般穿的是单裤，可以训练宝宝自己脱、提裤子。入冬后，穿得较厚了，老师会帮忙的。

穿脱衣训练

教宝宝认识自己的衣服（必要的话，在衣服上缝上名字），分清上下、前后、左右。宝宝到幼儿园穿的衣服和鞋一定要舒适、方便脱穿。遇到比较"难对付"的衣服，要教会宝宝睡在被窝里向老师发出"求助"。

◎物质准备要周到

有的幼儿园要求统一购买被褥、洗漱用品，有的则要求自己准备。入园前，家长先打听好，做好准备。与宝宝一同准备上幼儿园时所需的衣服和用品，可以增强他去幼儿园的意愿。

书包：带宝宝一起去商店挑一个可爱的小书包，在书包表面绣上或写上宝宝的名字，便于老师辨认。其实对于刚入园的宝宝来说，书包里装些什么是无所谓的，只要每天能背着心爱的书包上幼儿园，他就有一种成就感。

衣物：有必要为宝宝准备几套衣服，以防尿湿或汗湿衣服。

鞋子：午睡的时候为了宝宝如厕方便，最好准备一双小拖鞋。

玩具：如果宝宝依赖性较强，家长可以征得老师的同意，让宝宝带上自己心爱的玩具。宝宝在陌生的环境中看到自己的"老朋友"会增加一些安全感，这有利于稳定宝宝的情绪，减轻分离焦虑。

◎鼓励宝宝多表达

多和宝宝说话，鼓励宝宝将不舒服、想喝水等想法表述出来。尽管妈妈已经猜到宝宝想要什么，想做什么，也要鼓励宝宝说出来，并加强与宝宝的交流，让他听得懂成人的话。

爱 心 提 示

妈妈应该从正面引导宝宝关于上幼儿园的事情，而不是表现得过于担心。如果妈妈自己对幼儿园如临大敌，显得格外紧张焦虑，这种紧张和焦虑的情绪当然会传染给宝宝，进一步引起宝宝的紧张情绪。妈妈要做好充分的思想准备，以平和的态度对待宝宝上幼儿园这件事情，坚定地帮助宝宝战胜不适应。

0~3岁

婴幼儿护理枕边书

CHAPTER

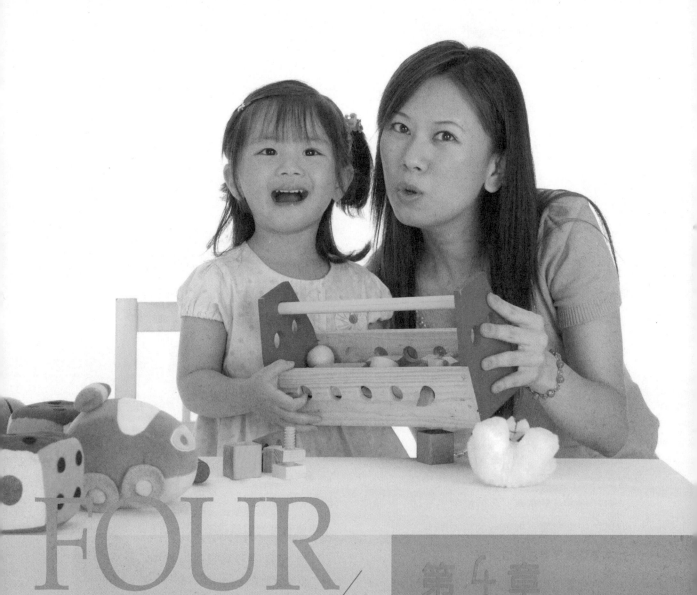

FOUR

第4章

做好早教：

让宝宝聪明又可爱

做个合格的家长

十种应避免的管教方法

◎不要贬低孩子

"这个你都不会！""你怎么这么笨！"这种贬低会损害宝宝的自我形象、自尊心和自信心。

◎不要威胁孩子

"你再在墙上乱画，看我不打你"。"你再要吃冰淇淋，以后我就不带你出来！"每威胁宝宝一次，都会让宝宝觉得不舒服、不自在，宝宝有时还会恨父母。威胁对宝宝的改进行为没多大作用。

◎不要贿赂孩子

"你不乱动东西，我就给你买玩具。"贿赂并不能让宝宝真正理解他的所作所为。

◎不要让孩子答应以后怎样

"你答应妈妈睡觉时不吵！"可宝宝没记性，呆会儿又吵又闹，弄得妈妈又生气又伤心。

◎不要过分照顾孩子

过分照顾宝宝就等于救孩子：你自己做不了什么，我必须在你旁边才能做成事。宝宝能做的不要替他做。

◎给孩子讲解不要唠叨

讲个不完，宝宝可能没兴趣，也记不得那么多。讲得不好，宝宝越听越糊涂。

◎不要过分纵容孩子

被惯坏的宝宝不容易教好。

◎不要使用不一致的规矩

家长要与幼儿园配合，在家里，家长要求要一致，既要与配偶或长辈保持一致，自己也要前后一致。

不要使用不合年龄的规矩，不要用小学生的某些规矩来对待宝宝。

◎不要盲目地服从孩子

对宝宝的种种要求，如"我要看电视"，"我要吃糖"，父母如果立既满足，不利于培养宝宝的独立性、自制力。

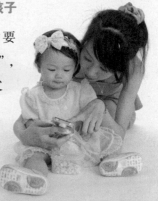

合格家长的标准

合格家长评测表

序号	测评标准	得分
1	对于孩子的各种问题，尽量耐心、如实回答，不要令孩子失望	
2	对孩子提出的问题和说明的理由能从头到尾认真听	
3	愿把家中一个角落作为装饰孩子成绩和作品的地方	
4	孩子画画或做模型等创造性工作未结束时，能宽大对待他将家弄得乱七八糟	
5	对孩子的行为表示兴趣，并用赞成或反对的明确态度做出反应	
6	经常表示你喜欢自己的孩子，这种表示与孩子的行为好坏无关	
7	随着孩子年龄的增长，使他具有相应的责任感，如年龄越大，孩子自己做的事应越多	
8	尽量引导孩子做出与他年龄相符的决定或计划，但不习惯强迫他执行	
9	常带孩子去不同环境	
10	对孩子自己要干的事撒手不管	
11	让孩子常与同龄人玩耍	
12	划出行为界限，让孩子绝对服从	
13	决不和别人的孩子比较来批评自己孩子的不足，而是直接说出不足之处和改进方式	
14	决不采取伤害孩子人格和自尊心的惩罚方法	
15	依据专家有关建议，给孩子买合适的书或玩具	
16	引导孩子自己思考问题	
17	定期读书给孩子听	
18	注意从小培养孩子养成读书习惯	
19	引导孩子自己编故事，让他们自由想象	
20	在子女生气郁闷或烦躁不安时，要帮助他们想方设法使自己平静下来	
21	每天抽一定的时间与孩子一块儿游戏、交流	
22	订外出计划或家庭计划，注意让孩子发言表态	
23	对孩子的失败不嘲笑、讽刺，而是给安慰、帮助，分析原因，鼓励再来	
24	常引导孩子背诵诗歌、歌词或小故事	
25	引导孩子和不同年龄的大人接近	
26	在新环境中不忘引导孩子观察	

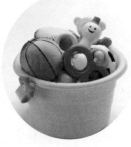

此评测表共26个题目，如果您能够做到每题得1分，如果是常常做到每题得0.5分。如果您的得分在22分以上，您就是位优秀的现代家长；如果得分在18～22分之间，你是位合格的现代家长；如果得分在18分以下，您暂时不合格，请按表中要求改进。

玩具

玩具是儿童的"第一本书"，也是儿童最忠实的伙伴。玩具对婴幼儿各阶段的发展有相当深远的影响。

根据宝宝个性选玩具

适当的益智玩具可以弥补宝宝性格上的不足，为将来的全面发展创造条件。例如：

为好动、不易安静下来的宝宝提供既有趣又需要耐心才能操作的玩具，如拼图、泥塑、棋类、积木等，让宝宝在玩玩具的过程中学会控制自己。

为胆小、活动少、不灵活的宝宝提供运动性玩具，如皮球、绳子、玩具汽车等，创造多活动的环境，调动宝宝的主动性，促使宝宝形成开朗、活泼的性格。

让性情急躁、粗枝大叶的宝宝玩纸盒、小棒、迷宫等玩具，使宝宝在玩玩具的过程中学会观察、比较、分类、归纳，形成良好的学习习惯。

为不愿动脑筋的宝宝提供水上玩具、可以撕的书、多功能娃娃等，引导宝宝探索玩具的奥秘，形成爱思考的好习惯。

爱心提示

为宝宝购买玩具还应考虑自身的经济承受能力，在同样的教育功能下，可以选择价廉物美的益智玩具，千万不要由着宝宝的性子，想要什么买什么，否则不利于宝宝的性格养成。

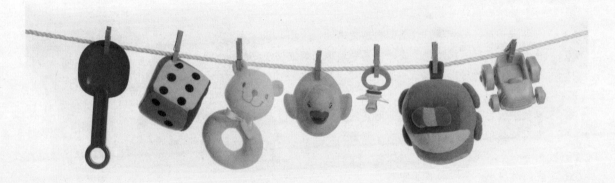

常见的益智玩具

◎响环

3 个月的宝宝就能一只手握着"响环"玩。用手摸摸，体会手上感觉如何；用眼睛看看玩具的各种色彩；用口尝尝玩具的味道；摇动"响环"时的声音又可训练宝宝的听觉。这类最简单的玩具就是宝宝开发智力的第一步。

◎球

6 个月的宝宝对能动的一切都感兴趣，能滚的彩色球对他们最有吸引力，用手一推球就会向前滚，宝宝还会爬着追逐小球，如果妈妈能陪着他们一起玩那就更妙了。

◎积木

8 个月的宝宝已有了不少的发现，面对积木，他会开始运用两只手，使两块积木相碰发出响声；一个叠在另一个上面就会比单独一块积木高；而且还可以用积木叠成多种不同的形状。

◎复合形状盒

这是用来训练宝宝观察物品形状的玩具，通过这种玩具，宝宝可以认识一种形状的开口只容许同一形状的物品通过；了解生活用品各种不同的形状。

◎玩沙

所有的宝宝都爱玩沙、玩水。18 个月以后的宝宝已经懂得不能随便把什么东西都往嘴里塞，这时就可以提供各种小工具，如小铲、小耙、小桶等让他们玩沙了，让宝宝把沙堆砌成各种形状，充分发挥他们的创造能力。

◎图画书

2 岁的宝宝已经通过眼、口、手认识了不少物品，如果能在图画书中找到自己认识的物品，是一种很大的乐趣！还可以通过图画书教导宝宝认识更多的事物。这类画要线条简单，色彩鲜明，一眼就能认出是什么来。

◎娃娃

2 岁的宝宝已经开始有个性表现了。这时他们已能表达自己的喜爱和厌恶。如果有了娃娃玩具，特别是女宝宝，她们就可以像妈妈对待自己那样对待娃娃了，为娃娃洗脸、穿衣、喂食、赞扬或责备娃娃了。

◎叠杯

对一个 2 岁的宝宝来说，叠杯玩具是最变幻无穷的游戏，既可叠成高塔，又可缩成一只单杯，还可把小积木或其他小东西藏在叠杯内再寻找一番。通过这类游戏，宝宝能够知道有些东西虽然眼睛看不见，但却是实际存在的。

◎玩具车

到了 2 岁末，宝宝已能基本控制自己身体的各部位，可以驾驶"小车"了，可以开快，开慢，也可以骑"大马"了。最好"小车"还能载上他们自己的一些小玩具，而自己又能充当运输司机。

◎拉着走的动物玩具

宝宝拉着能走动的"动物"会让他们着迷。他们慢慢会理解这一根绳子原来还有这样的牵动力量，这比那些用干电池的电动玩具车更有启智作用。

益智玩具按"月"选

不同年龄的宝宝具有不同的心理、生理特征，而身心发展水平又限制着宝宝的动作、语言、对事物的认知与理解等。因此，选择玩具时会玩是首位的，只有宝宝会玩了，才能在玩的过程中促进身心发展。

◎ 0 ~ 6 个月的宝宝

活动空间主要在婴儿床上，所以能悬挂或绑在床架上的玩具最适合。这段时期，"动"的东西最能吸引他们的注意，父母会看到宝宝凝视着转动的音乐吊铃发出喜悦的声音。

年幼的宝宝握力不足，尚不能抓紧玩具。佩戴在手腕、脚腕上的手摇铃，可以随意摇动。父母也可以拿着手摇铃在床四周挥动，使宝宝的眼睛及手脚向着手摇铃的方向寻找，这样还能训练耳朵辨认声音来源、分辨方向的能力。

有小镜子的玩具，可以让宝宝从镜子中看到自己，建立"我"的意识。

风铃、音乐吊铃，可以训练宝宝的听觉能力，通过吊铃的转动，还可以训练宝宝的视觉能力。

◎ 6 ~ 12 个月的宝宝

手脚活动能力逐渐成熟，开始学习爬行，爬时能够转身。此时需要为他们提供一些颜色鲜明、能活动的益智玩具，开发宝宝的触、视觉能力，鼓励他们向前爬行。

让宝宝用小手捏珠子、纽扣、花生、大糖果，可以锻炼宝宝的手指灵活性，使小肌肉得到运动。

接近 1 岁的宝宝已经不再满足于简单的音乐玩具，颜色鲜艳、造型生动的布偶更能得到他们的欢心。布偶可以是动物、人形或用品，如车、小熊等，软绵绵的感觉可以带给宝宝安全感，扩展宝宝的想象空间。

一些需要拉动绳索或按钮才能发出声音的玩具，可以使宝宝明白因果关系，启发他进行思考。

◎ 12 ~ 24 个月的宝宝

腰部已具备足够的力量，能够长时间站立、弯腰，开始学习行走。有的宝宝已经能模仿成年人的语言和动作了。

坐着玩娃娃以及毛绒玩具，有助于宝宝练习腰部力量以及手指灵活性。

不同颜色、形状、大小的图形组合玩具，如拼图、插片、积木，可以训练宝宝认识图形，分辨颜色以及锻炼手眼配合能力。串珠、套环、捏橡皮泥，有助于训练手指的小肌肉运动，增加手指灵活性。

◎ **24 ~ 36 个月的宝宝**

已经能跟随父母外出散步、购物。此时应该为宝宝提供一些类似生活用品的玩具，为将来步入社会打下基础。

为娃娃穿脱衣服，可以训练宝宝扣纽扣、绑鞋带、拉拉锁，培养生活能力。

玩具电话，有图画的故事书、看图识字，有助于培养宝宝的语言能力。

此时宝宝还喜欢能够发出声音，与水、沙子有关的玩具，如玩沙用的小铲、小桶，玩水用的小车等。

◎ **36 个月以上的宝宝**

能力增强了很多，体力、智力得到极大发展。各种大小、形状、长短、不同模式的工作性玩具他们都很喜欢。还有与科学有关的天平、温度计等，也是很好的玩具。

橡皮泥、各种模型玩具有助于开发宝宝的想象力和创造力。

有主题的套装玩具，如动物园、停车场、大自然蘑菇等，可以培养宝宝的好奇心，帮助宝宝认识多彩的世界。

玩具医生箱、玩具工具箱、玩具厨房用品等需要和小伙伴一起玩的玩具，能够培养宝宝的合作精神、交往能力。

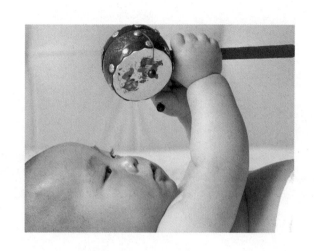

选择玩具注意安全性

● 检查玩具及零件大小是否合适。年幼的宝宝喜欢用嘴咬玩具，如果玩具体积太小或有容易脱落的小配件，一旦宝宝将其吞入口中，便可能卡着喉咙，导致呼吸困难。

● 是否有容易夹到手指或头发的夹缝。有些玩具上有小洞，宝宝可以将手伸进去取东西。购买时父母应该试试洞口是否足够让宝宝的手指自由出入。

● 挑选能够发声、发光的电动玩具时，试听音量、灯光是否合适，以免过大的声音损伤听力，过亮的灯光晃到眼睛。

● 挂在床架上或者可以拉动的音乐玩具，一般都带有一根绳子。要注意，绳子部分越长潜在的危机越大。短绳虽然危险性小，但也应检查表面是否过于粗糙，是否会缠住宝宝的手脚，导致瘀伤。

●质料是否易碎。宝宝喜欢将玩具到处乱扔，如果质料不够坚硬，容易被撞碎或压碎，碎片会割伤宝宝。

●质料是否过于粗糙，纤维是否易脱落、起毛头。另外，如果质料易燃，也可能对宝宝造成伤害。

●玩具上涂的颜料是否有毒。合格的玩具应采用不含毒素及有害物质的颜料，经日晒、摩擦、水洗、汗浸等测试合格后，不易脱色，不会散发难闻的气味。

●接口处的缝线是否牢固。布娃娃及软性玩具的缝线应牢固，以防宝宝将填充物从缝合处挖出、吞食。

应选择符合卫生标准的玩具，并定时清洗、消毒，以防通过玩具将病菌传染给宝宝。

选择婴幼儿游戏

0～1岁的游戏

0～1岁宝宝主要以感觉运动性游戏为主，伴有其他游戏，表现在：

◎大运动类游戏

俯卧游戏、仰躺游戏、翻身游戏、坐的游戏、爬行游戏、站的游戏、走的游戏。

◎用手的游戏

抓握游戏、抓捏游戏、手指夹物、五指抓游戏、三指抓游戏、二指捻游戏、一指按游戏、手指游戏。

◎感觉游戏

触觉游戏：辨别物体轻重，形状，察觉物体温度的变化、辨别刺激的强度，区分来自身体各部分的感觉，辨别物体的质地，辨认身体各部分的相对位置和方向。

视觉游戏：分辨明暗、分辨黑白、分辨颜色、辨识轮廓。

听觉游戏：倾听音乐、寻找声源、辨音游戏。

语言游戏：倾听游戏、发音游戏、阅读游戏。

社会性游戏：皮肤接触、目光交流、指认亲人、镜子游戏等。

1～3岁的游戏

1～3岁宝宝主要以感觉运动性游戏为主，伴有象征游戏的萌芽，喜欢独自游戏和平行游戏，表现在：

◎大运动类游戏

站的游戏、独自走游戏、倒退走游戏、钻爬游戏、爬梯游戏、攀爬游戏、原地双脚跳（2 岁左右）、高向低跳（10 ~ 30 厘米）、双脚连续蹦跳、单脚站游戏、单脚跳游戏、辅助前滚翻、向前走平衡台、侧向横行平衡游戏、向下丢物、丢球 2 米以上、向前踢球、身体旋转游戏（旋转一圈）、平衡板游戏、龙球游戏。

◎用手的游戏

抓握游戏、抓捏游戏、手指游戏、画画游戏、投掷物体（40 厘米）、尝试打开包装纸、手捡豆豆、搭积木（5 厘米左右）、螺旋游戏、瓶子装倒物体；拼图游戏、剪纸游戏、小勺舀豆、画线圈游戏、泥工游戏；敲打游戏。

◎感觉游戏

触觉游戏：包中寻宝、隔袋触摸、玩沙、玩水、蒙眼分类等。

视觉游戏：名画欣赏、照镜游戏、快速识物、配对游戏等。

听觉游戏：寻找声源、辨音游戏、图画书阅读、名曲欣赏、听唱歌谣等。

语言游戏：倾听游戏、发音游戏、阅读游戏等。

社会性游戏：皮肤接触、目光交流、指认亲人、镜子游戏等。

儿歌

儿歌的种类

◎摇篮曲

摇篮曲又叫摇篮歌、催眠曲、抚儿歌，是由妈妈或其他长辈吟唱的安抚宝宝睡觉的儿歌，也有一部分摇篮曲是作家专门为宝宝创作的。摇篮曲可以稳定宝宝的情绪，帮助宝宝入睡。一般来说，摇篮曲创作的即兴性比较强，民族及地域色彩也比较浓厚，声调亲切悠扬，节奏轻柔摇曳，歌词浅显简单。

◎问答歌

问答歌，又称对歌、问答调。这种儿歌采用设问来组织结构，通过设问来引导宝宝认识事物或一定道理。有问有答是问答歌的基本特点，具体表现为一问一答、连问连答和连环扣三种形式。

◎连锁调

连锁调也称连珠体、连句，这种形式的儿歌就是用"顶针"修辞手法将上句末尾的词语作为下句的起头，随韵接合，环环相扣，句句相连。

◎数数歌

数数歌是培养宝宝识数能力的儿歌。这种儿歌将最基本的数字与一种有趣的事物联系起来，使抽象的数字变得具体可感，从而激发宝宝的兴趣，使其学会简单的数数或计算。数数歌是一种将抽象思维和形象思维结合得非常好的文学形式。

◎游戏歌

游戏歌是指配合宝宝进行游戏活动的儿歌。这类儿歌歌词动作性强，节奏欢快鲜明，具有智慧游戏动作或统一节奏快慢的特殊作用，相当于游戏活动中的口令。

◎颠倒歌

颠倒歌也称错了歌、古怪歌、反唱歌等，指的是运用夸张的手法和大胆的想象，故意违背常理常情，故意颠倒事物之间的正常关系，描述大自然和社会生活中某些事物和现象的情状，达到以表面的荒诞揭示事物的本相和实质的目的的传统儿歌形式。这种儿歌诙谐、滑稽、幽默、风趣，具有极强的娱乐功能。

◎谜语歌

谜语歌又称谜语儿歌、儿歌谜，即以歌谣形式表述谜面的谜语。这种儿歌语言浅显，谜底简单易猜，内容丰富，形式多样。

◎字头歌

字头歌也叫字尾歌，最突出的特点就是整首儿歌的每一句都以同一个字结尾，一韵到底。

◎时序歌

时序歌也叫时令歌，一般按照一年四季或十二个月的顺序，帮助宝宝观察大自然，认识不同时节的不同景物、农事活动及其他有时间特征的事物。时序歌的内容大多介绍蔬菜、瓜果、花卉知识，也有的介绍农事活动及传统民间风俗活动。

◎绕口令

绕口令也称急口令或拗口令，指有意用许多双声、叠韵的词语和发音相近的字词写成的意义简单、韵味浓郁的传统儿歌形式。它的特点是结构巧妙，短小活泼，幽默风趣。

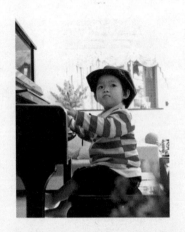

怎样教宝宝背儿歌

宝宝的注意力能集中 10 分钟左右，教宝宝背儿歌，或者诗歌，可以锻炼宝宝的语言表达能力，对开发宝宝智力也是非常有效的。

◎强化宝宝的记忆力

大部分宝宝能将一首儿歌倒背如流，但几天不重复，就会忘记得一干二净。妈妈可以不断拿出宝宝背过的儿歌或诗歌让宝宝反复念唱，可强化宝宝的记忆能力。

◎让宝宝去理解

教宝宝背诵不是唯一的目的，妈妈要把儿歌或诗歌中的意思，与宝宝见识到的丰富多彩的生活结合起来，让宝宝多听、多看，将儿歌或诗歌贯通感知，对开发宝宝的智力是最有效的。

爱 心 提 示

有的宝宝很善于思考，不喜欢背诵儿歌，有的宝宝很喜欢朗朗上口的儿歌，教几遍就能倒背如流。这是孩子之间的差异，不能就此认为哪个孩子聪明，哪个孩子愚钝。只要让宝宝多听、多说、多思考、多动手、多参与、多运动，才是对宝宝智力的最好开发。

学数数

一二三四五，
我会打小鼓。
咚咚咚咚咚，
小鼓说是五。
数来又数去，
一二三四五。

什么高

什么高？柳树高，
柳丝在我脚下飘。
什么高？竹子高，
竹梢在我脚下摇。
家住高楼十二层，
柳树竹子没我高。

小花猫

小花猫，上学校，
老师讲课它睡觉。
左耳朵听，右耳朵冒，
你说可笑不可笑。

星星

一颗星，两颗星，
天上星星数不清。
一盏灯，两盏灯，
地上明灯数不清。
一颗星，一盏灯，
天上神话讲不尽。
一盏灯，一颗星，
地上故事讲不尽。

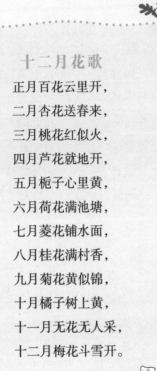

十二月花歌

正月百花云里开，

二月杏花送春来，

三月桃花红似火，

四月芦花就地开，

五月栀子心里黄，

六月荷花满池塘，

七月菱花铺水面，

八月桂花满村香，

九月菊花黄似锦，

十月橘子树上黄，

十一月无花无人采，

十二月梅花斗雪开。

宝宝学习古诗合适吗

古诗词的学习对宝宝的语言发展大有裨益，然而有些父母不免疑问，这么小的宝宝学古诗词合适吗？

回答是肯定的。任何形式的文学作品对宝宝早期的熏陶都是有好处的，宝宝对古诗词很感兴趣，五言绝句、七言绝句这样的形式，字数少，朗朗上口又押韵，非常便于宝宝接受。

可能有的父母认为宝宝不能理解诗词的内容，这没有关系。宝宝学习和成人学习不同，成人是先理解后记忆，属于意义识记；而宝宝只是单纯的、机械的记忆，只要反复重复，他们就能记住，等到复习的时候再慢慢咀嚼，逐步加深对诗词意义的理解。

父母应对古诗词有一定的了解，并抱有浓厚的兴趣。父母经常读，宝宝听得多了，自然就会对古诗词产生兴趣。尽量联系生活实际，用通俗易懂的语言，耐心向宝宝讲解古诗词的内容，帮助宝宝理解记忆。

梅花

墙角数枝梅
凌寒独自开
遥知不是雪
为有暗香来

悯农

锄禾日当午
汗滴禾下土
谁知盘中餐
粒粒皆辛苦

鹿柴

空山不见人
但闻人语响
返景入深林
复照青苔上

春晓

春眠不觉晓
处处闻啼鸟
夜来风雨声
花落知多少

寻隐者不遇

松下问童子
言师采药去
只在此山中
云深不知处

咏鹅

鹅，鹅，鹅
曲项向天歌
白毛浮绿水
红掌拨清波

所见

牧童骑黄牛
歌声震林樾
意欲捕鸣蝉
忽然闭口立

池上

小娃撑小艇
偷采白莲回
不解藏踪迹
浮萍一道开

登鹳雀楼

白日依山尽
黄河入海流
欲穷千里目
更上一层楼

草

离离原上草
一岁一枯荣
野火烧不尽
春风吹又生

静夜思

床前明月光
疑是地上霜
举头望明月
低头思故乡

性格培养

好的家庭环境造就好性格

"家庭是制造人类性格的工厂"，家庭环境对于宝宝性格的形成有特别重要的作用。

◎家庭气氛

和睦、互相尊重、互相理解、互相支持的家庭气氛对宝宝的性格有积极的影响。相反，父母间争吵、隔阂、猜疑甚至关系破裂(父母离异或父母病故)的家庭，青少年犯罪率高。

◎家庭结构

有研究表明，来自两代人家庭的宝宝在好奇心、坚持性、伙伴威望与人关系及对劳动的态度上均优于来自三代人家庭的孩子。这主要与三代人家庭中祖(外祖)父母对宝宝的溺爱等因素有关。

◎孩子在家庭中的地位

独生子女在家中的特殊地位容易使他们形成任性、不关心别人、自私等不良性格和行为。但如果有意识地进行正确引导，也可使他们形成尊敬师长、关心同伴、不挑食、爱劳动等良好习惯。

注意培养宝宝六种良好性格

人的性格品质是多方面的，以下六个方面是良好性格的基础，如果从小具有这六种性格品质，长大了其他优良品质都会自然派生出来。所以，家长应该注意从小培养宝宝的这六种性格。

◎快乐活泼

快乐的宝宝爱笑不爱哭，无忧无虑。而活泼并不只是好动，更不等同于吵闹。

活泼的宝宝脸部表情丰富生动，看得出微笑、高兴、着急等情绪，可跟大人开玩笑；能够表达、吐词清晰，喜欢讲故事见闻、猜谜语、说绕口令等；对于自己见过、听过、做过的记得快，认颜色、形状、方向都很清楚；双手灵巧，会劳动，会做手工，饲养小动物、种花种草等；身体灵活，能歌善舞，爱做游戏、爱运动等；喜欢提问、讨论、争论、识字和读书等。

◎安静专注

不能安静专注的人难以成就大事，活泼的内在表现就是安静。而专注的宝宝，即使是玩也能玩得专心，全身心地投入在玩耍中，得到最大的快乐和收获。而不能专注的宝宝，该静静不下来，注意力分散，智力发展也会受到严重影响。

◎**自信勇敢**

宝宝的勇敢自信主要表现在不怕黑暗、鬼怪、孤独、小动物、陌生人和陌生环境等。如果宝宝感觉到自己很可爱，即使只是潜意识的感觉，也会有自信情感的流露，这与骄傲、没礼貌、不友好的性格完全是两码事，不可混为一谈。

◎**勤劳善良**

从小会劳动的人以劳动为乐，也会关心人。大人回到家，宝宝会帮你拿拖鞋，你的鼓励"宝宝真乖、真能干"是对他最好的肯定。从小关心家人和周围的人，这样的宝宝一定是个道德高尚的人。

◎**坚强独立**

宝宝的独立性格应该表现在从小自己会睡、会坐、会玩；1岁以后可自己吃饭，吃得好、吃得快；会走之后，能够自己做自己喜欢的事情。

◎**创造精神**

表现在对新奇的事情爱看、爱听、爱摸、爱做、爱问、爱记；喜欢自己动手，想办法玩耍，搞小发明等；家长特别要注意培养宝宝的求异、逆向和发散思维。

爱 心 提 示

性格的培养是有规律的，不靠督促、说教和打骂，而是靠不露痕迹的"潜教育"，包括环境育人、行为育人、爱的教育和积极暗示等。

讲故事与早期阅读

睡前故事魔力大

在睡觉前跟宝宝分享一个故事，不但能让宝宝安静放松下来，尽快入睡，还有很多好处。

◎**睡前故事的效用**

启发智力

睡前故事不但能增加宝宝的词汇量，提高宝宝的语言能力，妈妈的用心讲解也是宝宝扩大书本知识面最有效的途径，有助于提高宝宝的理解力，对宝宝的智力发展有明显促进作用。

加强亲子沟通

睡前讲故事的时间也是亲子沟通的最佳时

间，妈妈与宝宝一起阅读，可以使宝宝产生一种安全感，这对宝宝感情的发展非常重要。

养成宝宝的阅读习惯

阅读是相伴人一生的好习惯。睡前故事可以引导宝宝爱上书，让宝宝产生阅读的冲动，进而爱上阅读。

◎ **读好睡前故事的方法**

挑选合适的书

一本合适的睡前故事书是宝宝阅读的开始。只有把书当玩具一样喜欢的宝宝，才有可能对妈妈给他讲的书中故事产生兴趣。为了让宝宝了解、认识书，可以给宝宝买一些颜色丰富、质地坚硬的图画书，不必强求学习书中的文字，目的只为了让宝宝喜欢上书。

让宝宝参与进来

给宝宝讲故事，需要语言生动、表情丰富，让宝宝有如临其境、如见其人、如闻其声的感觉，这样才能增强故事对宝宝的吸引力和感染力，激发宝宝去感知、联想和想象。妈妈可以和宝宝一起边指边说出动物、物体、颜色等的名称，然后再进入故事情节。

重复读一个故事

宝宝学会讲一个故事，要经过聆听、理解、记忆、复述四个阶段，后三个阶段对这个年龄的宝宝比较困难，但如果妈妈重复讲一个故事，也会加强宝宝的注意力。等宝宝到了 2～3 岁，就会要求妈妈重复讲一个故事了。

爱 心 提 示

妈妈要有意识地在宝宝面前表现出自己对阅读的兴趣。榜样的力量是无穷的，尤其对喜欢模仿的宝宝来说。

给宝宝选择合适的图书

妈妈可以为宝宝选购一些适合于他年龄特征的图书，让宝宝认识事物，学会想象，并养成喜欢阅读的好习惯。

◎ **画册**

有图形、文字的画册能给视觉上的刺激，帮助宝宝识字、认物、发挥想象等等。妈妈可以给宝宝挑选他在现实中见到过，并非常喜欢的事物的画册，如宝宝喜欢车，就给他买车的画册，宝宝喜欢动物，买本昆虫画册或动物画册就好，妈妈也可以让宝宝自己挑选。宝宝通过这些画册会想起以前见过的车及动物。通过在心中描绘出并不在眼前的物体的这种训练，可以很好地锻炼宝宝的想象力。

◎ **绘本**

绘本不同于画册，可以更直接的激发宝宝的想象，非常适合这个年龄的宝宝。妈妈可以挑选那些从国外引进的一些知名的画家绘制的知名

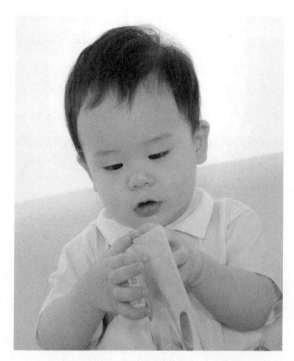

绘本，给宝宝很好的艺术与文学方面的熏陶。

◎童话和故事书

那些比较经典的童话，比如《安徒生童话》、《格林童话》都是好的选择，一些比较经典的寓言故事也不错，是很受宝宝欢迎的睡前故事。这些语言生动的故事，就是为了让宝宝了解大声朗诵故事是多么有趣，妈妈应该多念给宝宝听。对于其他的故事书，妈妈事先要好好读读，如果认为语言不是很优美，最好不要给宝宝买。有的故事书，只有图画没有文字，妈妈可以即兴地用准确动听的语言朗读给宝宝听，这样宝宝也会很快学着看图讲故事了。

◎科普益智类图书

现在市面上有很多科普益智类图书，妈妈可以选择适合宝宝的图文并茂的百科全书、智能训练的图书、科普小读物，拓宽宝宝的知识面，但如果宝宝实在是不感兴趣，也不要强求。

◎儿歌和诗词

儿歌和诗词朗朗上口，可以给宝宝一些非常好的语言的刺激。妈妈可以与宝宝一起背儿歌，读诗词，随着宝宝的成长，也许某一天他就会突然理解这些诗词的含义了。

爱 心 提 示

给宝宝选择图书时，不要为了保护图书就买些纸片结实的书，而忽视书的内容和宝宝的好恶，宝宝没有珍视书的理由之一，是没有给宝宝买来他真正喜欢的书。图书的绘画、文字、构思、思想内涵都是妈妈需要认真考虑的因素，一本好的图画书可以从很多方面对宝宝进行熏陶，即便价格贵一点，那也是物有所值。如果因为经济原因，没有可能给宝宝买特别多的图书，那就不同门类的图书都选择一两本比较经典的，宁精勿滥。

怎样让宝宝养成看书的习惯

为了能让宝宝养成看书的习惯，家长可以从以下几个方面入手：

首先，培养宝宝对书的兴趣。宝宝1岁左右，爸爸妈妈就可以为他们买一些书给他们"看"。这一时期书的材料可以是硬纸、塑料、软布等不容易损坏的材质，书的造型和内容也可以带有一定的游戏性。宝宝一开始可能只是把"书"当成一种玩具，当宝宝发现这种"玩具"里还能有好玩的"事情"（故事）时，就会对"看书"萌发一种本能的兴趣。时间一长，小宝宝渐渐开始把"书"和其他玩具区分开来，从而对"书"里的内容形成稳定的兴趣。宝宝一旦爱上图书，就会反复要求爸爸妈妈一起看书讲故事。这时家长一定要尽量满足他们的需要，以保护其刚刚萌发的兴趣。

其次，为了让宝宝亲近书籍，在家中营造良好的阅读环境也是很重要的。家长可以在家中合适的地方为宝宝布置一个小小的阅读角，让他们随时都能拿到想看的图书。宝宝放书的地方可以是专门的儿童书柜，也可以是小书架、简单的报栏或小筐。但是这方小天地必须是安静的、适合孩子阅读的。起初，家长可以在每天相对固定的时间里陪宝宝一起看。时间久了，宝宝就会在不知不觉中养成经常看书的习惯。随着年龄的增长，家长还要为宝宝不断添加新的图书。

再次，家长自己养成看书的习惯。有些家长可能抱怨，自己已经为宝宝花钱购买了大量图书，并精心布置了儿童书架，为什么宝宝还是不爱看书？其实，对宝宝成长影响最大的莫过于父母。如果爸爸妈妈都是爱好读书的人，那么最大的受益者将是宝宝。宝宝都是喜欢模仿的，父母在幼小的宝宝心中又是最自然的模仿对象。

爱 心 提 示

家长在为学龄前的宝宝选购图书时不要总想着认字、学数学、学英语等功利性的目的。如果过早地要求宝宝为了完成学习任务而看书，不仅不能让他们爱上读书，反而会让这些幼小的心灵对书产生厌恶之情。

一般来说，二三岁的宝宝喜欢看画面大、文字少（每页一到两句）、情节简单的故事；为三四岁的宝宝买图画书时，可以选择文字稍多（每页三到五句）、情节复杂一点的故事；而到了五六岁，宝宝的理解力增强了，故事情节复杂、画面风格多样、文字较多的图画书更能吸引他们。

数数和计算

认识数字的方法

　　宝宝对于数字的理解和认识在各个年龄段是不同的。应该说宝宝在很小的时候，甚至出生6个月就对数字有了比较深刻的印象。7个月宝宝可以从照顾他的亲人人数的多少来开始接触到数字的概念。宝宝知道他们有一个妈妈和一个爸爸，妈妈或爸爸离开时就等于少了一个。一些宝宝还知道两个和一个的概念是不同的。

　　1岁以后的宝宝，对于较多的数字只有笼统和模糊的概念，虽然他们说不出具体的数字，但可以在一些生活中经常接触的食物或玩具中体会数量的多与少、大与小、好与坏。假如给宝宝吃他喜欢的食品时，如果给他两个一定会比给他一个要高兴得多。拿玩具和宝宝共同玩耍时，给他一个玩具，他会觉得很单调，而给他一大堆玩具时宝宝一定会非常兴奋，因为宝宝知道数量多的玩具才会更加有意思。

　　2岁的宝宝对数字有了基本的概念，从这个年龄段开始对宝宝进行数字教育是非常重要的，可以通过下面一些方法进行学习和训练。

◎积累数字的概念

　　通常利用日常生活中的常见物品和人，如家里有一个妈妈和一个爸爸，一个阿姨；屋里有一张桌子和两个椅子；吃苹果时每人发1个，妈妈、爸爸加上"我"，一共3个；搭积木时一个一个叠搭起来，边搭边数，可以数到5以上等。通过这些简单易懂的形式让宝宝大脑中获得数字的感性认识。

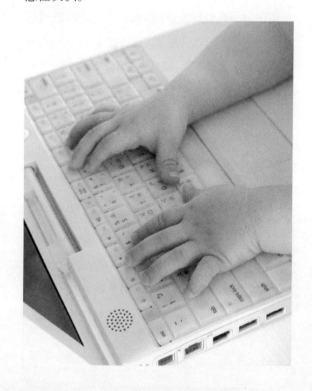

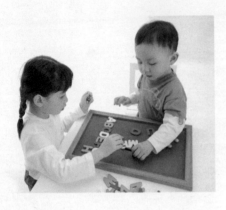

通过各种感觉器官，如视觉、听觉、运动感觉、触觉等在日常生活中的运用，来理解和认识各种物品的数量。当吃小西红柿时，问宝宝："这是给你的小西红柿，1个够吗？"宝宝可能会摇头，这时大人可以再拿来几个小西红柿，一边数一边问宝宝："2个、3个、4个、5个……"直到宝宝认为这么多数量的西红柿已经够吃为止。吃完以后还可以再问宝宝："你刚才一共吃了几个小西红柿呀？"

爱 心 提 示

　　如果宝宝对大人数过的数字有印象，就会说出数字，不准确也没关系，只要宝宝回答的八九不离十就可以表扬宝宝，当下次再吃东西的时候，大人按上述做法反复多次，宝宝自然而然就会记住和认识这些数字了。

◎接触大自然

　　通过接触大自然练习对数字的认识和理解。宝宝2岁以后可以自由地在户外活动，经常带宝宝到公园、娱乐场所去接触大自然和户外的景象，对宝宝进行数字的教育。到公园门口数数有几辆小轿车，几辆大客车；进公园以后让宝宝数数他周围有几棵大树，有几棵小树；河中有几条船等。到动物园可以让宝宝看虎山，数数有几只老虎，到熊猫馆看一看有几只熊猫等。

◎玩耍游戏

　　许多宝宝对数字理解比较困难，家长反复唠叨也不见成效，这是因为数字的概念比较枯燥和抽象，不容易认识和理解。因此，采用一些活泼生动的游戏形式可以激发宝宝学习和计算数字的兴趣。

　　游戏一：和宝宝玩叠搭积木的游戏，让宝宝先搭上几块积木，搭完之后问宝宝："你搭上了几块积木呀？"宝宝可能回答说："3块。"大人可以启发他："能不能再搭上1块呀？"当宝宝又搭上1块积木时，大人问："现在一共搭上几块积木了？"这样反复询问和诱导宝宝数积木，让宝宝感觉到积木搭得越多越好，引起宝宝的兴趣。

　　游戏二："第几个不见了"的游戏也是训练宝宝数数的智力开发游戏，把宝宝熟悉的几种玩具或日常用品从左到右排列起来，让宝宝记住它们的名称和顺序，让宝宝闭上眼睛，取走其中的一个物品，然后让宝宝仔细看看，并说出"第几个××不见了"，这样可以使宝宝加深对数字顺序的认识，培养注意力和记忆力。

游戏三：可以把积木、石头、小东西放到一个口袋或盒子中，让宝宝一个一个拿出来，边拿边数，数得越多越好。

游戏四：可以利用五官和四肢认识"1"个和"2"个的概念。大人指着脸上的器官对宝宝反复说，"我有一个鼻子"，"我有一张嘴"，"我有两只眼睛"，"我有两只耳朵"，"我有两只手和两只脚"等。等宝宝学会后，可以反复询问宝宝："你有几个鼻子？""你有几只眼睛？"等，直到宝宝回答准确为止。

游戏五：可以用玻璃球训练宝宝，目的是了解 1 ~ 5 的概念。家长可以为宝宝准备一些颜色比较鲜艳的各色玻璃球，小塑料杯 1 个。首先，由大人给宝宝做示范动作，将玻璃球一个一个放入小塑料杯中，边放边数，1、2、3、4、5……宝宝一般都会模仿大人放玻璃球，可以让宝宝放进去 1 个，数 1 个，经过反复多次的练习，宝宝就会加深印象，逐渐记住这些数字。

◎ 儿歌数数

儿歌具有简单明快、朗朗上口、语句押韵和容易记住的特点，是让宝宝提高学习数数和计算能力的有效形式之一。

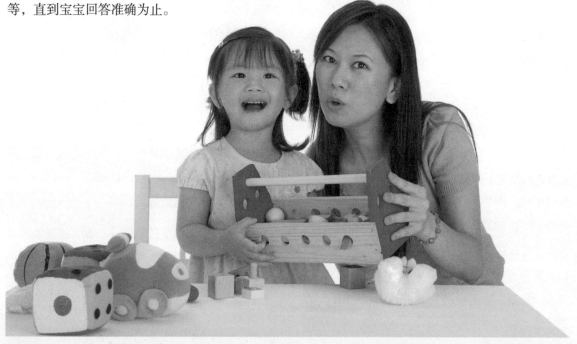

练习数"1、2、3"的儿歌：

有个孩子叫小山，小山会数123；

1个1个又1个，合在一起就是3。

唱儿歌的同时，可以结合玩具实物，边说儿歌，边念实物。家长先说几遍，等宝宝基本明白了儿歌的意思之后，再让宝宝自己重复刚才大人所说的内容，唱儿歌的同时最好有动作来数实物，从左到右，依次按顺序排列，直到宝宝能够准确说出1、2、3为止。

练习数 1 ～ 5 的儿歌：

一二三四五，上山打老虎，

老虎没打着，碰到小松鼠，

松鼠有几只，让我数一数，

数来又数去，一二三四五。

这首儿歌是让宝宝练习数 1 ～ 5，明白 1 ～ 5 的顺序。可以叫宝宝伸出左手，张开五个手指头，并用右手的食指去指点左手的手指，边数边点着说，直到完全会说为止。

养成好习惯

幼儿时期良好品德与行为习惯的教育培养对于人的一生是至关重要的。心理学研究表明，习惯的形成就像播种应该及时一样，也有一个最佳期。譬如，学者们通过调查研究认为，5岁是儿童形成使用筷子习惯的最佳期；3岁是对儿童进行解纽扣训练的最佳期等。因此，作为父母，应根据儿童成熟的机能适时进行某种品德或某个习惯的培养和训练，这就是人们所说的"好雨知时节"。

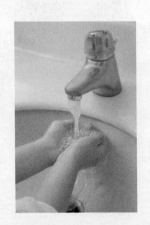

培养宝宝良好习惯的方法

◎利用游戏，养成习惯

喜欢游戏是宝宝的天性，他们喜欢在有趣的活动中接受教育，在他感兴趣的游戏活动中，宝宝能按照一定的要求，约束自己不良的行为，限制自己不应该扰乱一定的生活习惯。

◎结合儿歌，培养技能

把生活中的常规技能编成儿歌，这样既可让宝宝熟练地掌握要领又可把握动作的先后顺序。

◎坚持正面教育，多表扬多鼓励

心理学上指出：愉快的情绪能促使大脑皮层建立一个兴奋灶，使学习保持最佳状态。如果宝

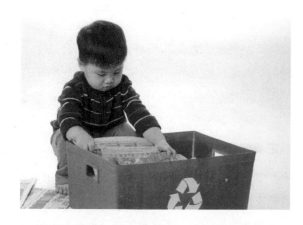

宝得到肯定就如同得到表扬，会信心大增，无论做家务，还是其他方面，都会更积极地去努力。

◎一个好习惯的养成不是一朝一夕的事情

"养"不难，养成就需要很大的坚持性，需要不断地强化。在这个过程中，很容易疲劳以至于忽视，从而使坏习惯卷土重来。特别是小班的宝宝，他们基本上还没有很自觉的意识，所以需要家长的提示和帮助，并且以身作则，潜移默化地帮助宝宝养成良好的习惯。

培养宝宝良好的生活习惯

良好的生活习惯，比如饮食习惯、卫生习惯、睡眠习惯等，应从幼儿时期就开始着手培养，父母在帮助宝宝建立良好习惯时，必须要保持足够的耐心和信心。

● 逐渐养成宝宝夜间不吃奶的习惯，让宝宝有更多的睡眠时间，这样父母也能得到充分的休息，也可增加宝宝早晨第一次的吃奶量，这样做对宝宝的生长发育十分有益。

● 吃饭前先收拾好玩具，然后安心进食，这样能避免宝宝养成边吃边玩的坏习惯。进餐时精力集中，情绪愉快，但也不能过度兴奋，说说笑笑，更不能在吃饭时候责备宝宝。白天宝宝吃饱后，应该让他玩一会儿再睡，发现宝宝不爱吃饭要寻找原因，以便正确解决问题。

● 养成良好的睡眠习惯，充足的睡眠能够积聚能量，促使大脑发育和身体成长，2～8个月的宝宝每天需要 18～20 个小时的睡眠时间，8～12 个月的宝宝每天需要 13～15 个小时，1～3 岁的宝宝每天需要 12 小时，4～6 岁的宝宝每天需要 11 个小时。宝宝出生时可左右两侧睡，以免肺部受压，要训练宝宝自己入睡，不要养成抱、拍、摇、吓的办法哄宝宝入睡。卧室要保证空气新鲜，温度适宜。另外，充足睡眠能让宝宝长得更高。

● 养成定时排便的习惯，宝宝 6～7 个月后，就要训练他们按时大小便，训练前要留心观察每次排便时间，从中找出规律来，一般是睡觉前、睡醒后、吃饭前、吃饭后、外出前、回家后，督促宝宝大小便，先是父母帮他。等宝宝大点，能坐便盆时，就让他坐便盆。坐便盆时，宝宝爱玩，精力不集中，父母要耐心教导，经过一段时间后，宝宝就能够养成定时大小便的习惯了。

● 养成爱清洁，讲卫生的良好习惯。该做到各人用各人的生活用品，如毛巾、手帕、碗勺、杯等。经常洗澡，夏日每天 1～2 次、冬天至少每周 1 次。当宝宝能自己进食时，要养成饭前便后洗手的习惯。

只要父母重视平时生活的点点滴滴，并从中正确引导宝宝建立良好的习惯，就一定会有收获。

培养宝宝良好的行为习惯

幼儿处于人生的初始阶段，一切都要学习，可塑性强，自控能力较差，是养成良好行为习惯的关键时期。

◎谆谆告诫，向宝宝提出明确而严格的要求

向宝宝提出要求的时候，注意做到内容具体、明确、语言通俗、简练，适合宝宝的年龄特征。要求具体明确，宝宝才好照着去做。

◎不断鼓励，让宝宝在练习中慢慢养成良好行为习惯

当宝宝受到鼓励的时候，他们为了要从自己的行为中得到愉快，也就会自觉地制止那些不好的行为了。

◎注意矫正宝宝任何一点细小行为的错误

宝宝往往从细小的过错中，慢慢地养成不良的行为习惯。家长的提醒不是解决问题的好办法，调动宝宝的内在因素，激发他们的上进心，才能让宝宝变被动为主动，自觉改正。

◎通过游戏活动，培养宝宝的良好行为习惯

在游戏中宝宝心情愉快、思维活跃、接受能力强。宝宝通过游戏的活动过程，能学会整确处理人与人之间的关系，比较容易形成一些良好的品质。同时，一些不良的行为习惯也容易表现出来，有利于家长及时发现，给予纠整。

◎家长以身作则，做宝宝表率

宝宝有很强的可塑性和模拟能力，他们模拟的最直接的对象是家长，对家长的言谈举止，观察最细，感受最强，而且不加选择地模拟家长的言行。因此，我们注意从自身做起，严于律己。

培养宝宝的良好行为习惯是一件任重而道远的事，必须贯彻落实在宝宝一日生活的各个环节，家长严格要求，反复抓，抓反复，让宝宝养成良好的习惯。

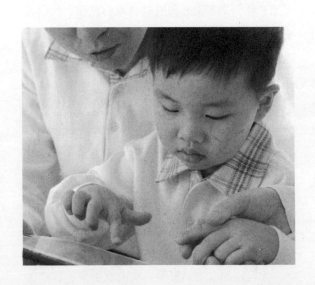

不良习惯矫正

依赖性强

有的宝宝处处依赖别人，不肯独立完成一件事情，比如，穿衣叠被、洗手洗脸，事事依靠别人帮助。如果摔倒了，一定要等别人扶，才会起来。

◎矫正方法

养成法

实践证明，随着年龄的增长，宝宝自己做事的能力会不断发展：2岁的宝宝能自己端着杯子喝水；3岁的宝宝会自己吃饭、穿衣服；4岁的宝宝能自己叠被子、整理床铺；5岁的宝宝能帮助妈妈晾衣服。然而，一些家长往往低估宝宝的能力。宝宝在成长，家长的观念也要随之变化。当宝宝长到1岁时，家长对宝宝的要求也要相应提高，让他明白自己又长大了1岁，应该会做更多的事。

家长要时常提醒自己，宝宝大了，他自己能做的事，就应该让他自己去做。当宝宝再为小事求助时，家长不要轻易答应，而是应当尽量让他自己去试一试。

疏导法

在宝宝主动要求自己做事时，家长不要一口回绝，以免打击宝宝的积极性。但为了保证宝宝的安全和保证做得成功，事前告诉他一些应该注意的问题，教授做事的方法，则是非常必要的。比如，洗澡前讲一讲怎样防止耳朵进水和眯眼睛，以及万一进了水、眯了眼睛，应该怎么办。

爱心提示

如果有机会，可以放手让宝宝去照顾亲戚家或邻居家的弟弟妹妹，使他在照顾别人时按角色的标准要求自己，体会父母的感受，激发责任感和自信心。

激励法

宝宝在学习独立做事的过程中，肯定会出现一些问题。家长不能因为宝宝一时做不完，或因不熟练而显得手忙脚乱就不耐烦，不断催促他，而是应该给他充足的时间练习做。当他做得不好时，不能责备他，更不能取笑他，而是鼓励他鼓足勇气，并指导他探索新的做法。对于宝宝的每一点进步、每一次成功，都要毫不吝啬地给予鼓励和赞赏，使他感受到成功的喜悦和自豪，增强自己做事的信心。

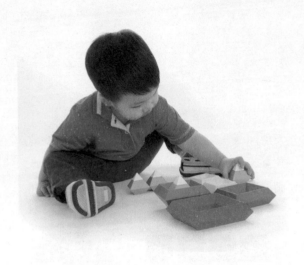

不爱惜物品

有些宝宝经常拿起食物只吃一半就不吃了，有时甚至只咬了一口，感到不合口味，就丢掉了。玩具玩一两次，觉得没有新鲜感，就不再玩了，让家长再买新的。手绢、手套随手乱扔，弄丢了也不觉得可惜。见到新式的衣服、鞋帽就缠着家长给买。

◎矫正方法

养成法

从家长自身做起，在吃、穿、用等方面不与别人攀比；给宝宝买衣服、玩具及其他日常生活用品时，不追求高档、新潮，并且要注意适用、适量、适时。

要教育、督促宝宝做到不浪费粮食和其他食品，爱护玩具、图书和其他生活用品。对因使用时间长而破损的用品，可以指导、帮助宝宝在力所能及的情况下动手修补。比如，用胶水粘贴开裂的木质、纸质玩具或撕破的图书，拧紧玩具上松动的螺钉等。

为了让宝宝养成节约粮食的好习惯，可以从培养良好的进餐习惯入手。比如，吃饭时，每次给宝宝少盛一些，吃完了再添。宝宝三四岁时，可以让他自取主食，要求他吃多少拿多少，并要求拿到（或盛到碗里）的食品一定要吃完。

当然，这样做，也很难保证宝宝不浪费饭菜。当宝宝第一次丢弃饭菜时，要提醒他注意节约。当宝宝再次丢弃饭菜时，可以给予必要的警示，如，停止他自取食品。宝宝做得好时，要及时给予表扬，还可以适当地奖励一下，如，带宝宝吃一次自助餐，让宝宝体验一下自助餐的吃法。

体验法

有条件时，让宝宝参与播种、浇水、育苗，并做观察记录，亲历粮食由播种到收获的过程。还可以让宝宝走进厨房，给家长打打下手，体验食物的制作过程，使他了解到食物的来之不易，增强珍惜的意识。

疏导法

要让宝宝知道家长挣钱的艰辛。如有必要，可以让宝宝参观自己工作、劳动的场所，让他了解爸爸妈妈是怎样辛辛苦苦挣钱的。

要让宝宝知道花钱应节制，不能铺张浪费，指导宝宝合理支配手中的压岁钱、零用钱。

要帮助宝宝摆脱时髦用品的诱惑，同时要满足宝宝生活、求知、游戏的需要。以玩具为例，鼓励并教会宝宝使用传统材料做各种有趣的游戏。如有条件，还可以指导宝宝学习自制玩具，如小推车、小风车、小陀螺、小飞机等。宝宝在动手动脑制作的过程中，可以发展探索能力和动手能力，体验到成功的快乐，还可以体会到玩具的来之不易，增强节约、惜物的意识。

延迟法

当宝宝因为自己的要求得不到满足而感到失落、委屈，甚至大哭大闹时，家长的态度不能软化，可以先让他闹个够，再给他讲道理。如果确是需要买的，也不要立即答应给他买，可以答应他在某个特定的时间买，如等父母发薪水时，或他过生日、过节日时。这样做，可以让宝宝明白，买玩具要付出代价，是家里的一项支出，要看家里的经济能力，要有计划性，不能想买就买。延迟得来的东西，对宝宝来说可能尤显珍贵，也会愈加珍惜。

爱 心 提 示

修补玩具，对宝宝来说是一种挑战，同时也是一种崭新的玩法，他会很乐意去做的。这样做，可以使宝宝懂得，一些破损的东西修好后还能再利用。

怕生

有的宝宝在家里或在熟人面前活泼好动，能说能唱能跳，可是，一见到外人就不敢吭声、不敢动，仿佛是另外一个人似的。家里来了他不大熟悉的客人，赶忙躲开，不敢见。父母带他外出，总是躲在父母的身后，显得忐忑不安。

◎矫正方法

养成法

语言养成：如果语言表达有问题，父母就要与宝宝多沟通。聊天、讲故事、看图说话等都可以帮助宝宝组织语言。在聊、讲、读的过程中，可以用问答方式进行引导，帮助宝宝整理思路，感受到要先说什么、后说什么、怎样说别人才能

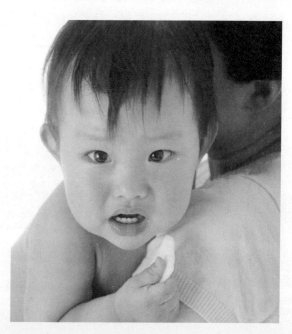

更明白。宝宝的语言流畅了，会增强人际交往的自信心。

行为养成：引导宝宝主动与人打招呼。可以先从家里开始，每天外出回到家里时，父母和宝宝互相问好；再鼓励宝宝向周围的人，比如邻居、父母的同事问好。长此以往，问候别人便会成为宝宝的自觉行为。要创造条件让宝宝多与其他小朋友一起玩耍，鼓励宝宝带小朋友来家中作客。这些行为的养成，能使宝宝形成初步的与人交往的能力，增强交流的愿望，在交往中克服怕生的现象。

心理养成：宝宝偶尔说错话时，不能嘲笑、责备他，更不能责骂他，尤其不能当众斥责他，而应该表示同情和理解，并给予安慰和引导。比如，可以告诉宝宝"爸爸妈妈小时候，也有过这种情况。"这样，会使宝宝的心理放松。接着，再告诉宝宝："但爸妈现在已没有这个问题了。"这样说，是给宝宝一个暗示：这个问题是完全可以克服的。

激励法

如果宝宝生活在鼓励中，他便学会自信。面对胆小怕生的宝宝，要善于发现他的点滴进步，并加以赞扬，帮助他建立信心。

游戏法

创编或收集一些表现人际交往的角色游戏，家长与宝宝分别扮演其中的角色，引导宝宝在表演过程中体会在不同的场合、对不同的人，应该怎样做、怎样说话。

分享

自己的玩具不肯给其他小朋友玩，即使自己不玩也不让别人碰；见到自己喜欢的东西，不经别人同意便拿来玩，经常会发生争抢玩具的现象。如果别人拿了他的东西，即使是父母也会不依不饶，一定要还给他。

◎**矫正方法**

感受法

让宝宝感受到分享的快乐。比如，两个宝宝在一起时，可给宝宝提供一个大皮球让他们一起玩，并指导他们用多种方法玩，使他们感受到两个人玩比一个人玩更有趣，体验共同游戏的快乐。

情景教育法

在生活中抓住每个小事进行养成教育。比如，和小朋友一起玩时，引导宝宝相互交换玩具；在家中，也要创造一个公平的环境，好吃的东西大家都有份，不能让宝宝养成吃"独食"的习惯；设计一些需要合作才能完成的游戏（如，"两人三足"、捉迷藏等），让宝宝在游戏中体会到合作的快乐。

疏导法

切忌在宝宝不愿意、想不通时，生硬地强迫宝宝交出玩具，要使宝宝体会到玩别人的玩具的快乐，进而理解别人玩他的玩具同样也会很快乐，让宝宝从情感上接受分享，愿意分享；讲一些《孔融让梨》之类的小故事、小寓言，教育提醒宝宝关心别人、帮助别人。

示范法

家长要身体力行，为宝宝做榜样。比如，家里有好吃的，要先孝敬老人，也可以让宝宝送给邻居分享，给宝宝一个良好的行为示范。

识字

识字能开发宝宝的智力，促进语言能力的发展。宝宝通过看字形可以训练注意力、观察力；通过听音、读字可以训练听觉、记忆力；通过对字义的理解，可以发展想象力和思维能力；通过阅读可以培养口语表达能力。

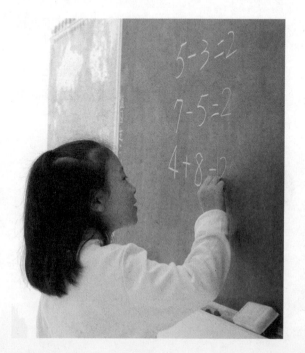

不同年龄段宝宝的识字特点

一般来讲，婴幼儿识字分为四个阶段：

◎识字准备阶段

从半岁左右延续到 1 岁 3 个月左右，此年龄段宝宝还不会说话，主要是让他认物、懂事，为识字做准备。宝宝以指认字为主，能指认多少算多少，以培养识字兴趣和识字敏感为目的。

方法：主要是环境濡染、随机指点、讲故事、念图画书等。

◎识字缓慢阶段

从 1 岁 5 个月左右延续到 2 岁左右，此年龄段的宝宝从以词代句逐步发展到说一些不完整句和简单句，识字处于缓慢增长阶段。这个时期有的宝宝能认识上百个字和词，有的能认识四五百个字和词。此时大人仍然要坚持以培养宝宝的识字兴趣为主，不要强迫宝宝识字。

方法：这一阶段主要是利用环境濡染、游戏识字、生活识字等方法来教宝宝识字。

◎识字快速阶段

从 2 岁多延续到 4 岁左右，此年龄段的宝宝说话已从完整句、简单句发展到长句和复合句，并且认识了许许多多的事物，生活经历也丰富了，识字处于快速增长阶段。这个时期有的宝宝能认识五六百个字和词，能读简单的幼儿读物；有的能认识一两千个字和词，已经脱盲，具备初步阅读能力；有的能认识两三千个字和词，阅读已无障碍。

方法：这一阶段主要是利用游戏法、生活法和阅读法来教宝宝识字。

◎识字巩固阶段

从 4 岁到上小学前，这一阶段主要是通过阅读巩固所学的字和词。

方法：阅读的内容主要是故事、童话、古诗、科普等少儿读物。

教宝宝识字的方法

● 以物识字。当宝宝认识物体时，同时教他认识表示这个物体的字。

● 以动作、表情识字。当宝宝出现某种动作或表情时，可教他相应的字。如：走、跑、推、开、看、笑、哭等。

● 联想识字。当宝宝学习某个字时，可同时学习与这个字相关的字。如学"上"教"下"、学"冷"教"热"等。

● 在给宝宝讲故事、念儿歌的过程中教宝宝识字。

● 在同宝宝唱歌、散步、看电视的过程中教宝宝认字。

● 游戏识字。通过配对游戏让宝宝找字、认字是一个好办法。

● 教一些宝宝识字的方法。如字形记忆，通过字的偏旁部首来记忆；字义记忆，根据字的含义归类记忆。

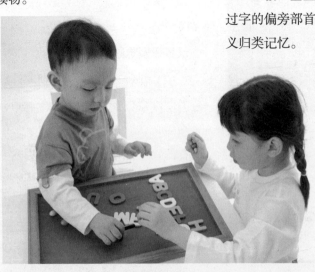

绕开宝宝识字的误区

◎急于求成

有些父母对宝宝进行识字教育时过分着急，恨不得让宝宝立刻掌握许多生字，一旦宝宝进步缓慢就批评指责，使宝宝感到伤心恐惧，挫伤了学习的积极性。切记，学习是循序渐进的过程，要耐心、多鼓励，才会收到成效。

◎盲目攀比

一些父母把宝宝能识多少字当成炫耀的资本，经常与其他宝宝攀比，强过别人时就沾沾自喜，不如别人时就着急上火、给宝宝施加压力，使宝宝对识字的目的缺乏正确理解，父母要有一颗平常心，识字是学习，而不是与人攀比的手段。

◎断断续续

某些父母教宝宝识字三天打鱼、两天晒网，劲头来了教个没完，没兴趣或没时间了，就暂停或干脆放弃，使宝宝难以养成良好的学习习惯。所以，要注意识字学习的连续性，持之以恒，才能有效。

◎生填硬记

有的父母抱怨宝宝识字困难，学习积极性不高，那么您的教育方法是否灵活有趣呢？如果只是抽象地给宝宝讲解字形字意，生硬灌输，宝宝面对如此枯燥乏味的知识，当然会厌烦和抗拒了。

◎读写并举

不少父母认为，让宝宝认字的同时，也要教会他写字，其实这是不科学的。幼儿的握笔和运笔能力不强，注意力也难以长时间集中，写字又要求保持一个较端正的姿势，这对活泼好动的宝宝来说是很辛苦的。读写并举不仅达不到目的，还很容易挫伤宝宝的认字欲望，不如等宝宝大一些，再开始练习写字。

人际交往能力

培养宝宝交往能力的原则

◎要提高宝宝的语言能力

要交往就要靠有效的语言沟通。家长要注意培养宝宝良好的语言理解能力和出色的语言表达能力。口齿清楚，说话流利的宝宝与人交往的机会多，朋友也多。让宝宝多听故事，多讲故事，多编故事，有意训练宝宝的语言表达能力。

◎教宝宝使用礼貌用语

教如何与人打招呼、接电话的用语，如何回答别人的问题，向他人问路、请教等。当宝宝在其他人面前能够很好地使用礼貌用语的时候，通常会得到对方的良好反馈，这对增强宝宝交往的信心大有益处。坚持将社交基本礼仪应用在日常生活之中，防止宝宝内外行动不一致。

◎发现进步多鼓励

家长还要善于发现宝宝的进步并及时进行积极评价，并适当夸大这一进步。宝宝虽小，可都有强烈的自尊心，如果家长及时地、经常性地表扬宝宝，使他觉得"我很棒"，就会充满自信地与人交往。

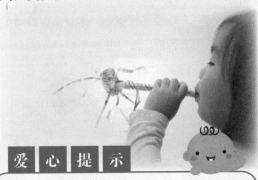

爱 心 提 示

父母应做好榜样，让好模仿的宝宝模仿父母的良好行为。经常带宝宝走亲访友，并向大人正式介绍宝宝。这样，会使宝宝增长见识、增强信心，在社会交往时候就会变得落落大方。

宝宝与小朋友的交往技能

宝宝的社交能力大部分是在和其他小朋友的交往中得到发展的，因此要尽量多地创造机会让宝宝和不同的小朋友一起玩。

◎鼓励宝宝多交朋友

宝宝去幼儿园时，妈妈可以鼓励宝宝多交朋友，让宝宝带小朋友到家里玩，也可以鼓励他到别人家里做客。如果有小朋友住在比较近的地方，可以多创造机会让他们一起上幼儿园。另外，每当宝宝交了新朋友，都要大力表扬。当宝宝与小朋友一起玩时，不要害怕宝宝把衣服弄脏，把家弄乱，也不要害怕小朋友之间发生争执、打闹等，这些都是正常的，妈妈只要告诉他们相处的方式即可。

◎教导宝宝交往策略

父母可以每天询问宝宝在幼儿园里的经历，这样方便了解宝宝的困惑，分析他受到欢迎或排斥的原因，及时给予指导，让他懂得相处之道，比如讲礼貌、懂分享、善合作等，教导他融入别人的策略，如主动接近自己喜欢的小朋友，主动把自己的玩具给小朋友玩，被欺负可以找老师，有需要及时向老师提出，照顾更小的小朋友等。教育宝宝多考虑小伙伴的建议和意见，观点不一致时，要互相商量，游戏时要遵守规则，输了不要赖，想和别人一起玩时，要有礼貌地提出要求。宝宝在和小朋友一起耍时，如出现打人、咬人等行为，妈妈要用语言、手势和眼神给予批评，终止这种行为，增强宝宝的控制力。

◎增强宝宝抗挫折能力

一直在家里受宠的宝宝，在幼儿园地位改变，容易有挫折感。有的宝宝因为害怕再次受挫，而把自己封闭起来，从而变得内向。对这样的宝宝，父母和他玩游戏时，要有意识地增强宝宝抗挫折能力，如制定游戏规则，必须按规则来，坚决拒绝宝宝耍赖，并警告他如果再耍赖就不玩了，而且别的小朋友也不喜欢这样，让他明白不是什么事都是可以由自己完全控制的。

◎要舍得放手

在孩子间产生了矛盾后，家长不要立即介入去平息"风波"，替宝宝处理矛盾，这样就会错过良好的教育契机，可以抱着"等一等"的心态去观察，让宝宝自己来处理，当宝宝力所不可及时再介入也不迟。其实，在矛盾中，可以锻炼宝宝的很多能力，如思考能力、交往能力、观察力、理解力、解决问题的能力等，让宝宝自己来化解矛盾，宝宝可以从中获取很多。

爱 心 提 示

此时宝宝在家里已经不必像婴儿时期一样呵护备至了，家人可以把他当作普通一员看待，这样有利于人际关系的融洽。

才艺培养

家庭音乐教育的方法

◎优化家庭的音乐环境

家庭是宝宝最早接触的音乐环境。要给宝宝一个优良的家庭音乐环境，首先家庭成员要喜欢音乐，以音乐为乐。父母如果喜欢听音乐，喜欢歌唱，喜欢听宝宝唱歌，那么，在洋溢着音乐旋律和轻松愉快气氛的家庭生活环境中，宝宝便会在不知不觉中受到感染，会不由自主地模仿成人而愉快地表现音乐。

◎鼓励宝宝多倾听

在家庭的音乐教育和启蒙中，家长可从培养宝宝的倾听能力着手。家长要有意识地引导宝宝倾听日常生活和自然界的各种音响，让宝宝感受音色各异、节奏多样的声音。如听听卧室里发出的不同声音：开门声、关窗声、拖鞋走路声、风扇转动声、擦席子声、爸爸打鼾声；听听厨房中的切菜声、炒菜声、洗菜声、洗手声、锅碗瓢盆声等；听听家里的洗衣机、微波炉、电饭煲、电水壶等发出的不同声音等等。

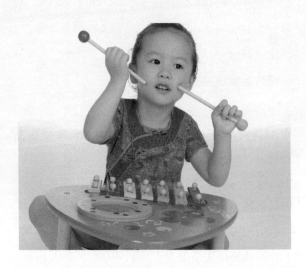

◎欣赏音乐

在家庭中给宝宝欣赏音乐，既可以选择一些经典而优秀的古典音乐曲目作为平时生活的一种背景音乐，长时间地、反复地播放；也可以特意为宝宝选择一些音乐形象鲜明、结构短小简单的儿童乐曲或歌曲，用生动的故事把被欣赏音乐的感人之处讲给宝宝听，引起他们的兴趣。总之，家庭中的音乐欣赏应该从宝宝出生之日，甚至更早就开始，让音乐始终伴随着宝宝的生活，伴随着宝宝的成长。

◎培养和训练宝宝的节奏感

有些宝宝在歌唱等一些音乐活动中跟不上音乐的节拍，把握不准节奏。实际上，节奏感完全可以通过宝宝的日常生活加以培养和训练。

◎日常生活

可以有意识地和宝宝一起寻找和感受生活中各种各样的节奏，如小鸡、小鸟的叫声节奏，汽车喇叭声的节奏，小鸭、小猫的叫声节奏，妈妈切菜的声音节奏等。家长要把感受到的各种节奏进行比较和模仿，在模仿游戏中逐渐诱发出宝宝潜在的节奏感。

◎儿歌

家长还可以收集一些韵律匀整的儿歌，和宝宝一起有节奏地念儿歌，这既有益又有趣。

◎日常活动

通过动作也可以培养和促进宝宝的节奏感。在家庭中，父母要多鼓励宝宝参加体育锻炼和运动游戏，如经常参加跳绳、拍球、荡秋千等体育活动，宝宝可以从中感知节奏，增强协调性。家长也可以和宝宝一起边听音乐边从最自然的身体动作（拍手、点头、跺脚等）出发做简单的律动，或和宝宝一起利用玻璃杯、碗、盆、易拉罐等材料制作一些简单的打击乐器，在敲敲打打的游戏中培养宝宝对节奏活动的兴趣，增强音乐节奏的表现能力。

如何教 2 ～ 3 岁宝宝绘画

对宝宝而言，绘画帮助他们发挥想像力，临摹帮助他们增强观察能力和注意能力，动手绘画还能锻炼手臂肌肉，提高手眼协调能力。因此不管宝宝是幼儿还是长大成人，学习绘画对于他们来说都是非常有益处的。

对于这个年龄段的宝宝来说，最初的涂鸦其实就是游戏的过程。家长可以根据宝宝这个特点，循序渐进教宝宝绘画。

◎调动宝宝各种感官，先了解绘画对象

想象和创造是对原有知识经验进行重新组合与再创造的过程。对于 2 ～ 3 岁宝宝来说，他们的感知经验很少，不能凭空想象绘画，因此绘画之前，应该让宝宝对绘画对象有一定的认识和了解。如宝宝第一次使用记号笔画"苹果"的时候，家长可以先让宝宝看看苹果、摸摸苹果、闻闻苹果，最后吃掉苹果，再让宝宝开始画。在充分了解、认识绘画对象的基础上，宝宝才可以用画笔尽情演绎他们眼中的世界，作品中充满了童趣。

◎提供多种绘画材料，体验成功感

2 ～ 3 岁宝宝思维的直觉行动性、对自己活动的控制性以及小肌肉的动作发展还不完善，动手操作、支配的能力较差。因此，只有为宝宝提供丰富有趣且能使画面产生较好效果的材料，才能使宝宝既对绘画活动产生兴趣，又能让宝宝轻松获得成功。

记号笔、水彩笔、蜡笔和水粉笔是比较常见的绘画工具，而纸张的可选择余地则较大，如较硬的卡纸、色彩丰富的手工纸以及普通的白纸等，不管提供怎样的纸张，妈妈都应让宝宝自由挑选喜欢的颜色。根据绘画主题的不同，家长还可以提供一些绘画的辅助工具。如可以用青菜实物结合绿色颜料，拓印出"夏天的森林"，用橡皮筋结合蓝色颜料弹出"雷雨"的情境等。丰富有趣的绘画材料会让宝宝觉得绘画的过程就是在玩游戏，绘画是件快乐的事情。

◎鼓励宝宝用语言表达

研究发现，宝宝的绘画会经过无意和有意两个阶段，2 ～ 3 岁宝宝刚开始的涂鸦是无意的乱画，家长要做的是引导宝宝渐渐说出自己画的是什么，使无意涂鸦逐渐转为有意绘画。但是由于 2 ～ 3 岁宝宝思维的特点，他们所认为的事物不会固定不变，如他们画了一个圆，上一秒钟可能是苹果，下一秒钟可能变成饼干了，这需要家长反复的鼓励和引导。经过一段时间后，宝宝能思路清晰地用语言描述自己的绘画作品。

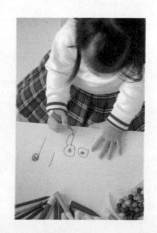

0~3岁

婴幼儿护理枕边书

CHAPTER

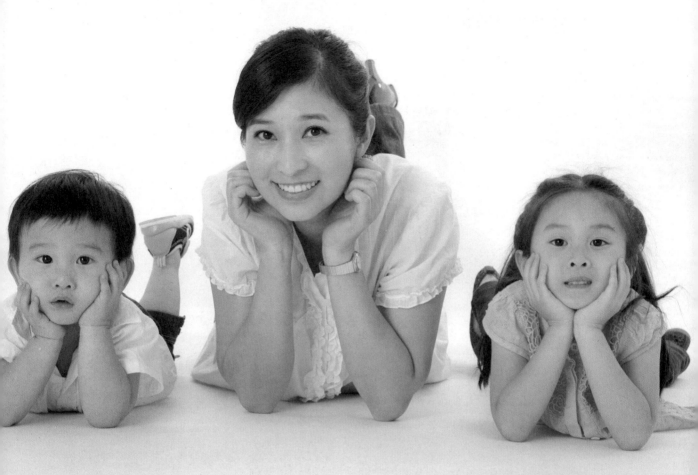

FIVE

第 5 章

做宝宝的
"家庭医生" 和 "安全员"

❋ 婴幼儿常见疾病预防和治疗 ❋

疾病预防基础知识 ·······························

要想宝宝聪明首先得保证宝宝健康，健康是一切的基础，因此，平时对宝宝的疾病预防就显得极为重要。

疫苗接种

当前，我国规定儿童在 1 周岁以内要完成 1 次卡介苗、3 次小儿麻痹糖丸疫苗、3 次百白破混合制剂、1 次麻疹疫苗的接种和 3 次乙肝疫苗接种，称为基础免疫。

以下是规定强制免疫的疫苗（即基础免疫和加强免疫疫苗）：

出生时 （24小时内）	乙肝疫苗（第一次）、卡介苗
1月龄	乙肝疫苗（第二次）
2月龄	脊髓灰质炎疫苗（第一次）
3月龄	脊髓灰质炎疫苗（第二次）、百白破（第一次）
4月龄	脊髓灰质炎疫苗（第三次）、百白破（第二次）
5月龄	百白破（第三次）
6月龄	乙肝疫苗（第三次）
8月龄	麻疹疫苗（第一次）
12月龄	乙脑疫苗（初免两针）

推荐疫苗（即二类疫苗）程序：

2 月龄始：同脊髓灰质炎疫苗程序，可以在 2、3、4 个月分别接种 3 剂 HIBI 嗜血杆菌疫苗，满周岁后加强 1 剂。

6 月龄：口服轮状病毒疫苗。

1 周岁：接种水痘疫苗、甲肝疫苗。

1.5 ~ 2 岁：接种麻风腮疫苗（可代替麻疹第 2、3 针）。

2 周岁：接种肺炎疫苗。

每年的 9 月至次年 1 月：流感疫苗接种。

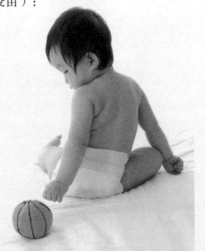

及早发现宝宝生病的迹象

◎神态

● 精神：正常婴幼儿活泼好动、爱玩，对周围环境很感兴趣，婴幼儿生病时会表现出不爱玩、没精神、烦躁不安、哭闹等。

● 表情：正常婴幼儿眼神灵活，精神。中枢神经系统有病会出现眼神发呆，似凝视远方，同时尖声啼哭等。

● 脸色：健康婴幼儿面色红润。若婴幼儿面色苍白、发黄，翻开下眼皮，明显缺少血色，常见于营养不良性贫血。颊部、口唇、鼻尖处出现发绀（蓝紫色），见于某些先天性心脏病。

◎食欲不振

● 恶心、呕吐：平时食欲好，突然不想吃东西，尤其厌食油腻，常是传染性肝炎的表现。

● 脸色苍白：食欲逐渐减退，说不清从哪天开始，脸色渐渐失去红润，应该检查血红蛋白是否正常。

● 鱼肝油中毒：有的家长误认为"鱼肝油是补品，多多益善"，使婴幼儿摄入过量的维生素A和维生素D，引起中毒，以维生素A中毒多见。维生素A中毒的主要表现是厌食、头发脱落、骨头痛等。

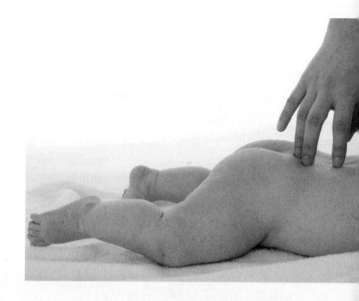

◎大便异常

● 排便哭闹：粪便表面有鲜血，血与粪便不混在一起，同时每当排便婴幼儿便哭闹，可能是肛门裂（肛门皮肤有裂口）。

● 脓血便：大便次数多，刚拉完又想拉，总有排不净大便的感觉，伴发烧、大便为脓血样，是细菌性痢疾的表现。

● "红果酱"大便：婴幼儿阵阵腹痛，频频呕吐，大便呈"红果酱样"（为血和黏液），可能为肠套叠，2岁以下孩子多见。

● "白陶土样"大便：患黄疸型肝炎，粪便呈白陶土样，同时尿色加深。

● "柏油样"大便：大便呈柏油样，表示发生了消化道出血，应立即诊治。

● 腹泻（拉肚子）：表现为蛋花汤样大便，次数多（几次至十几次、几十次），这是喂养不当、病菌感染、疾病引起的消化功能紊乱；

● 便秘（次数少）：肛周疼痛、经常抑制便意，因吃的粗纤维过少。

◎ **小便异常**

正常的尿清晰透明，淡黄色。如果尿颜色出现明显异常，则是疾病的信号。

● 红色尿：尿像洗肉水，同时眼皮浮肿，可见于急性肾炎。

● 橘色尿：尿色加深呈橘黄色或棕绿色，可见于肝、胆疾病或服药，如痢特灵。

● 乳白色尿：泌尿道感染致尿内有脓，可使尿呈乳白色，同时有尿频、尿急、尿痛等。

● 尿量减少：尿量明显减少，眼皮浮肿，常是肾病的表现。腹泻伴有尿量明显减少，是脱水的表现。

● 次数增加：排尿次数明显增加，一点也憋不住尿，常是泌尿道感染的表现。

◎ **睡眠反常现象**

正常情况下，婴幼儿上床后能够很快入睡，睡得安稳，无鼾声，身上可有微汗。若有以下情况，为反常现象。

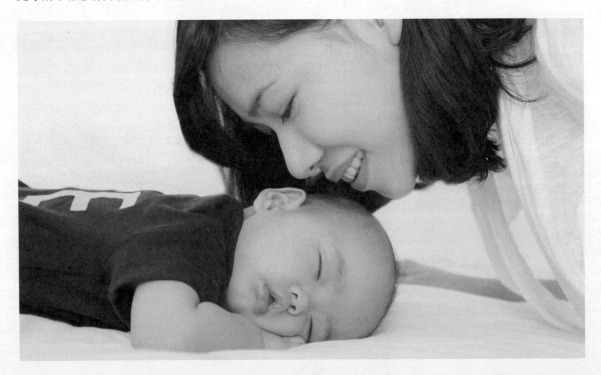

● 入睡困难：以往入睡快，现在入睡慢，辗转不安。

● 嗜睡：嗜睡为轻度意识障碍。表现为过多而深沉的睡眠，可被唤醒，进行简单对话或进食，但随后倒头又睡。这些常是脑膜炎、脑炎等疾病的早期表现。

● 睡眠不安：有的婴幼儿除因心理问题睡眠不安外，还可因为蛲虫病、佝偻病等出现睡眠不安。

◎囟门

● 前囟凹陷：前囟未闭的宝宝，可以因脱水而囟门松弛、凹陷。

● 前囟鼓出：宝宝于坐位时，前囟紧张、鼓出，主要见于脑膜炎、脑炎等颅内压力增高的疾病。维生素 A 中毒后也可以见到这种现象。

◎体温

正常婴幼儿腋下测得的体温为36℃～37.4℃，体温波动的幅度约1℃。体温37.5℃～38℃为低烧，体温在39℃以上为高烧。发烧是疾病的最常见的症状，是机体的一种防御反应，可促进机体内抗体生成、促进吞噬细胞的功能，有利于消灭细菌、病毒，但会引起不舒服的感觉。并且高烧还会导致体内的物质消耗增加，心率加快，消化力减弱。婴幼儿因神经系统发育不完善，也可因高烧引起抽风。因此，当婴幼儿高烧时必须采取有效的降温措施。

◎其他

● 头痛：稍大的宝宝会述说头痛。宝宝常表现为用手打头或频频摇头。

● 喷射性呕吐：不同于胃肠炎等疾病引起的呕吐。喷射性呕吐是由于颅内压力增高引起的，没有感到恶心即喷吐出来。胃肠道疾病等引起的呕吐，一般先有恶心，然后吐出。

● 皮肤出血点：不同于一般充血的皮疹。用手压迫不退色为出血点，压迫后退色为充血的皮疹，常见于幼儿急疹、风疹等疾病。

宝宝医药箱必备物品

从宝宝出生第一天开始您就要准备好一个完备的医药箱或医疗袋（平时放起来，用时可便携的那种）。这样您就可以在照顾宝宝日常众多繁琐的事物时，能很迅速地应付像感冒、发烧及其他宝宝常见病。以下是专家推荐的宝宝医药箱必备品：

● 温度计

● 婴儿用不含阿司匹林的液体镇痛剂（对乙酰氨基酚类药，如退热净；或异丁苯丙酸类药，如布洛芬）

● 炉甘石洗液或氢化可的松乳膏(50%)以防虫咬或皮痒时擦用

● 外用酒精来消毒体温计、镊子和剪刀

● 凡士林膏用以润滑体温计

● 抗菌药膏以防刀伤或擦伤

● 小镊子用来夹取碎片

● 一把锐利的剪刀和一把安全一些的指甲刀

● 儿童专用避光剂

● 儿童专用驱虫剂

● 在宝宝鼻子不通时来吸鼻子的吸引器（注意其前端不能太尖）

● 各种形状和各种尺寸的胶带

● 纱布卷、纱布垫

● 胶带

● 无菌棉球、棉签

● 柔和的肥皂液（抗菌除臭的肥皂对宝宝敏感的皮肤不太合适）

● 婴儿用香波

● 婴儿用保湿乳

● 医用滴管、注射器，或量杯、量勺以保证药量准确

● 检查咽喉用的压舌板

● 一个电热毯

● 一个能装热水的瓶子、冰袋

● 一个用来检查眼睛耳朵，鼻子和咽喉的小手电筒

● 一本急救指南

管理好宝宝的药箱

设置一个宝宝专用的药箱，可以轻松方便地将成人药品和宝宝用的药品分开来放，万一宝宝生病了，可以先看看药箱有什么装备，然后咨询医生需要使用什么药物，以便及时有效地处理宝宝的情况，管理宝宝药箱时可以这样做：

● 药品可按功效不同分类放置，把各种药分门别类放好，贴上标签，写上药名、用法、用量及主要作用，特别是外用药，标签要醒目，这样找的时候更方便。

● 将药箱放在洁净、干燥、阴凉、避光处，一些零星药片最好装入棕色的玻璃药瓶内，避光保存，以免见光后药效被分解。

● 定期清理药箱，至少每隔3个月清理一次，添置新的药物外，还要检查一下是否有过期的药物，药物是否有发霉、黏连、变质、变色、松散、怪味等现象，若有则要及时清除。

给宝宝喂药的注意事项

◎ 喂药前的准备

给宝宝喂药先要准备好药品。孩子们都不喜欢吃味道苦、涩、酸或有特殊气味的药，父母在为宝宝选择药品时要充分考虑到这一点，尽量选择宝宝喜欢的口味（比如水果口味的药水、糖浆等）和剂型，以免使宝宝产生逆反心理，拒绝吃药。

此外，父母还应该洗净双手，把喂药用的小匙、滴管、水杯或喂药器放在方便拿到的地方。除了给宝宝漱口的白开水，最好再准备些糖水，帮助宝宝消除药液残留在口中的不愉快味道。

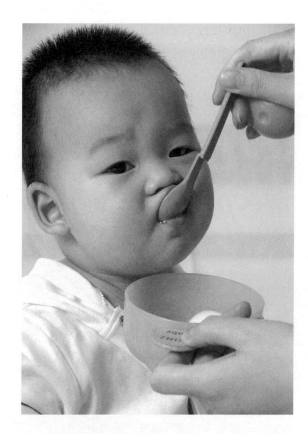

◎ 喂药的时间选择

喂药的时间最好选择在两次吃奶中间，一般在第二次吃奶前 30 分钟至 1 小时进行。这样可以避免宝宝吃完药后又吃奶而呕吐。如果所喂的药对胃的刺激性比较大（如铁剂），可以选择在吃奶后 1 小时喂。

◎ 给宝宝喂药的禁忌

给宝宝喂药时，药丸或药片类的药物一定要研成粉末，再加水调成稀糊喂给宝宝。直接让宝宝吞药片（或药丸），不但会引起呛咳，还容易使宝宝将药片（或药丸）呛入气管，导致宝宝窒息。另外还要注意的是，不要捏着宝宝的鼻子给宝宝灌药，也不要在宝宝哭闹时喂药，这样不仅容易呛着宝宝，还会使宝宝对吃药产生抗拒心理，更不愿意吃药。

乳汁、有些果汁会降低药物的效果，最好不要和药物一起喂给宝宝。

热水会使药物中的某些成分失去效用，给宝宝调和药物时，一定要用温水。

◎ 喂药的具体操作

不同的药有不同的喂法，现在我们把几种药物的喂药步骤罗列在下面，希望能给父母提供一些帮助：

油类药物（如鱼肝油）的喂服步骤：①妈妈抱着宝宝坐好，用上述方法让宝宝张开嘴。②用滴管吸取适量药物（有些鱼肝油是小剂量的尖头胶丸，只要剪开口直接滴即可），慢慢送入宝宝口中。③用小匙舀少量白开水喂到宝宝口中，帮宝宝漱口。

药片的喂服步骤：①将片剂碾碎，并捣散成粉状。②用小匙取少量药粉，加入少许糖粉，用温开水调成糊。③用上述方法使宝宝张开嘴。④将药糊送入宝宝口中。⑤在奶瓶中装入适量白开水给宝宝吮吸，帮助宝宝将药咽下。

药水、糖浆的喂服步骤：①妈妈抱着宝宝（让宝宝半躺在自己的手臂上）坐在床上或椅子上。②用手指轻按宝宝下巴，让宝宝张开小嘴。③用滴管或针筒式喂药器吸取少量药液，慢慢送进宝宝口中。④轻抬宝宝下颌，促使其吞咽。⑤重复上面的动作，直到喂够应服的剂量。⑥用小匙舀一些白开水喂到宝宝口中，给宝宝漱口。如果药水味道苦涩，可以给宝宝少喂一些糖水，帮宝宝消除口中的味道。

常见疾病防治

新生儿脐炎

新生儿出生后医生会为宝宝进行脐带结扎，剩下1厘米左右的脐带残端。脐带残端在正常情况下会在宝宝出生后3～7天脱落。但是，脱落前的脐带很容易成为细菌繁殖的温床，诱发新生儿脐炎。

宝宝脐部发炎后，轻者表现为脐带根部或脐带脱落后的创面发红，局部有脓性分泌物，有臭味，脐部及周围皮肤发红或有肿胀；重者感染扩散形成腹壁感染，甚至引起败血症。

◎家庭护理

❶ 宝宝出院后，家长给宝宝洗澡时要注意保护宝宝的脐部，使其不被脏水污染。洗完后要进行脐部护理：用浓度为75％酒精对脐带残端和周围进行消毒，然后用脐带卷包扎好。

❷ 宝宝大小便后要及时换尿布。尿布不要遮盖住宝宝的脐部，被大小便污染的尿布污染脐部，容易导致新生儿脐炎的发生。

❸ 要随时观察宝宝脐部及脐周有无红肿、分泌物，一旦发现应及时处理。脐周围红肿或创面有少许渗出物者，应避免其暴露，并尽量避免不必要的摩擦。可以用2％碘酒为宝宝的创面进行消毒，用75％酒精在宝宝脐周进行消毒。如有脓性分泌物，应遵医嘱服用药物。

新生儿腹泻

腹泻是新生儿常见的肠胃道疾病，主要是因为新生儿的免疫功能差，不能抵御细菌、病毒的感染而引起的。积食、过敏、感冒也会引起腹泻，父母在喂养过程中一定要当心。

腹泻时，宝宝的大便稀薄、水分多，呈蛋花样或为绿色稀便，严重者水分甚多而粪质很少。母乳喂养的宝宝如果精神好、吃奶正常、体重增长正常，每天大便 11 ～ 12 次都不属于腹泻；人工喂养的宝宝每天大便 5 次以上，大便中出现鼻涕状黏液或含大量水分，就可以判断为腹泻。

◎**家庭护理**

喂养不当所致的腹泻应在 1 ～ 2 天内减少奶量，或把奶液稀释为原来的 1/2 ～ 2/3，一般可以奏效。也可喂服妈咪爱和思密达，以调整肠道正常菌群，保护肠黏膜，并借以止泻。

腹泻时，父母应注意保护宝宝的腹部，不要让宝宝着凉；还可给宝宝口服 ORS 补液。每次大便后，父母应清洗干净宝宝的肛门，还要注意勤换尿布，以防出现"红屁股"。

爱 心 提 示

如果宝宝的大便有脓血，并伴有食量减少、呕吐、尿少等症状；或大便呈稀水样，每天达 10 ～ 20 次，伴有高烧、嗜睡，甚至出现手足凉、皮肤发花、呼吸深长、口唇呈樱红色、口鼻周围发绀、唇干、眼窝凹陷等情况，父母应立即带宝宝到医院诊治抢救。

新生儿鹅口疮

有些新生儿口腔黏膜会长出一些像奶块一样的东西，类似积存在黏膜上的稀粥残渣，不易擦掉，严重时会连成一片，布满口腔两侧、舌面、腭，甚至蔓延到宝宝的咽喉后壁、食管、肠道、喉头、气管、肺等部位。这就是人们常说的"鹅口疮"。

◎**家庭护理**

宝宝得了鹅口疮以后，首先应检查有没有使用抗生素不合理的情况，如有应及时纠正。

然后，用棉签蘸些制霉菌素溶液（每 10 毫升冷开水中含 20 万单位制霉菌素），涂在宝宝的患处；或用 2% ～ 3% 碳酸氢钠（也就是小苏打溶液）为宝宝清洗口腔；或在宝宝的患处涂些冰硼散或硼砂甘油。

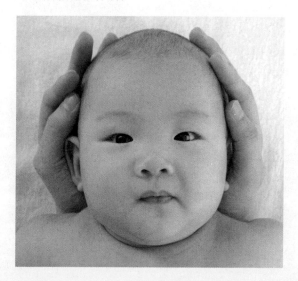

以上药物每天可涂 3 ~ 4 次。同时要注意为宝宝补充 B 族维生素和维生素 C，每日 2 次，每次各 1 片，压碎成粉末，加水溶解后给宝宝喂食。

◎ **疾病预防**

平时妈妈喂奶前或接触宝宝前都要注意洗净双手。母乳喂养时，应保持乳房及乳头的清洁。乳汁有抑菌作用，结束哺乳后，妈妈可以挤出少量乳汁，涂在乳晕处，待其自然干燥，可以隔离病菌。人工喂养时，每次喂奶后，都要把宝宝的奶瓶、奶嘴清洗干净，并煮沸消毒。其他喂奶用的物品（如小毛巾等）要与成人分开，每次用后都要煮沸消毒，并在阳光下晒干。

每次喂奶后，再给宝宝喂几口温开水，可冲去留在口腔内的奶汁，真菌就不会生长了。

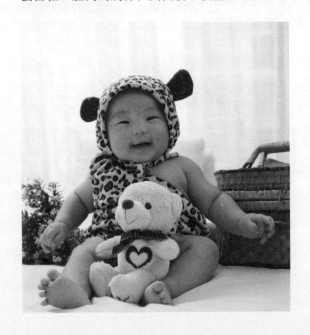

便秘

便秘是宝宝常见的问题，妈妈应首先找到导致宝宝便秘的原因，再有的放矢进行治疗，以缓解宝宝的便秘症状。

◎ **宝宝便秘的原因**

饮食不均衡：宝宝不喜欢吃水果、蔬菜和全谷类食物，过多地喝牛奶、吃奶酪等，很可能引起便秘。水分摄取不足也是引起宝宝便秘的原因之一。

排斥排便训练：如果宝宝对排便训练有压力，他可能开始憋住大便，导致便秘。

活动不足：运动有助于血液流向宝宝的消化系统，如果宝宝不爱活动，可能造成排便困难。

◎ **缓解便秘的方法**

调整宝宝的饮食：增加宝宝膳食纤维的摄入量，适量给宝宝吃一些谷类或面包，以及梅子、李子、杏和西蓝花之类的水果及蔬菜。牛奶、奶酪、冰淇淋等有凝结效果，不可给宝宝多吃。每天保证充足的水分摄入，让宝宝至少每五六个小时有一次小便。

不要强迫宝宝排便训练：如果妈妈注意到宝宝在憋着大便，要推迟宝宝的排便训练，等宝宝准备好时，再让他尝试。

引导宝宝多运动：带宝宝去户外活动，鼓励宝宝多走和跑，促进血液流向各个器官，加快宝宝消化和排泄的系统运转。

按摩宝宝的肚子：按摩可缓解宝宝的便秘。妈妈可用指尖轻柔而坚定地按压宝宝肚脐下三指处的部位，直到感觉发硬或有硬块出现，轻柔而持续地按压3分钟左右即可。

鼓励宝宝排便：尽量让宝宝在早饭和晚饭后在便盆上坐5~10分钟，让宝宝养成定时排便的习惯。

高热

宝宝高热是妈妈最为担心的事情。其实，这个年龄的宝宝发高热，是身体抵抗细菌和病毒侵袭的一种防御表现，妈妈不要过于关注体温计上的温度显示，而应更多地去考虑高热产生的原因和宝宝高热后的处理。

◎宝宝高热后的处理

立即去看医生：虽然发热后没必要太焦虑，但也不能忽视高热，应必须立即带宝宝看医生，给宝宝降温。给宝宝吃退烧药的次数要遵医嘱，不要多吃。

给宝宝物理降温：除了用药物降温外，妈妈可用物理降温的方式让宝宝的体温有所回降。比如将宝宝的头放在冰枕上冷却，但保持宝宝的身体温暖；用毛巾沾上微温的水（注意，不是凉水）给宝宝擦洗，或者给宝宝洗个温水澡。千万不要用酒精给宝宝擦洗来降温，因为外用酒精可以透过皮肤进入宝宝的血液中。

休息与睡眠：发热会增加身体的消耗，所以宝宝发烧时要适当休息，减少活动。

饮食：如果宝宝的体温过高，就会很不舒服，甚至不愿意吃东西、喝水，这样身体更不容易复原。妈妈可给宝宝喝些配方奶粉，或喂些营养粥，补充宝宝的营养。发热期间多给宝宝补充水分非常重要。

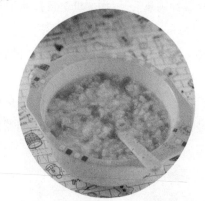

爱心提示

宝宝半夜发高烧时，如果妈妈可以判断是因感冒发热时，可先采取物理降温法，或给宝宝服用事先从医生那里开的退热药，第二天带宝宝去医院。若是呼吸从来没有过这样急促，每次吸气胸部肋间肌塌陷的话，就有患肺炎的可能，应赶快带宝宝去医院就诊。

湿疹

湿疹又称奶癣，是由遗传、过敏等内外部因素引起的皮肤炎症。初起时为散发或群集的小红丘疹或红斑，主要在新生儿的两颊、额部和下颌部出现。随着病情的加重，孩子的皮肤上会出现水疱、脓疱、黄白色鳞屑及痂皮（可有渗液、糜烂、潮湿等现象），发病部位也可扩展到孩子的胸部和四肢。痂皮脱落后会露出糜烂面，愈合后成红斑。数周至数月后，水肿性红斑开始消退，糜烂面逐渐消失，孩子的皮肤会变得干燥，并出现少量薄痂或鳞屑。湿疹会引起剧烈的瘙痒，使孩子经常哭闹、烦躁，尤其容易在夜间发作，影响孩子的睡眠。

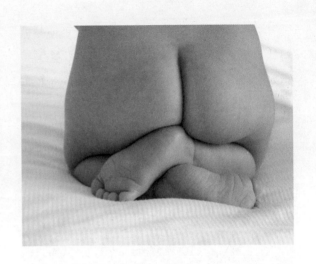

◎疾病预防

避免让宝宝接触可能导致过敏的事物：旧报纸、杂志等容易积尘的物品要移出室外。地毯、填充玩具也应少接触。家中最好不要养宠物。

注意调整饮食：人工喂养的宝宝如果对牛奶过敏，应选择母乳喂养，或给宝宝选择专门的低敏奶粉。

妈妈应注意忌口：如果宝宝对母乳过敏，妈妈应禁食鱼、虾、蟹等容易引起过敏的食物。

◎家庭护理

喂养方面：最好采取母乳喂养，同时妈妈应暂时不吃蛋、虾、蟹等食物，以免这些食物通过乳汁影响宝宝。

衣物：新生儿的贴身衣服、被褥必须是棉质的，外衣的领子也最好是棉质的。患湿疹的宝宝衣服应该宽松、轻软，并适当少穿些，过热、出汗都会造成湿疹加重。宝宝的衣物应该勤换，以保持宝宝身体的干爽。

洗浴：父母最好不要用热水和肥皂给宝宝洗脸、洗澡，也不要减少洗脸、洗澡的次数，应该用温水和偏酸性的洗浴用品为宝宝清洁皮肤，避免交叉感染。

环境：患湿疹的宝宝房间内温度不宜过高，并不宜铺地毯。宝宝的房间应定时通风。打扫卫生时最好用湿毛巾或吸尘器处理灰尘，避免扬尘。

宝宝手部护理：父母应勤给宝宝剪指甲，避免宝宝抓破疱疹引起继发感染。另外，要注意不要给宝宝戴手套，以免限制宝宝手部动作的发展。

用药：父母可在医生安排下通过皮下注射为宝宝脱敏，也可在医生指导下让宝宝口服 0.2% 苯海拉明糖浆、扑尔敏、强的松等药物，或在患处涂抹湿疹霜。

防疫：患湿疹较严重的新生儿不能接种疫苗。

痱子

痱子是宝宝在夏天最多见的皮肤急性炎症，多发生在前额、颈、胸、背、肘窝、腋窝等部位。初起时皮肤发红，随后出现针头大小的红色丘疹或丘疱疹，严重时甚至密集成片。生了痱子后，宝宝一般会出现剧痒、疼痛，有时还会有阵发性的灼热感。

宝宝之所以容易生痱子是由于皮肤娇嫩，汗腺发育和通过汗液蒸发调解体温的功能较差，汗液不易排出和蒸发所致。

◎ **疾病预防**

避免宝宝长痱子也是有诀窍的，只要掌握了方法，就能防止痱子骚扰宝宝。

❶ 经常用温水给宝宝洗澡，洗浴后揩干，扑撒痱子粉。痱子粉要扑撒均匀，不要过厚。不能用肥皂和热水烫洗痱子。宝宝出汗时不能用冷水擦浴。

❷ 为防止宝宝搔抓，可将宝宝的指甲剪短，也可采用止痒、敛汗、消炎的药物，以防宝宝将痱子抓破，引起继发感染，形成痱疖。

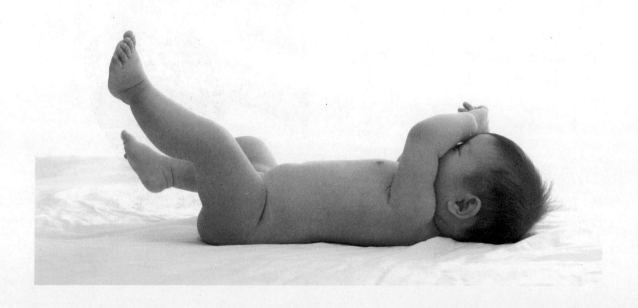

❸ 宝宝衣着应宽大通风，保持皮肤干燥，减少出汗。

❹ 宝宝的活动场所及居室都要通风，并要采取适当的方法降温。不要让宝宝在日光直射的地方活动时间过长。

❺ 给宝宝多喝绿豆汤、金银花水，忌食辛辣刺激性食物及浓茶、咖啡。

❻ 切忌涂抹软膏或油类制剂。

❼ 如果宝宝因缺钙而引起多汗，应在医生的指导下服用维生素 D 制剂、钙剂。

夜啼

有的宝宝白天精神很好，可到了晚上却总是哭个不停，往往要哭上半小时到 1 小时。正常的宝宝在夜里偶尔啼哭是不足为奇的，但是，如果反复啼哭并且啼哭的时间延长，严重妨碍了宝宝睡眠，则被称为"夜啼症"。

一般说来，时间短暂、声音洪亮、精神好、脸色正常的啼哭是一种本能的哭，对宝宝的发音器官、肺部都是一种良好的锻炼，是有益无害的。宝宝哭声嘶哑者，应检查是否有喉炎、喉水肿、白喉等疾病。宝宝经常夜间哭闹，首先应判断宝宝是否为饥饿、昼眠夜哭等不良习惯，或衣被不当，如过热或过冷，活动性佝偻病、肠寄生虫等所致。排便时啼哭者，可能为消化不良、结肠炎、膀胱炎、尿道口炎、消化或泌尿系统畸形等因素所致。

◎ **家庭护理**

❶ 给宝宝营造良好的睡眠环境。室内温度、湿度要适宜，被褥要尽量柔软轻松。

❷ 临睡前排泄好大小便，且睡前不要让宝宝吃得过饱。

❸ 给宝宝养成良好的睡眠习惯。一般来说，1 岁以内的宝宝，每天上、中、下午都要睡觉；1 岁以上的宝宝，每天中午及下午都要睡觉，晚上睡眠应从 19：00 左右开始；2 岁以上的宝宝，必须做到每天睡午觉，晚上从 20：00 左右开始睡觉。

❹ 白天不要让宝宝玩得过于兴奋。

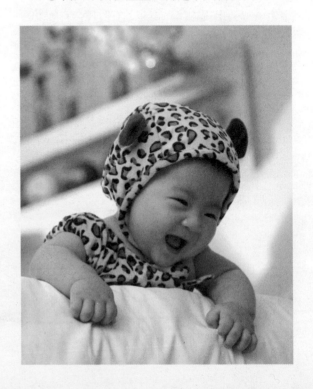

婴幼儿意外伤害预防和急救

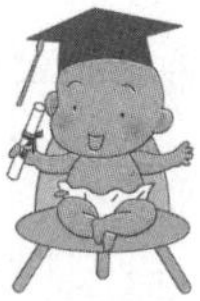

对宝宝进行安全教育

宝宝一周岁以后，开始学会说话、走路了，他们对周围的事物充满好奇心，喜欢这里碰一碰，那里摸一摸。在宝宝们欣喜地探索未知世界时，却不知道周围环境的安全隐患。所以，宝宝一周岁以后，父母就要有意识地对宝宝进行安全教育了。

对宝宝进行安全教育的方法

◎环境教育

“不能玩火玩电，不能碰锋利的东西，不能从高处往下跳。”父母常常这样提醒宝宝，不能做危险的事情。但是没有亲身经历，宝宝就体会不到“究竟有多危险”，所以他们很快就忘了提醒，更有好奇心强的宝宝“以身试法”。

父母可以试一试环境教育的方法，在家中贴一些形象的图片、安全标志、照片等，例如玩火引起火灾的漫画，宝宝经常看到这个漫画，也自然理解、记住了“不能玩火”的道理。对年龄大一点宝宝，父母还可以鼓励他们把平时听到、知道的安全隐患画下来，向其他家庭成员和客人介绍，宝宝的印象就更深刻了。

◎游戏教育

宝宝乐于在游戏中学习，父母可以通过情景游戏、角色游戏的方法，渗透安全教育。例如要教育宝宝不要轻信陌生人，可以设置宝宝一个人在家的情景，妈妈扮演陌生人敲门，宝宝要怎样应对？游戏以后，父母可以问问宝宝如果真的碰到不认识的人，要怎么办？让宝宝动脑筋回答。

很多宝宝喜欢玩过家家，父母可以跟他一起玩，在玩的过程中故意做一些危险的事情，这时候宝宝反而会提醒你呢！如果宝宝也没发现你的做法不当，就可以在游戏中及时教育宝宝。

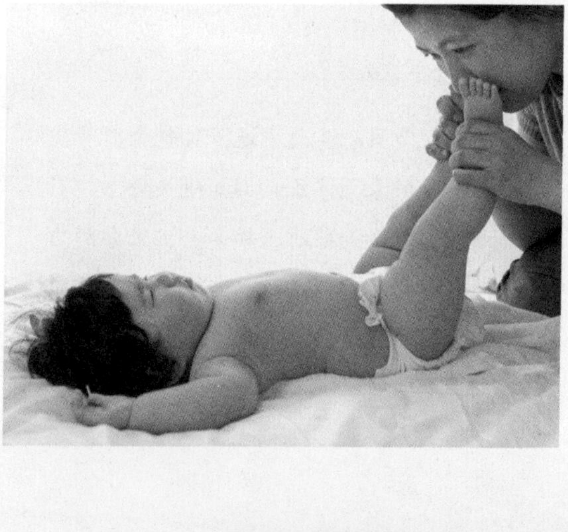

◎随机教育

做一个用心的观察者，当发现宝宝一些不当的行为时，及时提醒他这样做的危险性。例如宝宝不小心把很细的珠子塞到鼻子、嘴巴、耳朵里面，父母就要告诉他这样做的危险性，多举例子。又如看到宝宝在玩锋利的剪刀、刀片，父母要抓紧时机教育他锋利的物品容易割伤手，并带宝宝到商场买把儿童用的剪刀，教给他正确的使用方法。这样，宝宝就明白锋利的物品不适合自己使用，可以使用一些适合儿童的工具。

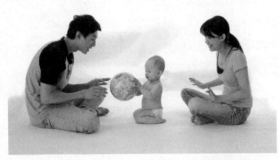

爱 心 提 示

电视节目尤其是卡通节目包含很多虚幻、夸张的表现方法，例如超人会飞、刀枪不入，又如一些打斗场面，宝宝分辨力较低，容易模仿，发生安全事故。父母要注意教育宝宝分清鲁莽与勇敢、虚幻与真实的区别。

重视宝宝的户外安全

◎教育宝宝不要倒滑滑梯

❶ 告诉宝宝，倒滑滑梯时，头部先着地，这样滑下来的一切冲力就都由头部承担，再加上和地面的猛烈撞击，重则会引起脑震荡，轻则会擦破头皮引起大量出血。

❷ 告诉宝宝，小孩的骨组织比较柔软，在外力的作用下会发生变形。宝宝倒滑滑梯，会对颈椎产生猛烈的挤压，可能引起椎骨的变形，影响生长发育，建议可用骨骼模型演示给宝宝看。

◎教会宝宝正确玩秋千的方法

❶ 要保持重心稳定，并尽可能将重心后移。因为秋千在空中荡起来时，如果中心不稳就可能存在被甩出去的危险。

❷ 坐在秋千上时，双手要紧抓秋千的绳子，只要绳子不断就很安全。

❸ 观看别的宝宝荡秋千时，要学会躲闪，不要被秋千撞到。

❹ 宝宝在玩秋千时，家长要在旁边密切注意宝宝的动向，以防疏忽脱手而摔伤。

◎教会宝宝安全过马路

❶ 教宝宝认识人行横道线：人行横道线是马路上的一个标志，是专门供行人和自行车过马路的地方。所以，不是从任何地方都可以穿到马路对面去的，只有人行横道线才能穿过去。

❷ 向宝宝介绍红绿灯的作用。要让宝宝知道红灯停、绿灯行；过马路的时候要前后左右看看，看见车辆，行人就要让道。

❸ 给宝宝简单讲讲马路的作用：马路是专供各种车辆和人走的地方，不可以在马路上停留或玩耍，否则既会影响车辆的正常通行，又会造成车祸，轻则残废，重则丧命。

◎ **户外活动安全注意要点**

❶ 教育宝宝活动前衣着整齐，衣服束在裤子里并系紧鞋带，以防摔跤。

❷ 教育宝宝懂得安全要点，明白什么是危险并说明防范措施。

❸ 教导宝宝正确运用活动器具。

❹ 教导宝宝不在拥挤、有坑洞、潮湿等场地进行活动。

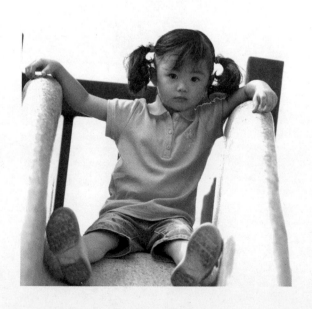

❺ 教育宝宝游戏中不可随意藏入无人照顾的地方。

❻ 教育宝宝在游戏中勿推挤、拉扯、互丢东西。

❼ 玩绳子时，教育宝宝不可将绳子套住脖子。

❽ 玩爬网活动时，要求宝宝攀爬时要双手抓牢，不推别人。

为宝宝安全必做的 25 件事

● 装饰新房间时，从装饰材料和家具的选用，到化学用品放置的位置和插座位置等，要时刻把宝宝的安全放在第一位。

● 家庭中如果有楼梯，楼梯栏杆间的距离设计要不能让宝宝钻出，楼道口最好有一扇安全门。

● 要像管理自己的金银首饰一样管理家里的药品，放置在上锁的抽屉或箱子中。

● 宝宝不能接触的化学品（酒精、汽油、清洁剂、农药，以及酒）等要格外保存。清洁剂、清洗剂不要放在地上，避免宝宝误食。

● 永远不要用饮料瓶子装化学用品，如酒精、汽油、清洁剂、农药等。

● 经常清除家中的危险因素，如卷起的地毯、暴露的电线、栏杆间距离宽大的阳台和楼道等。

● 家里地面要保持干燥、不滑，在洗手间，洗手盆前和楼梯上要放上防滑垫。

● 窗台边要保证没有可攀爬的凳子和桌子

等。窗边不放置摇篮和其他家居。

● 儿童房的窗户外一定要安装护栏（或窗户是儿童不易开启的）。

● 屋内的窗帘和布置不要使用绳索，防止绞杀宝宝。

● 浴盆不用时不要积存大量的水。

● 所有的电源线不应随便放置，尤其是不能垂放。

● 厨房里所有的橱柜都应上锁，刀叉等厨具应放在柜橱或抽屉里，并上好锁。

● 使用冰箱后，及时关紧冰箱门，必要时可以用绳子拴紧。

● 家中的点火用具要放在上锁的抽屉中（如，打火机、火柴、烟火）。

● 注意家里的电源插座，要用加盖的电插座，或者给插座装上保险盒。

● 烫发器、烘干机等电器用完后应立即切断电源。剃须刀、化妆品要收藏好，最好放在橱柜里。

● 父母用的带尖头的用具和小件物品如剪刀、刀具、针、珍珠项链、笔帽等放在上锁的抽屉中（或放到宝宝不易取到之处）。

● 家中的暖瓶或饮水器要放在宝宝触及不到的地方。

● 要确保家里的低的桌子、沙发等四边为圆角，特别是玻璃的桌子，或者把棱角分明的地方包裹起来。

● 家中最好安装烟雾报警器和一氧化碳测量器。

● 应该把急用电话号码，以及急救电话（119/120）放在电话机旁。

● 必须把电熨斗放在宝宝无法触及的地方。熨烫完衣物后应该马上拔下电熨斗的插头，并将之放在宝宝摸不到的高处，以免烫伤或砸伤宝宝。还应该把电源线卷起收好，因为许多事故都是由于宝宝伸手去拉电源线而造成的。

● 电饭锅要放在宝宝触及不到的地方。

● 晚上睡觉时，要关掉煤气总开关。

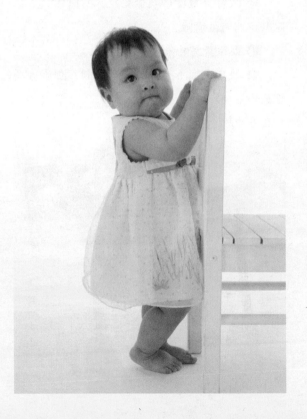

婴幼儿家庭急救常识 ·····················

宝宝急救就是在救护车、医务人员或其他适当的专业人员到达之前，给受伤宝宝或疾病突发宝宝施行及时的帮助和治疗。父母必须冷静，充满信心。同时，最为重要的是，无论何时何地，只要有需要，都应进行救助。

在养育宝宝的过程中，难免会发生这样或那样的意外伤害，当灾祸真的降临到我们的头上时，该怎么办呢？本章将为你提供这方面的指导。

● 首先给父母讲述宝宝家庭急救的一些常识，如怎样给宝宝测体温，如何给宝宝实施心肺复苏，怎样进行热敷、冷敷，当鼻、手出血时如何急救等。

● 接下来给你详细解说当遇到家庭意外事故时的急救措施，如当宝宝意外窒息、吞食异物、溺水、触电、烧烫伤、头部遭到撞击、脱臼、骨折、误饮误食、被动物咬伤、被昆虫蜇伤、跌伤、坠伤后的紧急救助，以便使宝宝脱险。

● 此外，预防远胜于救助，在为你提供各种宝宝家庭急救措施外，还给出了许多预防措施。

急救步骤一二三

家庭急救的原则是：及时、准确、有效。一般的救治步骤有以下四点。

❶ 应首先除去或避开危害生命的因素。如电击伤者，应立即切断电源；发生火灾时应迅速脱离火灾现场；一氧化碳中毒者，应立即开门窗通气并把病人转至空气流通的地方；溺水者应立即从水中救出等。

❷ 就地进行心肺复苏。受伤宝宝如呼吸心跳停止，应迅速施行心肺复苏。即进行人工呼吸或胸外心脏按压。在不间断救治的同时，可呼叫医务人员。呼吸心跳复苏后，方可搬动或转送医院。

❸ 根据实际情况进行适当处置。如有出血的宝宝，可采用止血法止血。对受伤部位进行简单的处理，需要进行固定的，可就地取材进行固定或包扎。对伤情较重或神志不清的患儿要注意保持呼吸道通畅，如解开衣扣，检查口腔有无异物，舌头有无后坠，呼吸道是否通畅等。另外，还要注意对患儿的身体保暖，以免引起冻伤。

❹ 医院治疗。在进行上述处理后，应及时联系医疗单位前来接应，或在严密监视下转送有关医疗单位继续救治，并要详细交代病情和处理经过。

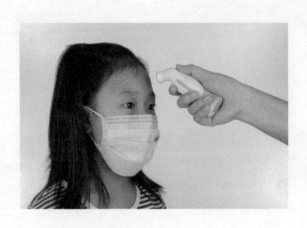

如何测量宝宝的体温

测体温是一项简单操作，但如果不掌握方法也时常会出现一些差错。

在测体温前，首先要看一看体温计的水银线是否在 35℃ 以下。如果超过这个刻度，就应轻轻甩几下，使水银线降至 35℃ 以下。让宝宝坐在父母的大腿上或躺在床上，先将腋窝皮肤的汗擦干，然后将体温计水银头部放置于腋窝中间，使上臂紧贴于胸壁，把体温计夹紧，时间不能少于 5 分钟。取出体温计，看体温表数字时，要横持体温表缓缓转动，取与眼等高的水平线位置看水银柱所在的温度刻度。如果显示体温为 37.5℃ 或更高，可以肯定宝宝是发热了。

怎样进行热敷

热敷可以使肌肉松弛、血管扩张，促进血液循环，又有消炎、消肿、减轻疼痛以及保暖的作用，可以用于宝宝受凉引起的腹痛、关节炎以及软组织损伤等病症。

对于局部急性出血、过敏性皮炎、局部感染以及未确诊的急腹症，应禁止热敷。

热敷一般有两种：

❶ 热水袋热敷法。将热水袋内装入 45℃ ~ 50℃ 的热水，一般不需装满，排出气体，拧紧盖子，外包以毛巾，用腕部试试不觉烫即可。将热水袋置于需热敷部位。一般每次热敷 20 ~ 30 分钟，每天 3 ~ 4 次。把盐、沙子等炒热后装袋也可做热敷。

❷ 热毛巾湿敷法。先在需要热敷的部位涂上一层凡士林，上面再盖上一层纱布。将热毛巾拧至不滴水时抖开、叠好，用手腕试一下温度，以不觉烫为宜。每隔 3 ~ 5 分钟换一次毛巾。

怎样进行冷敷

冷敷可使局部毛细血管收缩，减轻局部血管充血，具有减轻肿胀、止血、止痛、解痉、皮肤散热、降低体温等作用，一般适用于宝宝高热、局部炎症、内出血及扭伤早期等。

冷敷一般有两种：

❶ 冰袋冷敷法。将冰块砸碎后装入冰袋内，约占冰袋容积的一半，再灌入适量冷水，可将冰袋置于头部、颈部、腋窝、大腿根部等；用于治疗扭伤，只需将冰袋置于局部。注意每次冷敷时间不宜过长，防止冻伤。

❷ 湿冷敷法。将两条毛巾放在冷水中，取出一条拧至半干，以不滴水为宜，然后敷于局部，3～5分钟换1次，两条毛巾交替使用。一般持续冷敷15～20分钟即可，若病情需要也可再延长5～10分钟。冷敷后将局部擦干。

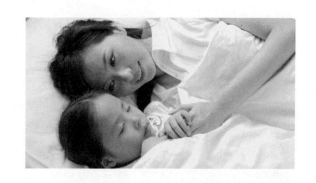

婴幼儿家庭意外事故急救

误饮、误食

多数宝宝都有强烈的好奇心，喜欢用嘴巴去"尝试"各种东西，误食药物与有害物品的意外就会发生，厨房、浴室里的各式清洁用品或是制作某些食物用的物品，如碱水，都该避免让宝宝接触到。

宝宝吃了带细菌或毒素的食物发生中毒后，一般都有恶心、呕吐、腹痛、腹泻等现象，大多还伴有发热。重症食物中毒，在短期内可出现四肢发冷、面色苍白、出汗、抽搐、青紫等，甚至发生生命危险。如果吃下了带肉毒杆菌的食物，除胃肠症状外，宝宝还可有眼睑下垂，瞳孔散大，看不清东西或把一个物体看成两个的症状；严重的不能说话，吞咽和呼吸困难，体温下降。

◎宝宝食物中毒后的紧急护理

食物中毒的主要急救方法是：催吐、导泻、解毒。有毒物质进入人体，会引起人体相应的病理生理改变，严重者可致死亡。

食物中毒的急救机制是：迅速将有毒物质排出体外，减少毒素引起的危害及并发症。

一旦发现宝宝有食物中毒的迹象首先要停用可疑食物，然后马上采取措施进行家庭急救。

保留剩下的食物或者宝宝的呕吐物、排泄物等，同时采取如下应急措施。

❶ 催吐：如果宝宝中毒不久且无明显呕吐症状，催吐是好办法。

❷ 导泻：如果宝宝进食受污染食物的时间已超过2小时，但精神仍较好，则可服用泻药，促使受污染的食物尽快排出体外。

经上述家庭急救，如果宝宝症状未见好转，或中毒程度较重，<u>应立即拨打 120 急救电话</u>，或尽快将宝宝送到医院进行洗胃、灌肠、导泻等治疗。

◎ 如何给宝宝催吐

❶ 用一根筷子、小勺柄或者手指头，让宝宝张大嘴，轻轻刺激其咽喉，这时会引起宝宝反射性呕吐动作，将胃中的东西吐出来。

❷ 如果刺激咽部仍不吐出，可先让宝宝喝温开水，然后再刺激咽部，引起呕吐，吐后再饮，再刺激咽部而再引起呕吐。

❸ 无论用什么东西刺激咽部，都需注意要沉着冷静，切不可慌乱中将宝宝的咽部刺伤或因不敢刺激而延误了催吐的时机。应耐心反复做催吐动作，不可见吐得差不多了就停止，一定要让宝宝将胃中所有的东西全部吐出来。

❹ 如果实在没能刺激宝宝呕吐，可采用一些催吐<u>药物，如家中没有催吐药，可用10 ~ 20g 食盐</u>加一杯温水，让宝宝喝下，能较快地引起呕吐反射。

◎ 预防宝宝食物中毒备忘录

● 一定要去正规商场购买经过检验的肉、蛋、鱼、虾及蔬菜和水果。

● 不吃半生半熟的鱼、虾、蟹，一旦烹调尽快吃完。

● 制作食物时要注意生熟的容器、刀、菜板

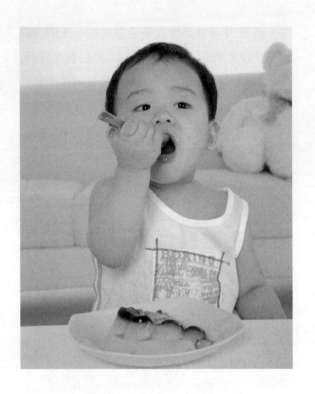

分开，水果和凉拌菜一定要注意洗净。

● 不要吃变色、变味、发臭的腐败食物。剩饭必须在食后冷藏保存，在下次食用前再煮一次。并注意切生、熟食物的菜板要分开，以防熟食被不洁的生食污染。

● 不吃不认识的野菜和蘑菇。

● 腌菜必须腌透，不要吃才腌渍 10 天以内的腌菜。

● 夏天吃凉拌菜时，必须选择新鲜的菜，要用水洗净，开水焯后加盐、酒和醋等拌好才能吃。

● 如果吃牛蛙时，必须请有经验的人将其有

毒部分去掉、洗净后才可能食用。不能让宝宝吃河豚。

● 不要给宝宝吃过量的白果，最好不要给宝宝吃果仁，不吃发芽的土豆。

● 不要用装过药品的器皿盛装食物。

吞食异物

若是异物卡在食管，会有嘴巴不断流口水、无法再吞其他东西、咳嗽、呼吸急促等情形；若是阻塞了呼吸道，会哭泣且脸部会发黑；若吞下的异物为尖锐物，嘴巴还可能出血、受伤。宝宝的呼吸道非常狭窄，若气管被阻，脸部就会发黑，如不能及时将异物移出，很快就会缺氧，在短时间内可能就会停止呼吸甚至死亡。若暂时还没有明显的异状，吞食异物的宝宝上呼吸道被锁住，呼吸时通常会出现"咻咻"的喘鸣声，如果发现宝宝长期咳嗽或不明原因有类似气喘的情形，要到医院检查。

宝宝的父母学会急救是非常必要的，最简易有效的家庭急救法是：

方法一：叩击背部法（适合1岁以内宝宝）

❶ 首先把宝宝翻转成俯卧位，并骑跨于父母的手臂上，使宝宝头部低于躯干，同时用手稳固握住下颌以托住头，并将此前臂放在自己大腿上。

❷ 另一只手掌心用力叩击宝宝背部两肩胛间4～6下。

❸ 再将叩击的手放在宝宝背上，手指握其后脑、颈部，把宝宝放在两手中间，将其上下一致翻成仰卧位。

❹ 让宝宝头部低于躯干，施救者前臂放在大腿上，再用另一只手的两个手指在宝宝胸部（把3个手指放在胸部中线上，食指对准乳头连线，抬起食指，用中指、无名指向下压2～3厘米）冲击4次。

❺ 如果宝宝"哇"的一声哭出来，说明异物已经出来，这时要将宝宝放成侧卧位，迅速用小手指沿着口腔低的一侧将口中异物取出，防止异物二次吸入。

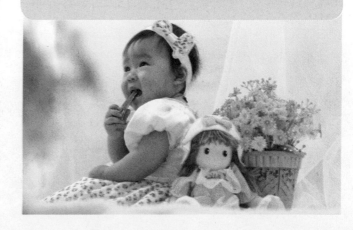

方法二：立位腹部冲击法（适合 1 岁以上宝宝）

❶ 施救者站在宝宝背后，让宝宝弯腰、头部前倾，双臂环绕宝宝腰部。

❷ 将一只手握拳，大拇指朝内，使拇指侧顶住腹部正中线肚脐上方，远离剑突尖。

❸ 另一只手压在拳头上，有节奏地快速向上、向内冲击，连续 6 ~ 10 次。这样可使肺内产生一股气流冲出，有可能将异物冲到口腔里。

❹ 检查异物是否排到口腔里，若有及时让宝宝侧头，用手掏出，若无可再冲击腹部 6 ~ 10 次。

注意：每次冲击都应是独立的、有力的动作。

◎ **做好家庭预防，避免宝宝气管异物**

气管异物在宝宝身上尤为常见，家庭中的预防是最重要的。常见的易误入宝宝气管的异物有：花生、瓜子、豆类、小果冻、葡萄、针、玻璃珠、石子、玩具零件、笔帽等。父母一定要做好以下预防措施：

❶ 为宝宝购买玩具时，要查看是否适合 3 岁以下宝宝。在外包装上，一般有详细的说明，如果里面有小零件，则不适合。

❷ 培养宝宝良好的进餐习惯，在进餐时，不要说话、大笑、跑跳，更不要训斥宝宝。

❸ 家中宝宝能触及的地方，不要放细小物品，如扣子、钱币、小球等。

❹ 宝宝吃东西时，一定要有人看护，并要看着他咽下去。

❺ 宝宝吃果冻、花生、瓜子、葡萄、爆米花、水果糖等食物时，要格外小心，而且尽量不要让宝宝吸入口中，而要用勺子放入口中。尤其是果冻，它质地柔软，进入气管后极易随气管变形，完全堵住呼吸道，因此最好不要给小宝宝吃。

❻ 叮嘱宝宝不要口中含着东西跑，也不要让宝宝养成噙食食物的习惯。

❼ 宝宝睡觉前，不要口中含着食物入睡。

❽ 大些的宝宝换牙时，要让宝宝及时将掉落的牙齿吐出。

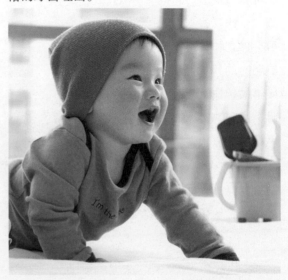

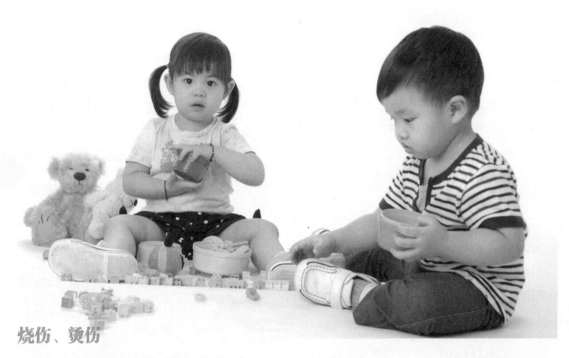

烧伤、烫伤

　　宝宝发生任何烧烫伤时，父母都应先冷静下来，做各种正确的紧急处理，才能尽可能地降低烧烫伤对宝宝皮肤所造成的伤害。如果是伤口范围占整体表面积的10%以上的深度伤口，需要立即住院治疗。烧烫伤的安全检查大多无法立刻判断，万一受到感染还会使得深度的组织发生障碍，所以千万要避免不干净的处理手法。

　　烧烫伤紧急处置的第一步是降温。宝宝穿着裤子和袜子被热水泼洒到时，若无法马上脱下，可先泡到浴缸里再脱掉，接着再用洗脸盆、臼水盆或浴缸中的水浸泡烧伤的部位，用自来水大量冲洗，替伤口降温。20分钟到半个小时的降温时间即可。

　　伤口面积过大时，宝宝身体容易受到风寒，最好能中间稍事休息后再继续降温的工作。冷水降温不仅可以延缓烧烫伤所引发的组织障碍的速度，还具有镇痛的效果，但创面不要随便涂抹所谓的偏方，如牙膏、酱油等，这样做既会影响医生对病情的判断，又会造成创面的感染。降温后直接盖上消毒药布、干净的手帕或纱布送往医院治疗。

◎被热液烫伤后的紧急护理

　　冲：以流动的自来水冲洗或浸泡在冷水中，以达到皮肤快速降温的目的，不可把冰块直接放在伤口上，以免使皮肤组织受伤。

　　脱：如果宝宝烫伤部位有衣物覆盖，应充分

泡湿伤口后小心除去衣物，可用剪刀帮忙剪开衣物，并保留有粘连的部分。有水泡时千万不要弄破。

泡：继续浸泡于冷水中至少30分钟，可减轻疼痛。但烧伤面积大或年龄较小的宝宝，则不要浸泡太久，以免体温下降过度造成休克，而延误治疗时机。但当宝宝意识不清或叫不醒时，就该停止浸泡赶快送医院。

盖：用干净的床单、布单或纱布覆盖，不要任意涂上外用药或偏方，以免伤口感染。

送：即使宝宝只是受到轻微的烫伤，最好也要到设置有整形外科的医院求诊。

◎ **动物咬伤**

许多家庭都有饲养宠物，虽然狗和猫看起来都很可爱，但有时玩得过头了，宠物的利牙还是会伤到主人的手脚，更何况是无法自我防卫的宝宝呢。

宝宝被狗、猫咬伤

父母首先要观察宝宝的伤口。

如果宝宝的伤口很深，或者出了很多血，应马上用纱布用力压住流血的地方，尽量把血止住。然后应带宝宝到医院做细致的检查。

如果宝宝的伤口很小，应用大量的肥皂水反复冲洗伤口5分钟，冲洗的时候尽可能把伤口扩大，并用力挤压周围软组织，设法把伤口上血液和狗的唾液冲洗干净，尽量减少病毒的侵入，擦

干后用5%碘酒烧灼伤口以清除或杀灭污染伤口的狂犬病毒。伤口初步处理后，父母应立即带宝宝去防疫站，在医生指导下注射狂犬疫苗和破伤风抗霉素。

◎ **宝宝被猫抓伤**

父母要把温水和肥皂水混合在一起，给宝宝冲洗伤口5分钟。注意，不要使用过氧化物或其他杀菌溶液为宝宝清洗伤口，这只会让宝宝越来越疼。如果伤口流血了，要用干净的纱布压住流血的地方来止血。简单处理后观察10分钟。如果宝宝的伤口仍大量出血，或者宝宝的脸上、手上、伤口处出现红肿现象就要马上带宝宝去医院检查，警惕感染猫抓病。

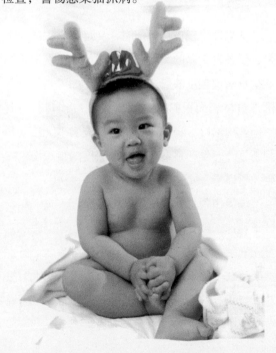

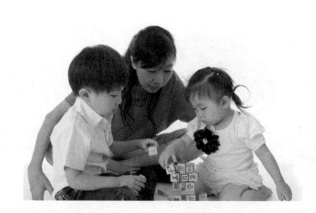

◎怎样预防宝宝被宠物抓、咬伤

在家除了保证宠物和家居的卫生外，一定要教宝宝与宠物相处。

❶ 禁止宠物进入宝宝的房间，或和宝宝一起睡。如果受住房面积限制，可以在宝宝的摇篮上加个网罩。

❷ 不要让宝宝给宠物单独喂食。

❸ 不要把宝宝放在童车或学步车内，让他自己玩，因为宝宝的小手随时都可能去"挑逗"宠物。

❹ 不要让宠物在宝宝面前表演刺激的游戏动作，以免宠物过度兴奋而伤害宝宝。

❺ 一旦发现宠物对着宝宝发出嘶嘶声、吠声、低吼声时，或者它有发怒的迹象时，应及时制止，并将宠物和宝宝隔离开。

❻ 教宝宝如何轻轻抚摸宠物，但不要让宠物舔宝宝的脸。

❼ 教宝宝远离流浪狗、流浪猫。

昆虫蜇伤

除了夏天发生频率很高的蚊虫叮咬伤，各个季节宝宝都有可能被一些毒虫咬伤、蜇伤，而且这个过程很难被家长发现。宝宝被咬伤、蜇伤后，会引起局部的疼痛、发炎、红肿、出血等症状，这些毒性反应只是局部的发炎现象，很少会持续扩大甚至造成全身的反应。宝宝一旦被毒虫咬伤、蜇伤后父母要及时地处理。

◎宝宝被毒虫咬伤、蜇伤一般处理方案

宝宝被毒虫咬伤后，皮肤会红肿，局部可有水肿，严重者可影响活动功能，如嘴唇肿胀不会吸奶，眼肿不能睁眼，阴茎水肿排尿困难等。被咬伤部位常见于宝宝的头面、手脚、臂部等暴露部位。可进行以下处理。

❶ 如有毒刺和毒囊遗留，用消毒过的针或小刀挑出螫刺。避免用钳子取出，以防因挤压毒囊而有更多毒液吸入。

❷ 在患处涂一些氨水，如患处肿胀，可进行冰敷。

❸ 不要使用创可贴等包裹伤口。

◎宝宝被常见毒虫咬伤紧急处理方案

❶ 蜈蚣咬伤。其伤口是一对小孔，毒液流入伤口，局部红肿。蜈蚣的毒液呈酸性，用碱性液体就能中和，可立即用5%～10%小苏打水或肥皂水、石灰水冲洗，不用碘酒，然后涂上较浓的碱水或浓度为3%氨水。

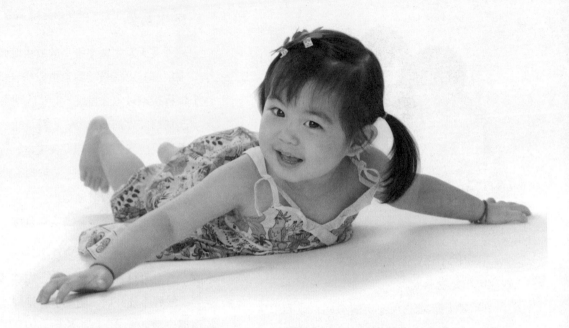

❷ 蝎子蜇伤。蝎子尾巴上有一个尖锐的钩，与一对毒腺相通。蝎子蜇人，毒液即由此流入伤口。蜇伤如在四肢，可在伤部上方缠止血带，拔出毒钩，将明矾研碎用米醋调成糊状，涂在伤口上。必要时请医生切开伤口，抽取毒汁。

❸ 蚂蟥叮咬。被蚂蟥咬住后不要惊慌失措地使劲拉，可用手掌或鞋底用力拍击，经过剧烈的震打以后，蚂蟥的吸盘和颚片会自然放开，蚂蟥很怕盐，在它身上撒一些食盐或者滴几滴盐水，它就会立刻全身收缩而跌下来。

❹ 毛虫蜇伤。被毛虫蜇伤后可用橡皮膏粘出毒毛。

◎宝宝被蚊子叮咬后的护理

❶ 止痒。一般性的虫咬皮炎的处理主要是止痒，比如，涂抹虫咬水、复方炉甘石洗剂，也可用市售的止痒清凉油、花露水等外涂药物。

❷ 消炎。对于症状较重或继发感染的宝宝，可内服抗生素消炎，同时及时清洗并消毒被叮咬的局部，适量涂抹红霉素软膏等。

❸ 防止宝宝抓挠。为了防止宝宝抓挠痒处，这时父母可以帮宝宝剪短指甲，以避免宝宝抓破伤口继发感染。

❹ 蚊虫是传播乙脑等多种传染病的传播媒介，夏秋季节如果宝宝有高热、呕吐、惊厥等症状时，需要立即就诊。

◎ **怎样预防宝宝被蚊虫、毒虫叮咬**

❶ 毒虫活动频繁的时节给宝宝挂上蚊帐是最保险的，既可以隔绝蚊虫，又可过滤空气。

❷ 宝宝的身体、衣物要清爽干净，经常给宝宝洗澡。

❸ 家中的环境要整洁干净，保持空气新鲜。

❹ 垃圾要及时处理掉，以免蚊虫滋生。

❺ 让宝宝多吃有味蔬菜。蔬菜中有一些含有蚊子不喜欢的气味，如胡萝卜、西红柿等，宝宝吃下后，蚊子也会离他远点。

跌伤、坠伤

宝宝总是在跌跌撞撞中长大，难免会因为跌倒或坠落而受伤。父母可能认为坠落受的伤最严重，其实有时跌倒造成的伤害远比坠落来得严重。例如在很硬的地板跌倒也可能导致撕裂伤。至于坠落受伤，包括床、椅子、桌子、柜子等许多家具，都是造成宝宝坠落的主要原因。

◎ **如何处理**

❶ 跌倒或坠落造成流血时，须先采取压迫止血法，阻止伤口继续流血。

❷ 头部是最重要的观察重点，若宝宝出现嗜睡、手脚无力、哭闹或头痛情形，应就医做进一步检查。

❸ 观察身体其他部位，包括四肢是否有肿、痛情形，如果情况严重，最好到医院做X线检查。

❹ 腹腔内肝、脾脏受伤时，会有疼痛感；肠子受伤除了疼痛外，也会有呕吐情形。

❺ 发生严重跌、坠伤时，宝宝表现很痛苦，有可能是骨折。应尽量避免搬动，等救护人员到达处理。

◎ **预防方法**

❶ 注意所有家具的稳定度，包括宝宝床、学步车、宝宝手推车等以避免意外发生。

❷ 地面宜铺上软垫，一方面可避免滑倒，另一方面减少受伤的机会。

❸ 不能让家具引诱出宝宝想攀登的兴趣。

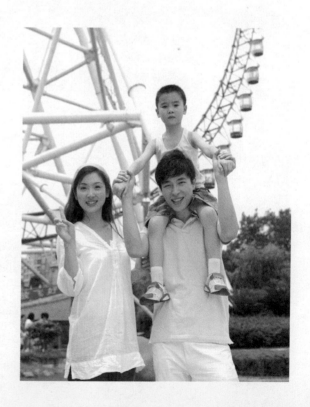

附录：0～3岁婴幼儿身长、体重标准

3岁以下男童身长标准值（cm）

年龄	月龄	-3SD	-2SD	-1SD	中位数	+1SD	+2SD	+3SD
出生	0	45.2	46.9	48.6	50.4	52.2	54.0	55.8
	1	48.7	50.7	52.7	54.8	56.9	59.0	61.2
	2	52.2	54.3	56.5	58.7	61.0	63.3	65.7
	3	55.3	57.5	59.7	62.0	64.3	66.6	69.0
	4	57.9	60.1	62.3	64.6	66.9	69.3	71.7
	5	59.9	62.1	64.4	66.7	69.1	71.5	73.9
	6	61.4	63.7	66.0	68.4	70.8	73.3	75.8
	7	62.7	65.0	67.4	69.8	72.3	74.8	77.4
	8	63.9	66.3	68.7	71.2	73.7	76.3	78.9
	9	65.2	65.2	70.1	72.6	75.2	77.8	80.5
	10	66.4	68.9	71.4	74.0	76.6	79.3	82.1
	11	67.5	70.1	72.7	75.3	78.0	80.8	83.6
1岁	12	68.6	71.2	73.8	76.5	79.3	82.1	85.0
	15	71.2	74.0	76.9	79.8	82.8	85.8	88.9
	18	73.6	76.6	79.6	82.7	85.8	89.1	92.4
	21	76.0	79.1	82.3	85.6	89.0	92.4	95.9
2岁	24	78.3	81.6	85.1	88.5	92.1	95.8	99.5
	27	80.5	83.9	87.5	91.1	94.8	98.6	102.5
	30	82.4	85.9	89.6	93.3	97.1	101.0	105.0
	33	84.4	88.0	91.6	95.4	99.3	103.2	107.2
3岁	36	86.3	90.0	93.7	97.5	101.4	105.3	109.4

3岁以下女童身长标准值（cm）

年龄	月龄	-3SD	-2SD	-1SD	中位数	+1SD	+2SD	+3SD
出生	0	44.7	46.4	48.0	49.7	51.4	53.2	55.0
	1	47.9	49.8	51.7	53.7	55.7	57.8	59.9
	2	51.1	53.2	55.3	57.4	59.6	61.8	64.1
	3	54.2	56.3	58.4	60.6	62.8	65.1	67.5
	4	56.7	58.8	61.0	63.1	65.4	67.7	70.0
	5	58.6	60.8	62.9	65.2	67.4	69.8	72.1
	6	60.1	62.3	64.5	66.8	69.1	71.5	74.0
	7	61.3	63.6	65.9	68.2	70.6	73.1	75.6
	8	62.5	64.8	67.2	69.6	72.1	74.7	77.3
	9	63.7	66.1	68.5	71.0	73.6	76.2	78.9
	10	64.9	67.3	69.8	72.4	75.0	77.7	80.5
	11	66.1	68.6	71.1	73.7	76.4	79.2	82.0
1岁	12	67.2	69.7	72.3	75.0	77.7	80.5	83.4
	15	70.2	72.9	75.6	78.5	81.4	84.3	87.4
	18	72.8	75.6	78.5	81.5	84.6	87.7	91.0
	21	75.1	78.1	81.2	84.4	87.7	91.1	94.5
2岁	24	77.3	80.5	83.8	87.2	90.7	94.3	98.0
	27	79.3	82.7	86.2	89.8	93.5	97.3	101.2
	30	81.4	84.8	88.4	92.1	95.9	99.8	103.8
	33	83.4	86.9	90.5	94.3	98.1	102.0	106.1
3岁	36	85.4	88.9	92.5	96.3	100.1	104.1	108.1

3岁以下男童体重标准值（kg）

年龄	月龄	-3SD	-2SD	-1SD	中位数	+1SD	+2SD	+3SD
出生	0	2.26	2.58	2.93	3.32	3.73	4.18	4.66
	1	3.09	3.52	3.99	4.51	5.07	5.67	6.33
	2	3.94	4.47	5.05	5.68	6.38	7.14	7.97
	3	4.69	5.29	5.97	6.70	7.51	8.40	9.37
	4	5.25	5.91	6.64	7.45	8.34	9.32	10.39
	5	5.66	6.36	7.14	8.00	8.95	9.99	11.15
	6	5.97	6.70	7.51	8.41	9.41	10.50	11.72
	7	6.24	6.99	7.83	8.76	9.79	10.93	12.20
	8	6.46	7.23	8.09	9.05	10.11	11.29	12.60
	9	6.67	7.46	8.35	9.33	10.42	11.64	12.99
	10	6.86	7.67	8.58	9.58	10.71	11.95	13.34
	11	7.04	7.87	8.80	9.83	10.98	12.26	13.68
1岁	12	7.21	8.06	9.00	10.05	11.23	12.54	14.00
	15	7.68	8.57	9.57	10.68	11.93	13.32	14.88
	18	8.13	9.07	10.12	11.29	12.61	14.09	15.75
	21	8.61	9.59	10.69	11.93	13.33	14.90	16.66
2岁	24	9.06	10.09	11.24	12.54	14.01	15.67	17.54
	27	9.47	10.54	11.75	13.11	14.64	16.38	18.36
	30	9.86	10.97	12.22	13.64	15.24	17.06	19.13
	33	10.24	11.39	12.68	14.15	15.82	17.72	19.89
3岁	36	10.61	11.79	13.13	14.65	16.39	18.37	20.64

3岁以下女童体重标准值（kg）

年龄	月龄	-3SD	-2SD	-1SD	中位数	+1SD	+2SD	+3SD
出生	0	2.26	2.54	2.85	3.21	3.63	4.10	4.65
	1	2.98	3.33	3.74	4.20	4.74	5.35	6.05
	2	3.72	4.15	4.65	5.21	5.86	6.60	7.46
	3	4.40	4.90	5.47	6.13	6.87	7.73	8.71
	4	4.93	5.48	6.11	6.83	7.65	8.59	9.66
	5	5.33	5.92	6.59	7.36	8.23	9.23	10.38
	6	5.64	6.26	6.96	7.77	8.68	9.73	10.93
	7	5.90	6.55	7.28	8.11	9.06	10.15	11.40
	8	6.13	6.79	7.55	8.41	9.39	10.51	11.80
	9	6.34	7.03	7.81	8.69	9.70	10.86	12.18
	10	6.53	7.23	8.03	8.94	9.98	11.16	12.52
	11	6.71	7.43	8.25	9.18	10.24	11.46	12.85
1岁	12	6.87	7.61	8.45	9.40	10.48	11.73	13.15
	15	7.34	8.12	9.01	10.02	11.18	12.50	14.02
	18	7.79	8.63	9.57	10.65	11.88	13.29	14.90
	21	8.26	9.15	10.15	11.30	12.61	14.12	15.85
2岁	24	8.70	9.64	10.70	11.92	13.31	14.92	16.77
	27	9.10	10.09	11.21	12.50	13.97	15.67	17.63
	30	9.48	10.52	11.70	13.05	14.60	16.39	18.47
	33	9.86	10.94	12.18	13.59	15.22	17.11	19.29
3岁	36	10.23	11.36	12.65	14.13	15.83	17.81	20.10

图书在版编目（CIP）数据

0～3岁婴幼儿护理枕边书 ／ 艾贝母婴研究中心编著.
-- 成都：四川科学技术出版社，2017.7
ISBN 978-7-5364-8760-4

Ⅰ. ①0… Ⅱ. ①艾… Ⅲ. ①婴幼儿—护理 Ⅳ.
①R174

中国版本图书馆CIP数据核字(2017)第188715号

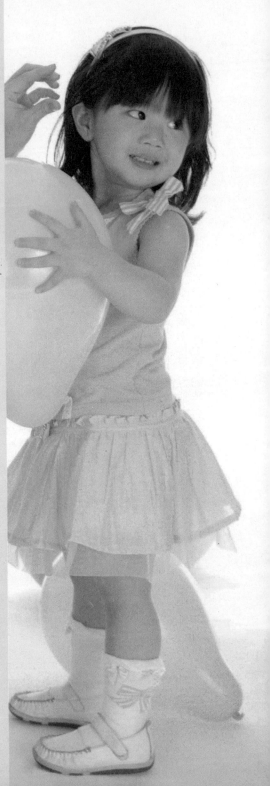

0～3岁婴幼儿护理枕边书
0～3SUI YINGYOUER HULI ZHENBIANSHU

出 品 人：钱丹凝
编 著 者：艾贝母婴研究中心
责任编辑：梅 红
封面设计：高 婷
责任出版：欧晓春
出版发行：四川科学技术出版社
　　　　　地址：成都市槐树街2号　邮政编码：610031
　　　　　官方微博：http://weibo.com/sckjcbs
　　　　　官方微信公众号：sckjcbs
　　　　　传真：028-87734037
成品尺寸：195mm×220mm
印　　张：10
字　　数：280千
印　　刷：天津市光明印务有限公司
版次/印次：2017年7月第1版　2017年7月第1次印刷
定　　价：34.80元

ISBN 978-7-5364-8760-4
版权所有　翻印必究
本社发行部邮购组地址：四川省成都市槐树街2号
电话：028-87734035　邮政编码：610031